病気が治るシステム

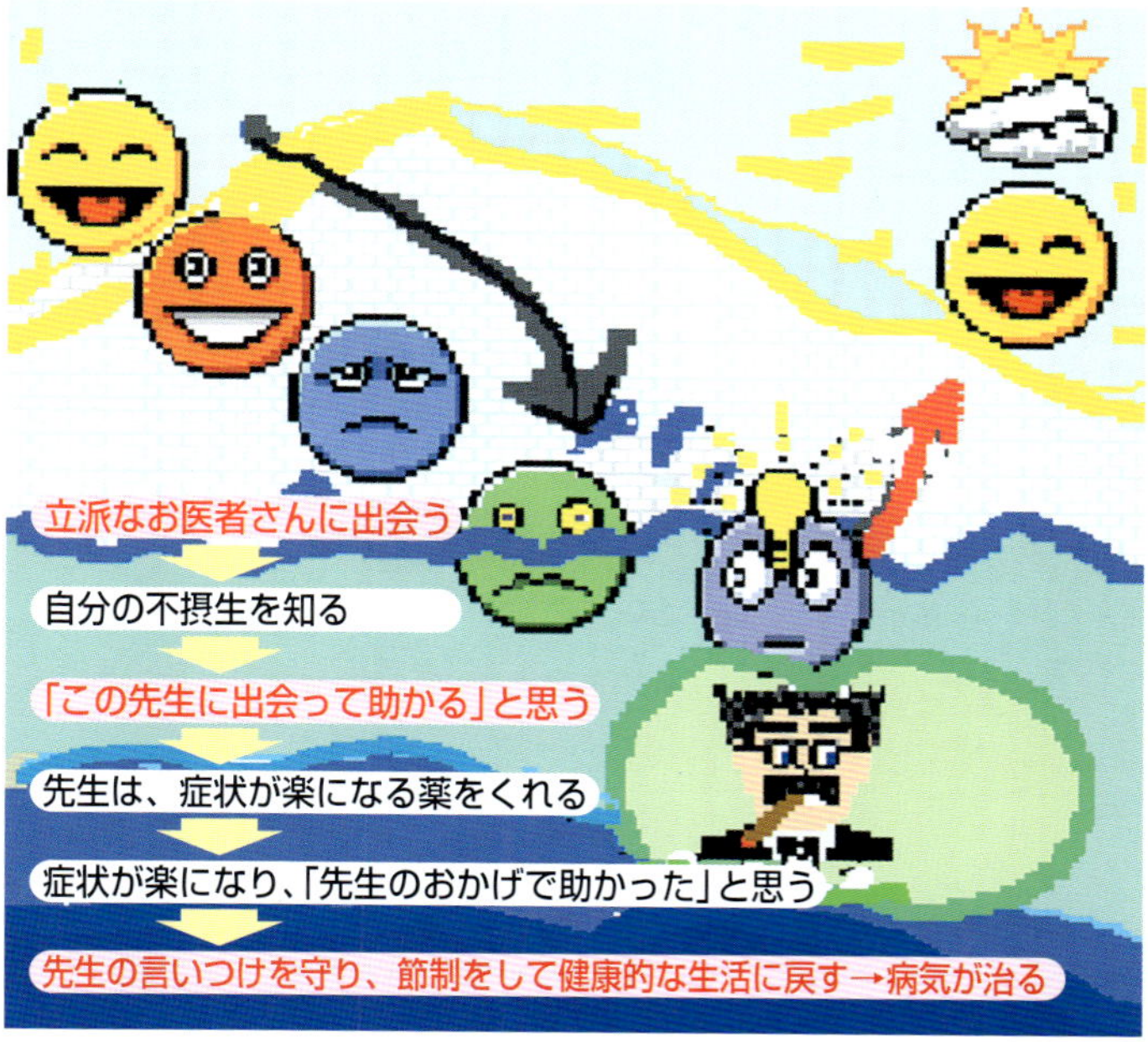

お医者さん（歯科医）や薬が病気を治せるものではありません。「病気を治したい」との、あなたの切なる思いが健康へと導いてくれるのです。
その思いがあるから、お医者さん（歯科医）や薬はあなたを強力にサポートしてくれます。
先生の言いつけを守れば治ると思って、実行する。この思い、生活態度の変化こそが、あなたを治すのです!!

あなたの不満の正体は？

不満は、理性が事実をもって『錯覚・勘違い』へ対応しようとするときに起こります。

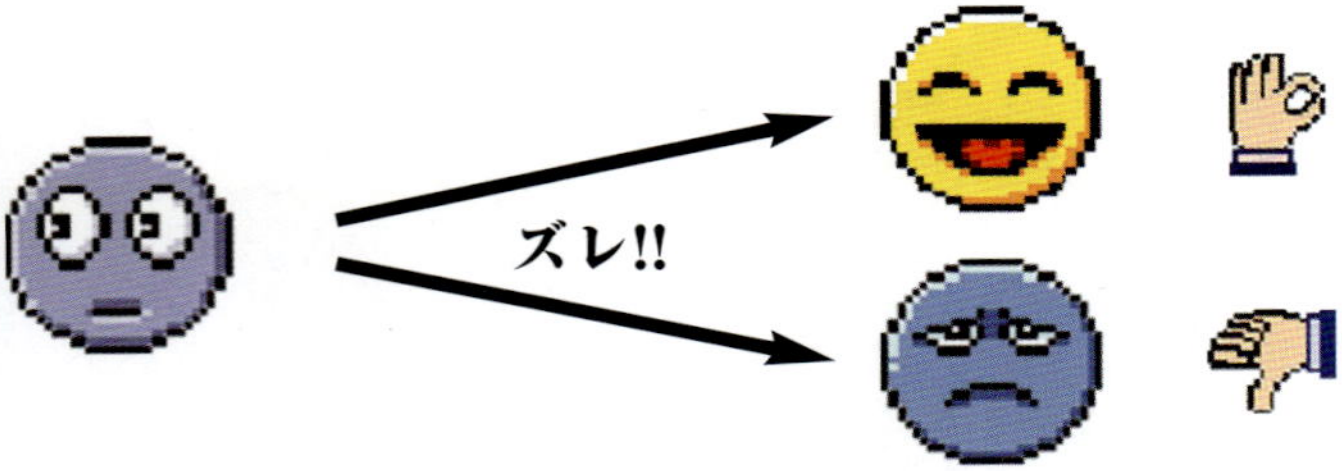

総入れ歯にするときに、
人生の総決算がついてきます。
総決算して、生き変わりましょう!!

そうなのです。

不満とは、『命、魂、本心、真我…が、目覚めようとするチャンス』だったのです。

深層心理学では、リソウスといって、『幸せ』へ向かう素晴らしいエネルギーとして、一番大切にされることなのです。

だから、不満こそ最高の『チャンス』。

入れ歯への不満は『幸せへのチャンス』です。

入れ歯への不満は、入れ歯だけの問題でしょうか？

人生は『錯覚・勘違い』の連続!!

ほとんどの人は、事実と理性を抑えて短期的に自分の都合のよい方へよい方へと、『錯覚・勘違い』をしたがります。

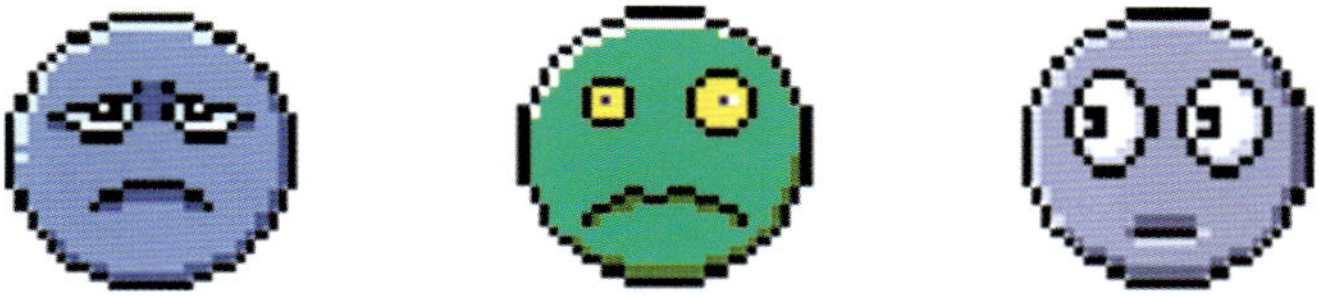

なぜなら、
イヤな自分を認めたくないから。

『因果応報』。

これは、理性を持って考えれば、子供でもわかることです。

でも残念ながら、ほとんどの場合は、感情が感覚と理性を押さえ込んで、取りあえず短絡的、刹那的に物事を処理する傾向があります。

そして、あとになってから
『ついつい！わかってはいたんだけど!!』…。

そうではありませんか？

症状は、生きざまの結果です!!

症状は、その事実をもって、あなたに『気づき』のチャンスを与えてくれたのです。
症状が強いときや辛いときには、それだけ時間の余裕がないということを知りましょう。

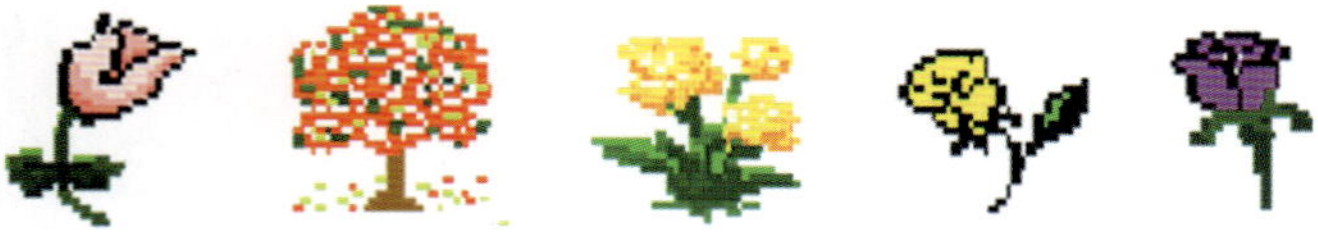

あなたの思いが変わるとき、
あなたの人生が変わります!!

さあ、わかったぞ!!
でも、どうして…？

肝臓障害…お酒の呑みすぎ！、ストレス！
歯が痛い…甘いもの（砂糖）、歯の手入れ不足等々

医者や歯科医は、原因らしきことを教えてくれます。

不満は、イヤなこと？

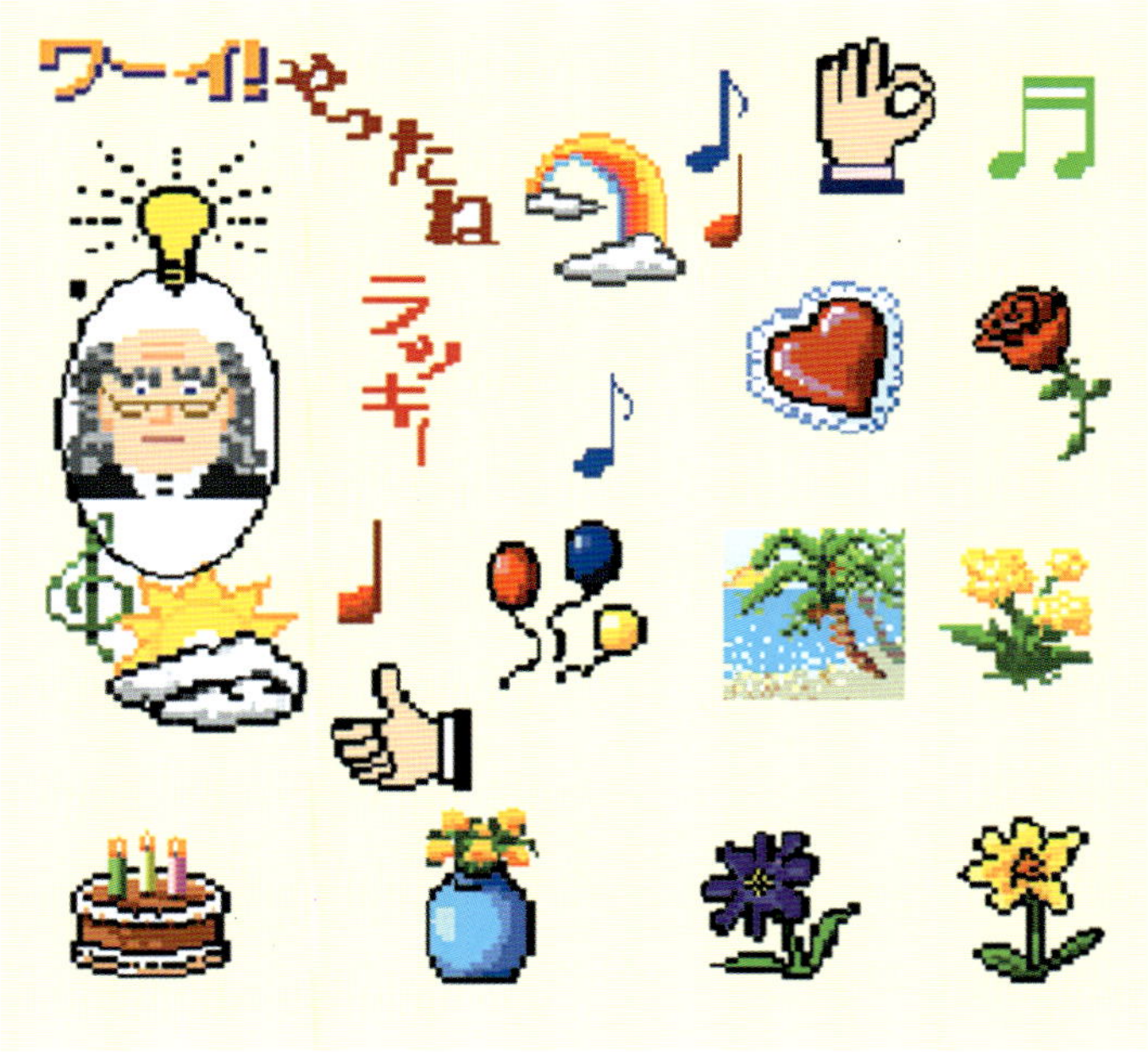

イエイエ、そうではありません。
不満は、最高のチャンスなのです!!

どうです!!勘違いしていたでしょう？
『歯』に不満があるとき、
それは、自分の命、体、歯を粗末にしていたこと
に気づくチャンスだったのです。

入れ歯がうまくいかない秘訣!?

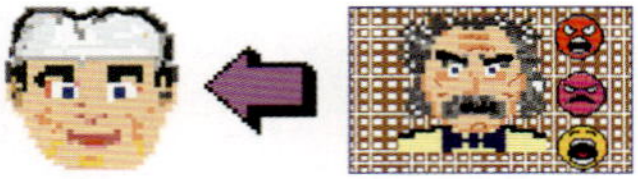

入れ歯がうまくいかない秘訣は簡単です。

それは、

『歯医者のやる気を蹴り飛ばす!!』から！

相手に感謝の気持ちを示さず、自分の都合のみを主張し続けることです。

そして、歯をなくした不満を歯科医にぶつけ、自分はまったく反省の色を示さないことです。

時間がない
お金がない
痛いのはイヤだ
早くやってくれ
前の歯医者はヘタだった
……
と、不満を並べたてる

これで、立派に『ダメ入れ歯』ができ上がります。

そして、さらに
約束の時間に平気で遅れたり、
連絡も入れずにキャンセルをする。

よくなったことは言わないで、具合の悪いところ、あら探しをして、文句を言う。

これで入れ歯がうまくいくと思いますか？

『歯医者のやる気を蹴り飛ばす!!』ということに、思い当たることはありませんか？

どこで入れてもうまくいかない？

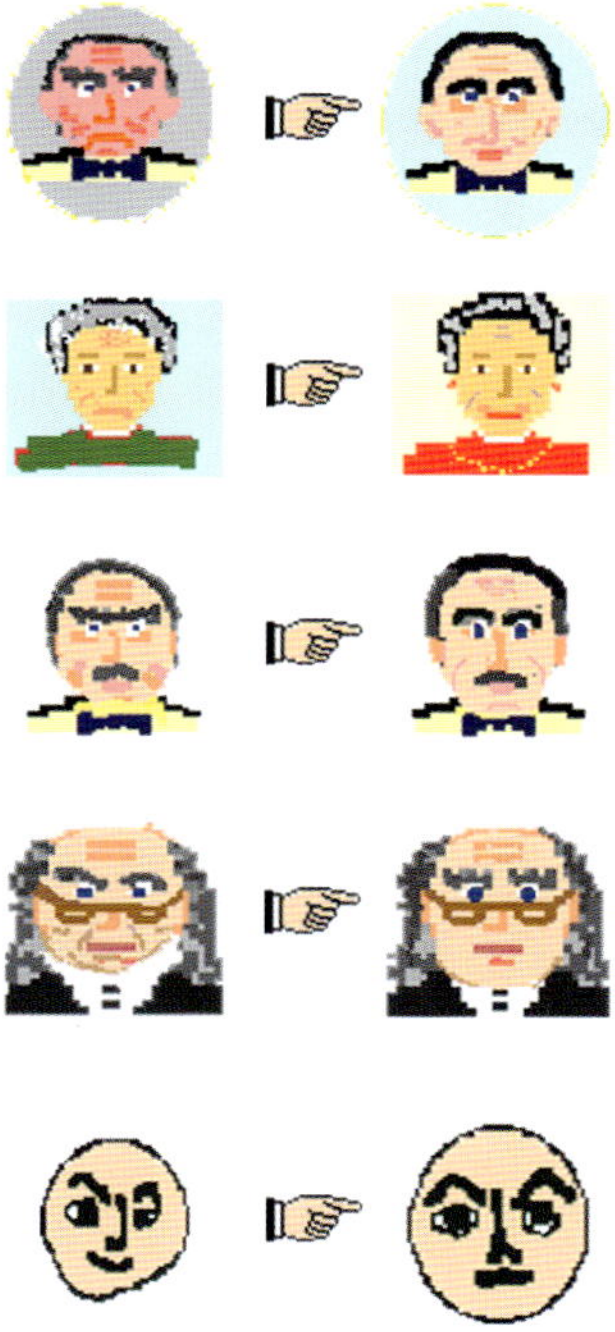

入れ歯がうまくいかない時、ほとんどはその人の過去の生き方の延長上で治そうとするからです。
どこでやっても合う入れ歯が入らなかった時、
歯科医の技術、責任ばかりでなく、「ひょっとして自分に問題があるのでは？」と考えてみましょう。

西村に会いに来られる患者様に簡単な人はいません。私に会わないと治らない方がほとんどです。

お互いの波動によって引き合って出会ったのだと思います。

そして、多くの人が半年のドラマを演じていかれます。

自分自身をヒーリングしていかれます。

新しい輝かしい人生を手に入れていかれます。


西村はこれを、『デンタル・ヒーリング』と呼んでいます。

初めまして、西村です。

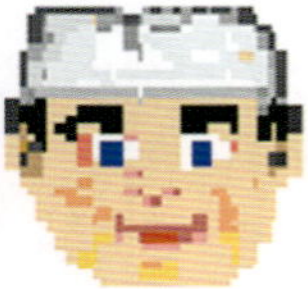

どんな具合なのでしょうか？

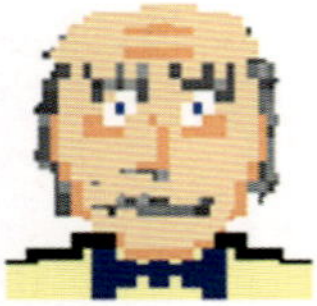

イヤ～ァ！
入れ歯の具合が悪いんですよ!!

動くし、痛いし、入れていられないですよ！

イヤになってしまいますよ！

何も噛めない！耳は遠くなるし！頭はぼけてくるし、腰も痛くなってきた、その上ヒザまで痛い！本当に頭にくるよ!!

先生なら治せるかね！


入れ歯の具合の悪い方は、普通、このような表現をされますが、この表現のうちにある自分の心に気がつかれていないことが多いのです。

手入れ不足や不節制を棚に上げて、他人に文句を言っている、この心のありようが、うまくいかない原因であることに気がつかないのです。

『親にいただいた大切な歯をなくした、反省がまったくない』自業自得とは、このことなのです。

満足するための秘訣!!

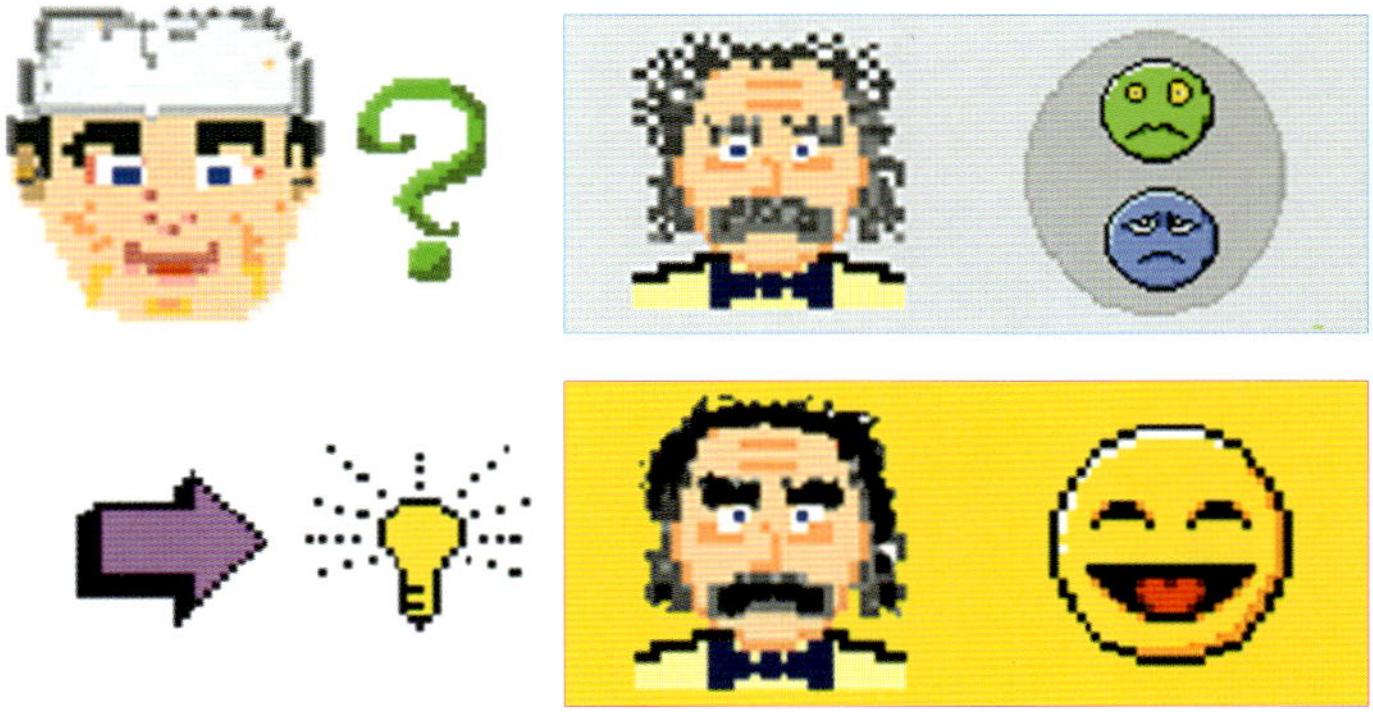

歯はあなたに告げたと思います。
『私を失うことをチャンスにして、自分への愛を取り戻してほしい!!』と…

そのことに気づかないと、
死んでいった歯が浮かばれません。

入れ歯がうまくいく、満足する、そのためには、次の五つが肝要です。

第一に……こうなったことへの心からの反省。
第二に……愛する自分のための再建計画立案。
第三に……仕事や時間の都合、お金を準備する。
第四に……自分の思いに合う歯科医を探す。
第五に……感謝の気持ちを知る。

ふたつのタイプの違いとは!?

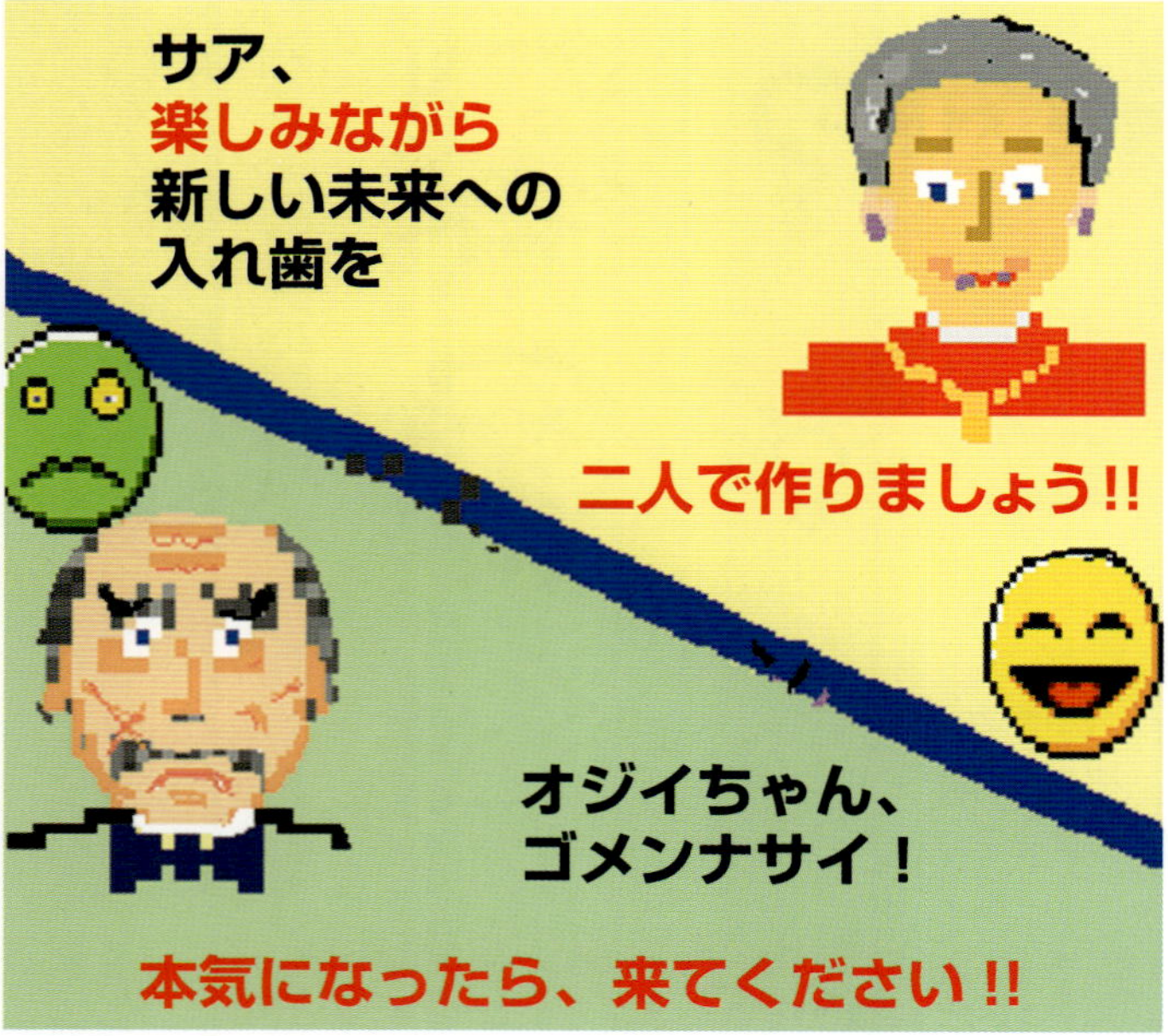
サア、
楽しみながら
新しい未来への
入れ歯を
二人で作りましょう!!
オジイちゃん、
ゴメンナサイ！
本気になったら、来てください!!

残念ながらさきほどのオジイちゃんは、まだ治療を受ける準備が整っていません。

なぜ、自分がこんな状態になっているかを理解されていないのです。

『辛さ、不満こそが命の訴えであることを考えもしないで、ただ夢中で生きてきただけなんて、空しくないですか？』もう、気づいてもよさそうなお歳なのですが…。

先生、初めまして!!

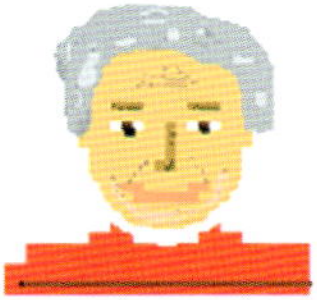

先生の本を読んで感動しました。
生る希望が湧いてきました！
生きていく喜びを感じ始めました!!

先生の本に出会うまでの私はショボクレていたんですよ！

人生をあきらめかけていたんです。

でも、未来に希望が持てたので、もう一度、花を咲かせたいと思います。

幸い、よい息子とよい嫁に恵まれていますので、可愛い孫の成長を見守りたいと思います!!


西村の著書・入れ歯の本を読んで来院された方。

改めて自分を見つめ、何かを掴まれた人や明るく、前向きに生きようとされる方は、同じような表現をされます。

どんなに技術的に難しい入れ歯でも、このような方であれば、素晴らしい『入れ歯』を、お約束いたします。

入れ歯は、その人の生き方についてくるからです。

サテ、二人の関係は？

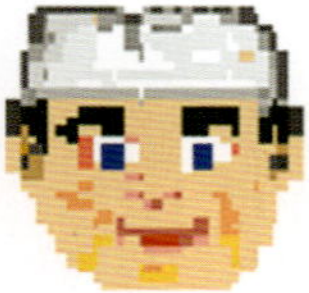

歯科医は、入れ歯を作る専門家。
だから、一生懸命研究するのです。

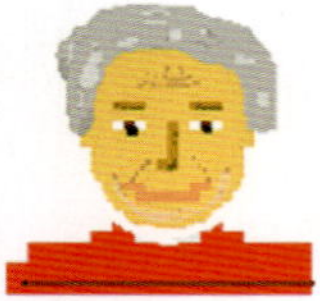

私は、義歯を入れる専門家。
だから、入れ歯についてもっと勉強したいの。

入れ歯はまずそれを必要とする方がいて、作る人がいます。

一番必要としている方が、入れ歯について何も知らなくていいのでしょうか？

これから先の長い人生と命を預ける以上、例え相手が先生と呼ばれる人とはいえ、すべてお任せとは言えませんよね。

『敵（入れ歯、歯科医）を知り、己（性格、お金、時間）を知れば、百戦危うからず』

この際、入れ歯のことをもう少し知っておいても、いいですね。

お待たせいたしました。

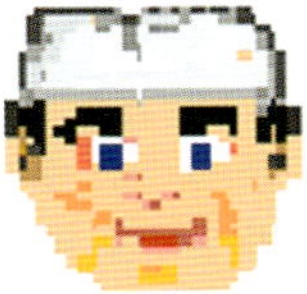

一番のお困りは何でしょうか？
その前に、何とお呼びしましょうか？
オバアちゃん？それとも、お名前で呼ばせていただきましょうか？

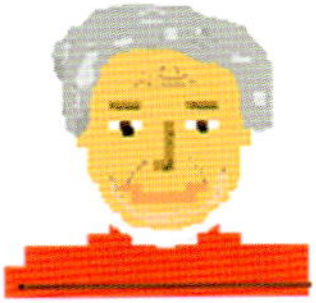

そうね。孫以外からは名前で呼ばれたいわネ。
ところで、先程の方は何で不機嫌そうに帰ったノ？

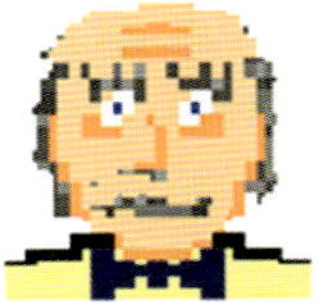

あの方はあなたと違って、まだ本気になって治療しようとはされておられないのですよ。

入れ歯を治す、作るのに一番大切なことは『自分を愛する気持ち』なんです。

自分を愛するために気持ちを整えて時間を作って治療に臨むことです。

自分を愛する気持ちより、まだ自分へのイラダチや不満のほうが大きいようですね。

だからよく考えて、本気になった時にまた治療にきてくださいということなんですよ。

アレッ…いつの間にか!?

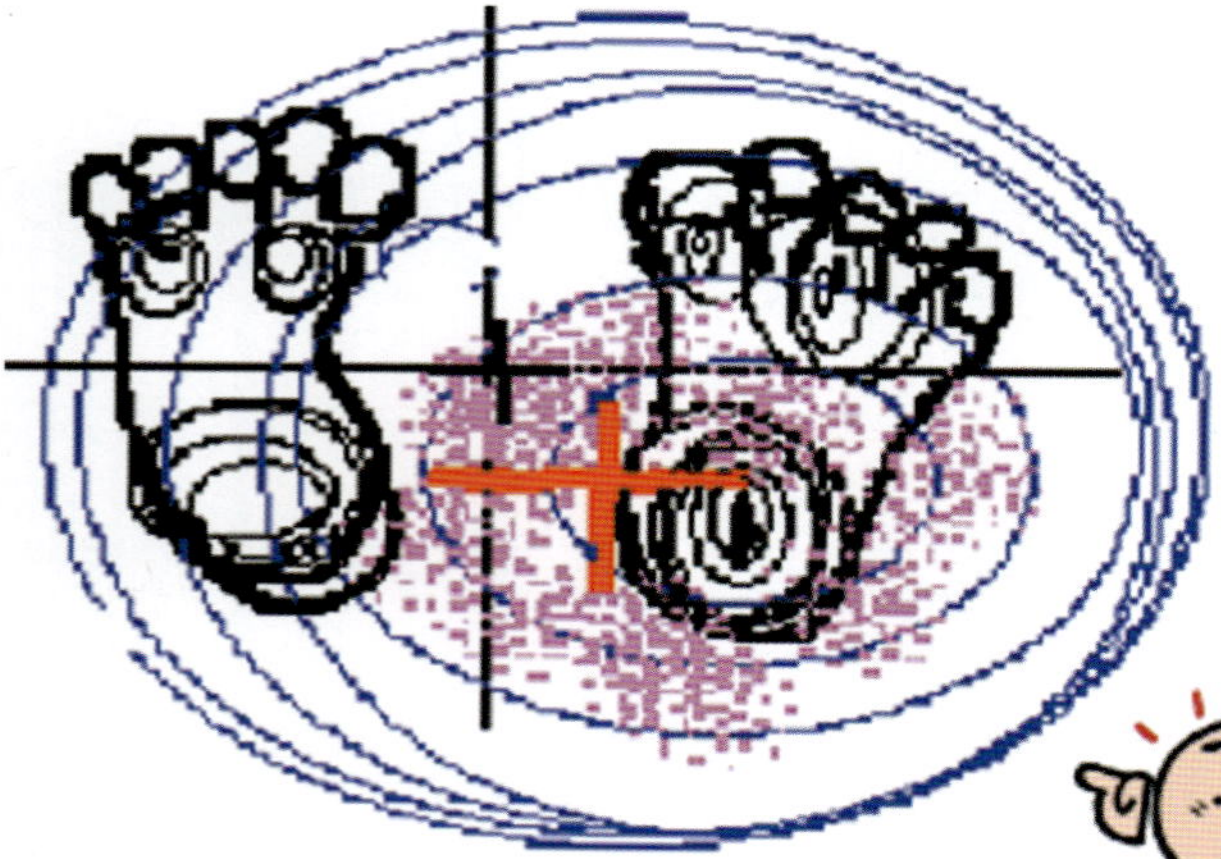

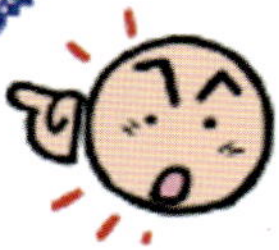

歯が原因で、重心の位置がズレてきた!?

いつも同じ側で食べていると、体の起立筋の片側だけが緊張して、やがて姿勢がゆがみ、重心が片寄ってきます。

片方の鎖骨がないとか、ろっ骨が一本足りないという方はあまりいませんが、片側の奥歯がない人はかなりたくさんいます。

左右差のある症状は、歯が原因であることが多いのに、そのまま放っておきますか？

こんな時、あなたはどうしますか？

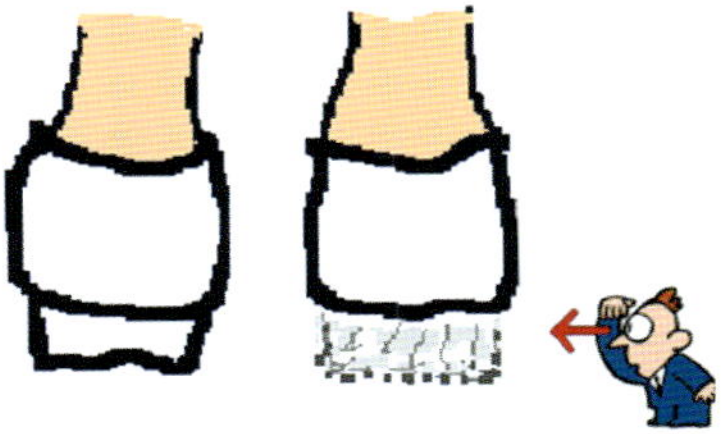

片側の靴のヒールが欠けてしまった!!

ガマンして歩き続けていたら、ひざと腰が痛くなってきた!!

1…整形外科へ行って、痛み止めの注射を打ってもらう
2…マッサージや指圧、鍼灸にかかる
3…この状態でうまく歩く練習をする
4…すぐに靴屋へ行く

この靴を、歯に置き換えてみてください。これまで、あなたはどうしていましたか？
たかが靴、たかが歯。でも歯は命取りにもなるのですよ。

バランスが大切!!

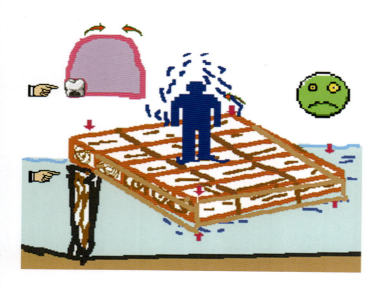

歯が、一本だけ残っていると…？

大切なのは、バランスとハーモニー。
柔らかい粘膜の上に、入れ歯が乗っています。
でも、ある場所だけ沈まない！
これではバランスがとれません。
いかだに乗っている人は、うまく立っていられるでしょうか？

歯をなくすということ!!

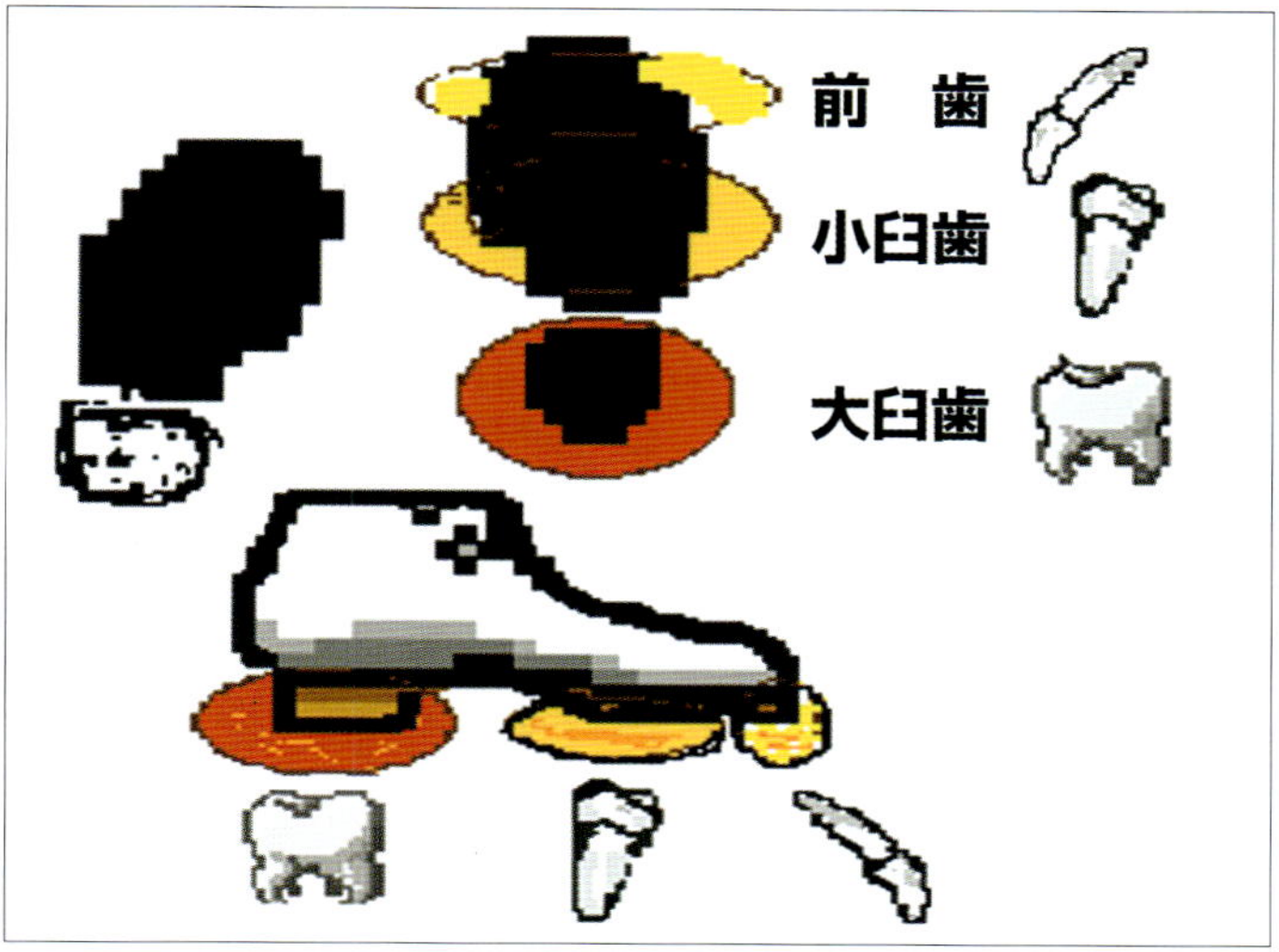

歯を足に置き換えて考えてみましょう。

足の指…前　歯。

足の裏…小臼歯。

かかと…大臼歯。

前歯をなくすことは、足の指をなくすのと同じこと。奥歯がないということは、かかとがない靴を履いて歩いているのと同じことなのです。

アゴはどこへ行ったの!?

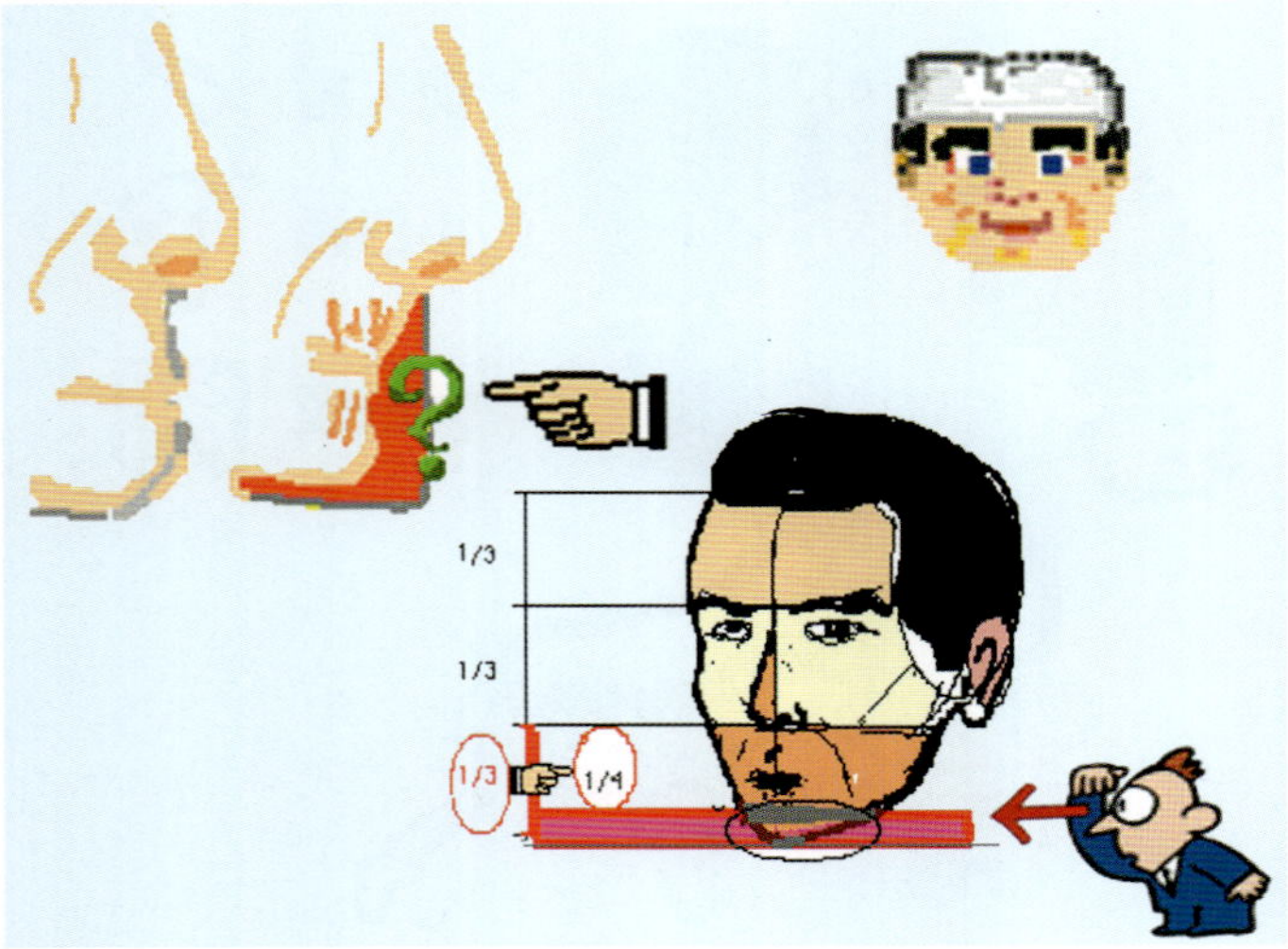

赤い部分の喪失が、老人顔にさせるのです。

あなたの口元が寂しく、老人ぽくなったのは、歯の咬み合わせが低くなってしまったからです。

つまり、低い入れ歯は老人顔の元。

ピッタリ合う入れ歯で、もうシルバーなんて言わせない！**ステキなゴールドエイジを、大いに楽しみましょう。**

動かない入れ歯は…？

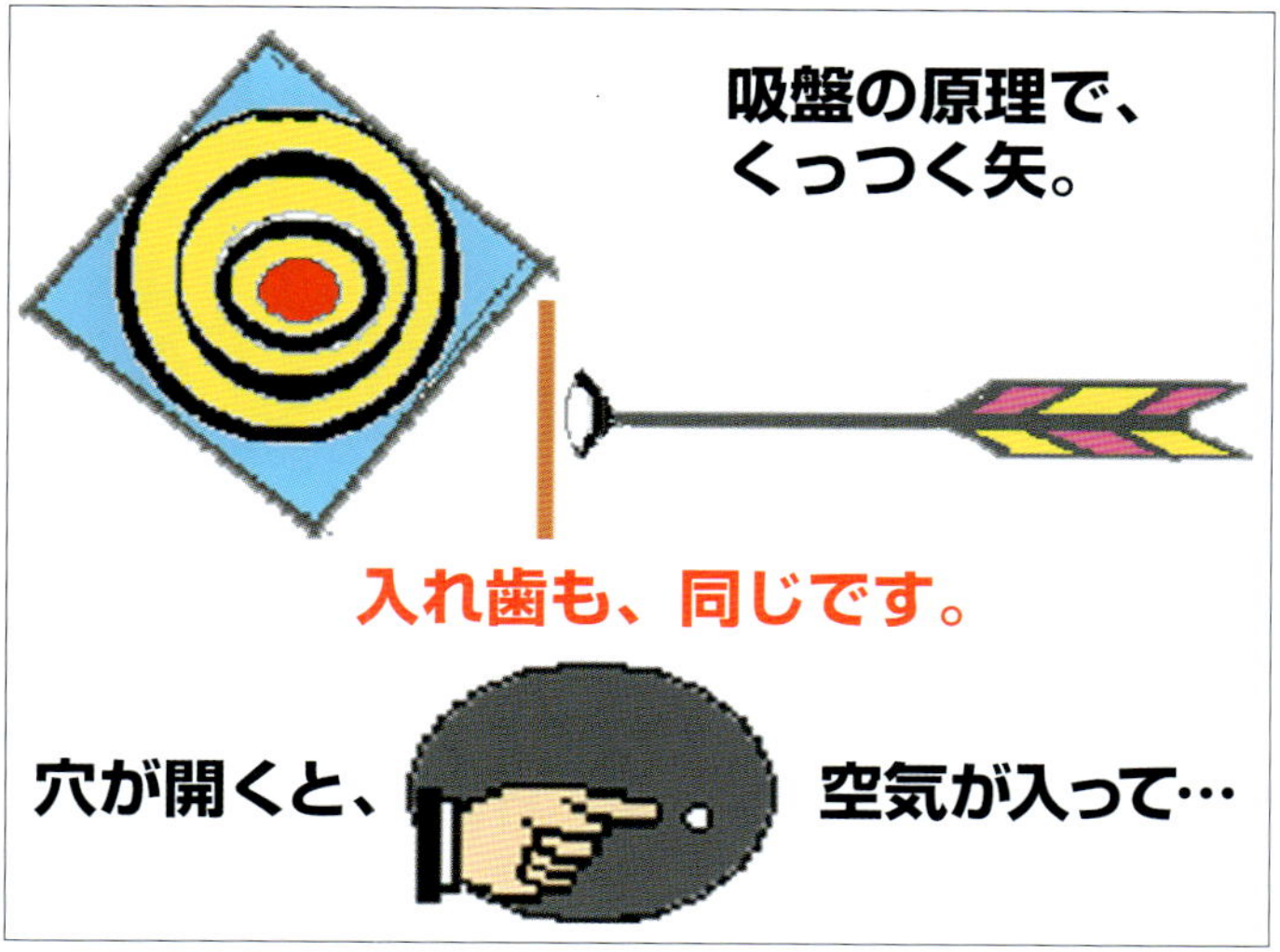

ピッタリ合うということは、スキ間がないということ。

入れ歯の吸い付きは、吸盤の原理です。
歯が一本あると、そこから空気が入って吸い付かなくなります。
そのため、残った歯が少なくなった場合、その歯が問題となることがあります。

痛くない入れ歯とは…!?

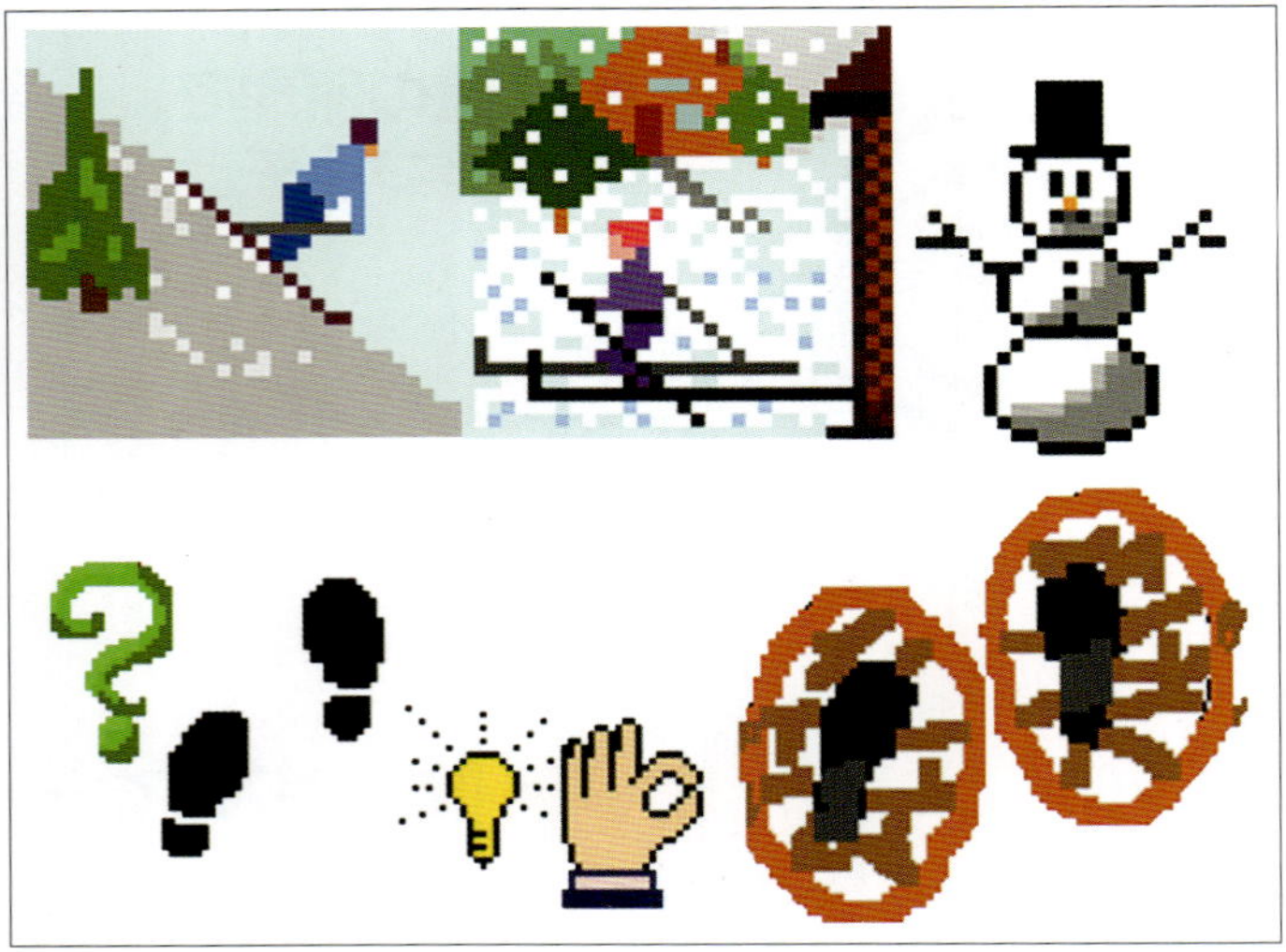

雪の上を歩くとき、長靴とカンジキのどちらを選びますか？

雪が深くて、長靴ではズッポリとはまって歩きづらい時、雪国ではカンジキという道具を使います。体重がかかる部分の面積を広くすることで、重みを分散させるのです。
入れ歯は歯肉によって支えられているのですから、小さい入れ歯では、痛くなるのは当然です。

若いころの顔を取り戻す!!

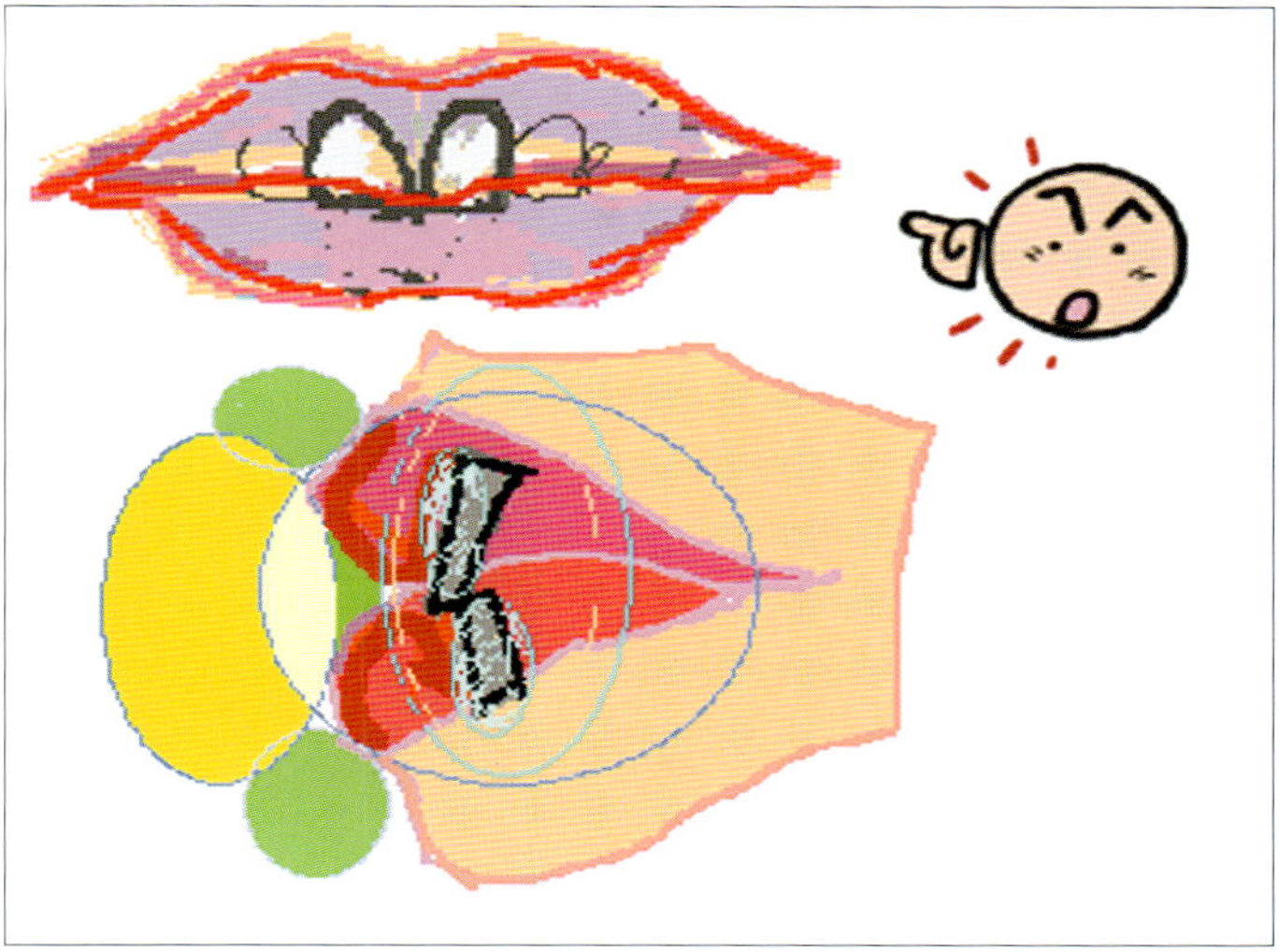

口唇は、歯と歯肉のボリュームで決まります。

失われてしまった骨、歯肉、歯牙のボリュームと位置を回復すれば、それにつれて顔の輪郭や口唇も変わり、若かったころの容貌に近づけることができます。
このために入れ歯には、必要で十分な大きさが大切なのです。

入れ歯のことを、もっと知りたい!!

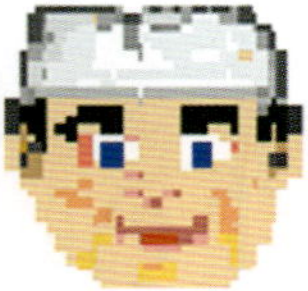

頭の中のモヤモヤが消えると、『不安』も消えます。
だから、お気軽にご質問ください。

1…あんな大きなものが、ホントに口に入るのですか？
2…お肉やタクワンも食べられるようになりますか？
3…歯がないとき、食事はどうするのですか？
4…吐き気が強くて、どこの歯医者さんもうまく作れないのですが、どうでしょうか？
5…入れ歯にすると、顔が年寄りっぽくなると聞きますが？
6…見ただけで入れ歯とわかるのはイヤ。何とかなりますか？
7…カラオケが大好き。歌も歌えるようになりますか？
8…夜寝るとき、入れ歯は（はずす、入れたまま）どうすればよいのかしら？
9…入れ歯をなくしたり、壊したときは？

まだまだ、聞いてもよろしいでしょうか？
ハイ！どうぞ質問してください。

大きな入れ歯と小さな入れ歯…？

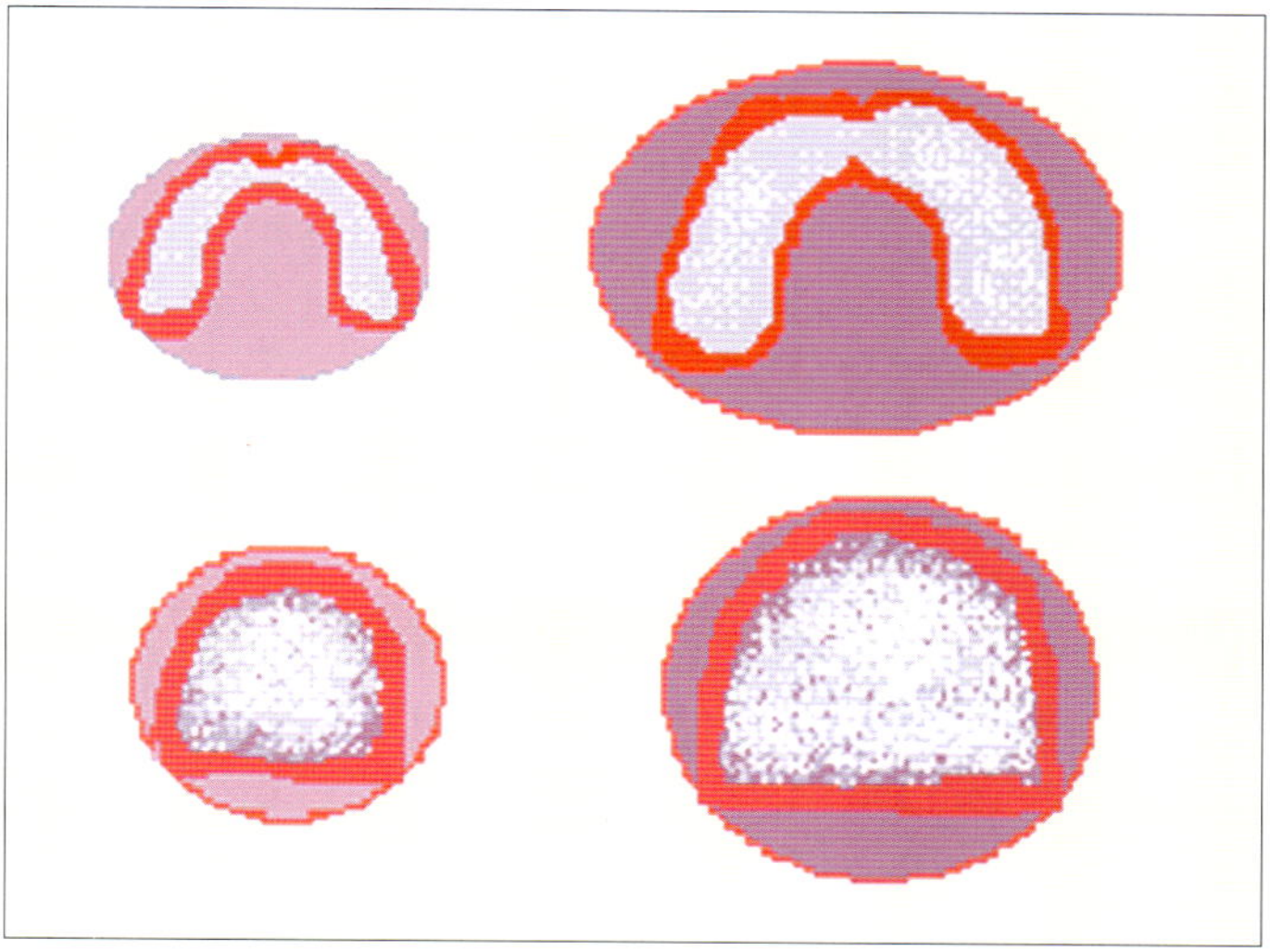

入れ歯の大きさ、厚さは、あなたが失った歯、骨の総量と同じです。

「広い大きいはわかるけど、やっぱり小さくて狭い入れ歯の方が楽でイイ」でも、本当にそうでしょうか？
ようは、失われたボリューム（大きさ）をしっかり補い、なおかつ舌や唇などの動きを妨げないように作ればいいのです。

西村式「入れ歯」。

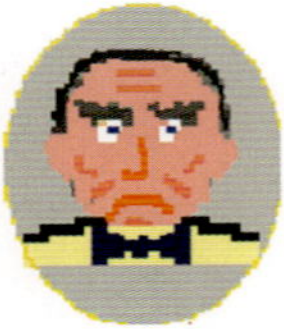

元柔道のオリンピック選手。
抜群の体力とリーダーシップでやってきましたが、寄る年波に歯は壊れていきます。顔は酒焼けのように赤黒く、アブナイ状況。
自分の体が朽ち果てようとするイライラが全身にあふれ、人格まで失いそうな状態でした。

治療にかかると、さすがにたいしたもの。本気さが私にもズンズン伝わりました。

治療が進むうちに、首の凝りが消えて腕が楽に動くようになり、顔の赤みも薄れ、血圧も正常になりました。

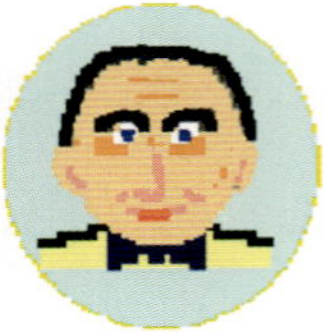

命を支える総義歯がしっかり入ると、本来の体を取り戻し、人相も本来の優しさあふれた顔になり、素敵なおじさんに戻られました!!

合わない入れ歯や簡単な入れ歯、粗雑な入れ歯は、その人の人生までも奪ってしまいます。

でも、西村式「入れ歯」は、その人を全人格的によい方向へと変えていきます。

これが、西村式「入れ歯」なのです。

西村的芸術の極致

初診時　　　　終了時

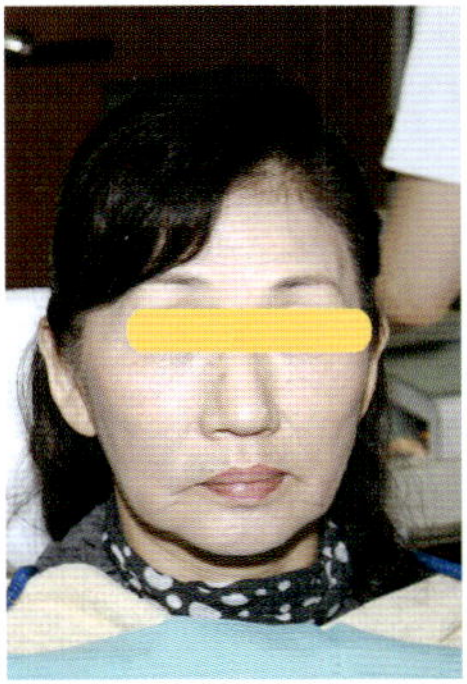

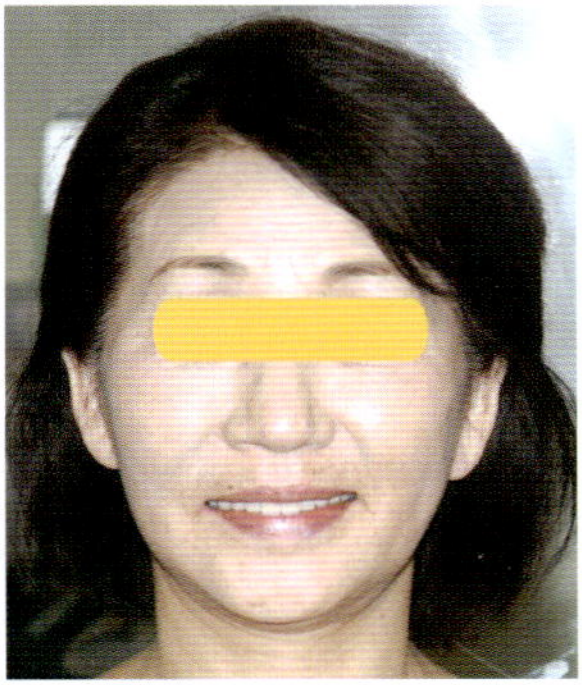

同窓会で「見る影も無いね！」と言われた。
ショックで寝込む程だった。
美人程、失った顔は無念！

一年ぶりに会った息子さんが驚愕した。「美容整形にいくらお金をかけたの！」

歯科医的美容回復です。

口の中の喪失形態の回復は医師には不可能です。
しかし、西村は可能です！

○どうして来院されましたか（来院理由）　検診
症状又は相談したい内容
20数年総入歯ををしています。良くかめるのですが前歯が欠けてしまった事、口元が老人になった
○たばこの一日の本数　0、0〜10、10〜20、それ以上
○当医は初めて（看板、紹介、院長の本、インターネット、近所だから、その他）

良く噛めるのですが〜〜〜

口元が老人になった。

歯科医は
この短い文章に
悲痛な心の叫びを
感じる必要がある。
デンタルヒーリングの
感性が大切な所なのだ。

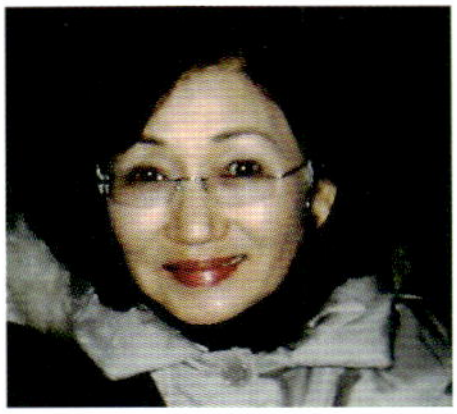

昔はかなり美人
学生時代はマドンナ
顔の輪郭が喪失する前

これではペシャンコの顔になるのも当然

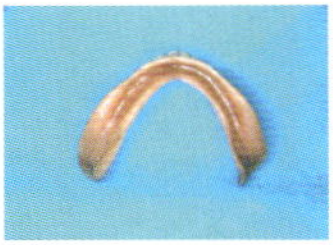

一年間かけて顔の寸法、膨らみを修正した。

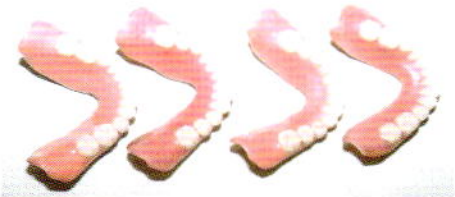

段階的に入れ歯を取りかえる。

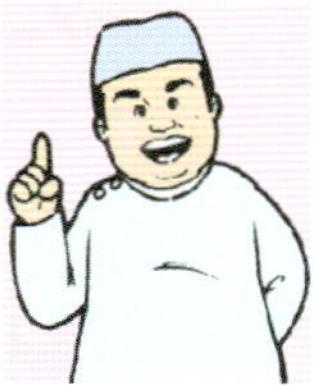

20年前西村が
入れ歯を入れた人。

顔修正の入れ歯装着

20年経つと骨吸収で顔が短くなる。

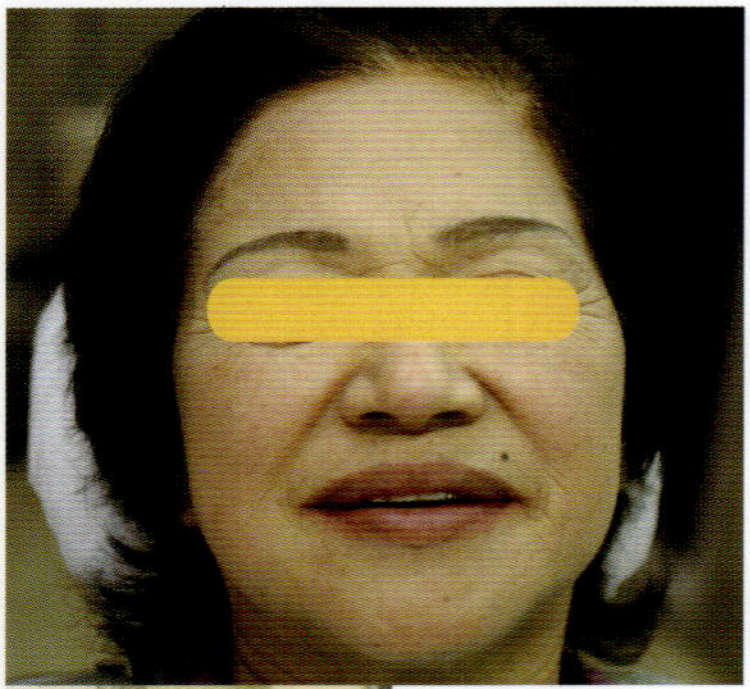

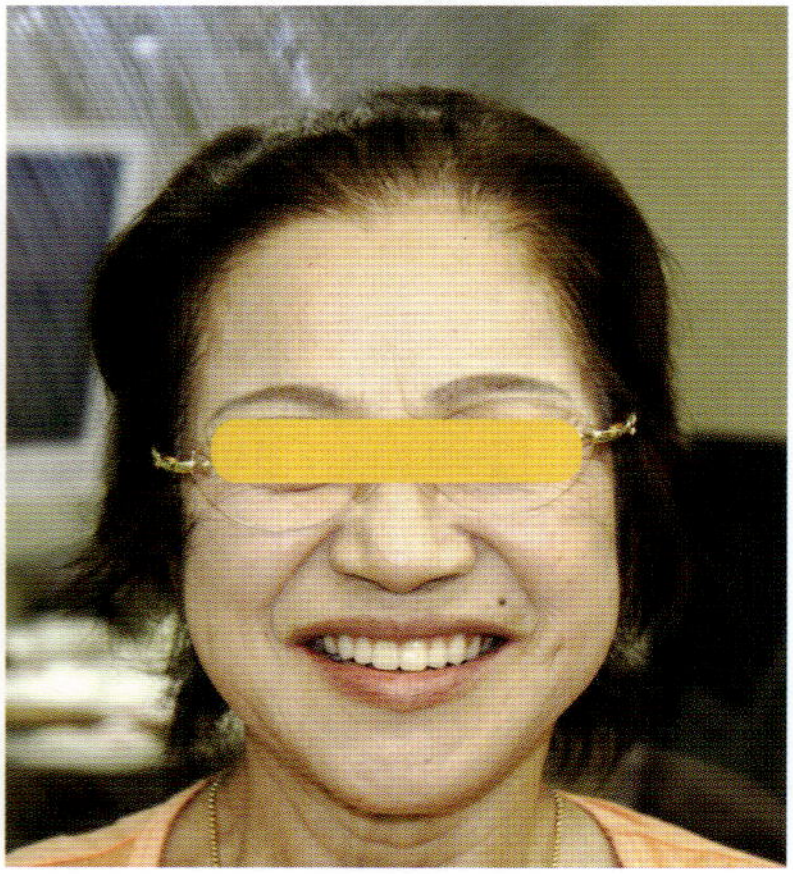

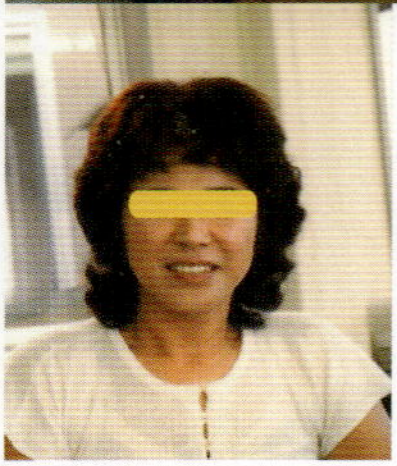

友人に「貴女！口が横に広がり
年の割に老けて見える。」
と言われ、ショック！
娘時代の写真を持参！

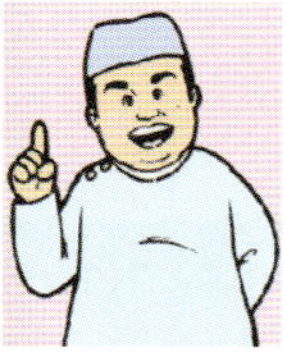

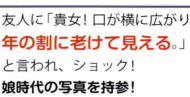

先生！何とかして欲しい！

若いときは歯が美しく見え、現代風の美人だ。

「下顎に２本インプラントを植えると、願いは適うよ。」
と言ったら、**二つ返事で承諾**された。

入れ歯を新調して、美人に戻す！

美人の条件 1/3 ルール

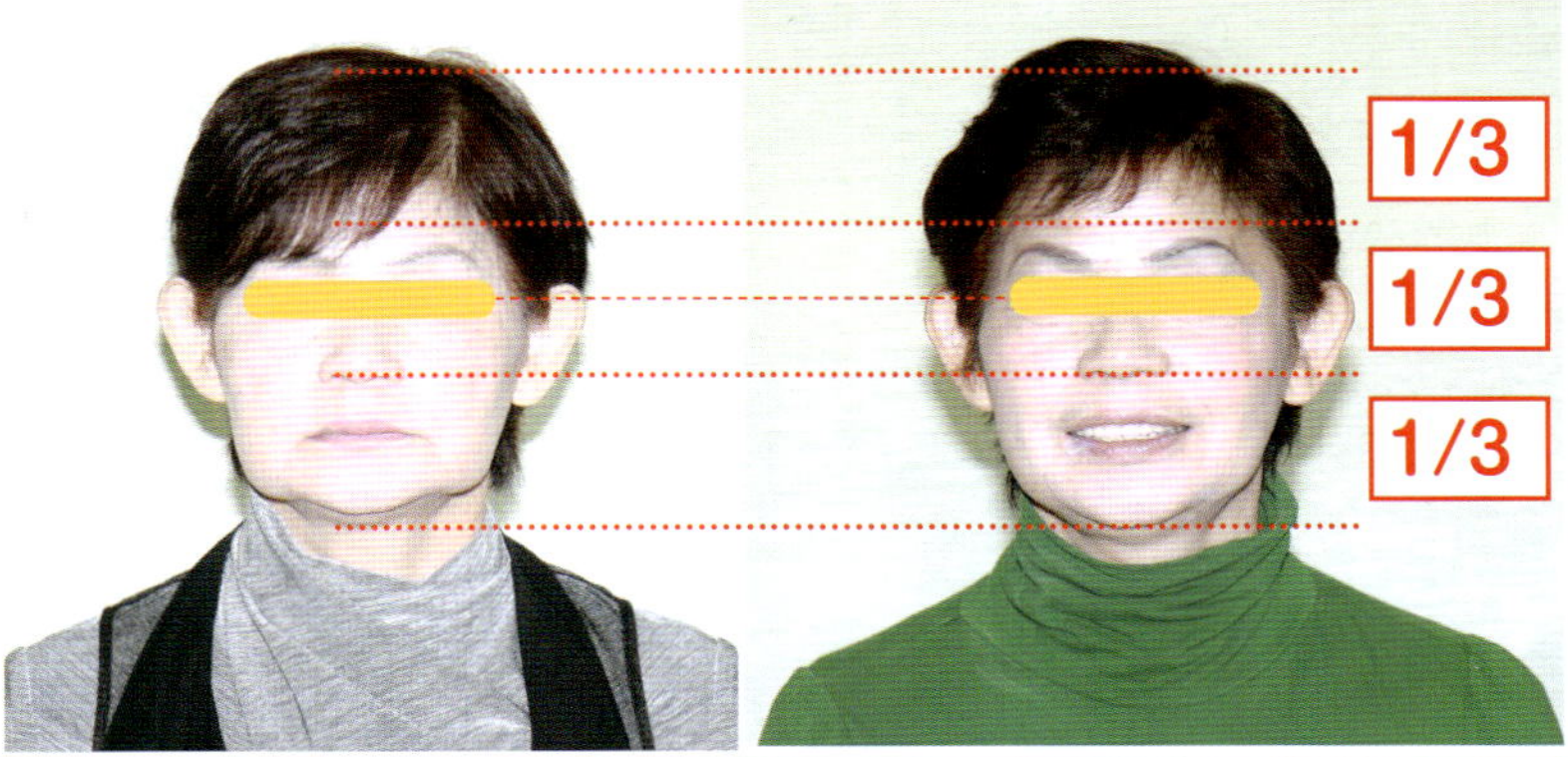

いずれも20年経つと骨の吸収が進んだ。
顔の寸法が短くなり、口許が寂しい。
老人顔になる。入れ歯は良く噛めるが、
鏡を見ると自分の顔が情けなくなる。
女性としては何時も寂しい思いがある。

鼻の下から顎の先迄の距離の変化に注目

若々しい！ 老人顔！
美人！　　不美人！
70%は口許で決まる！

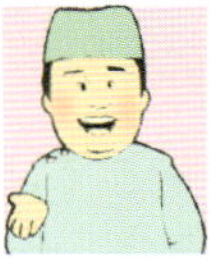

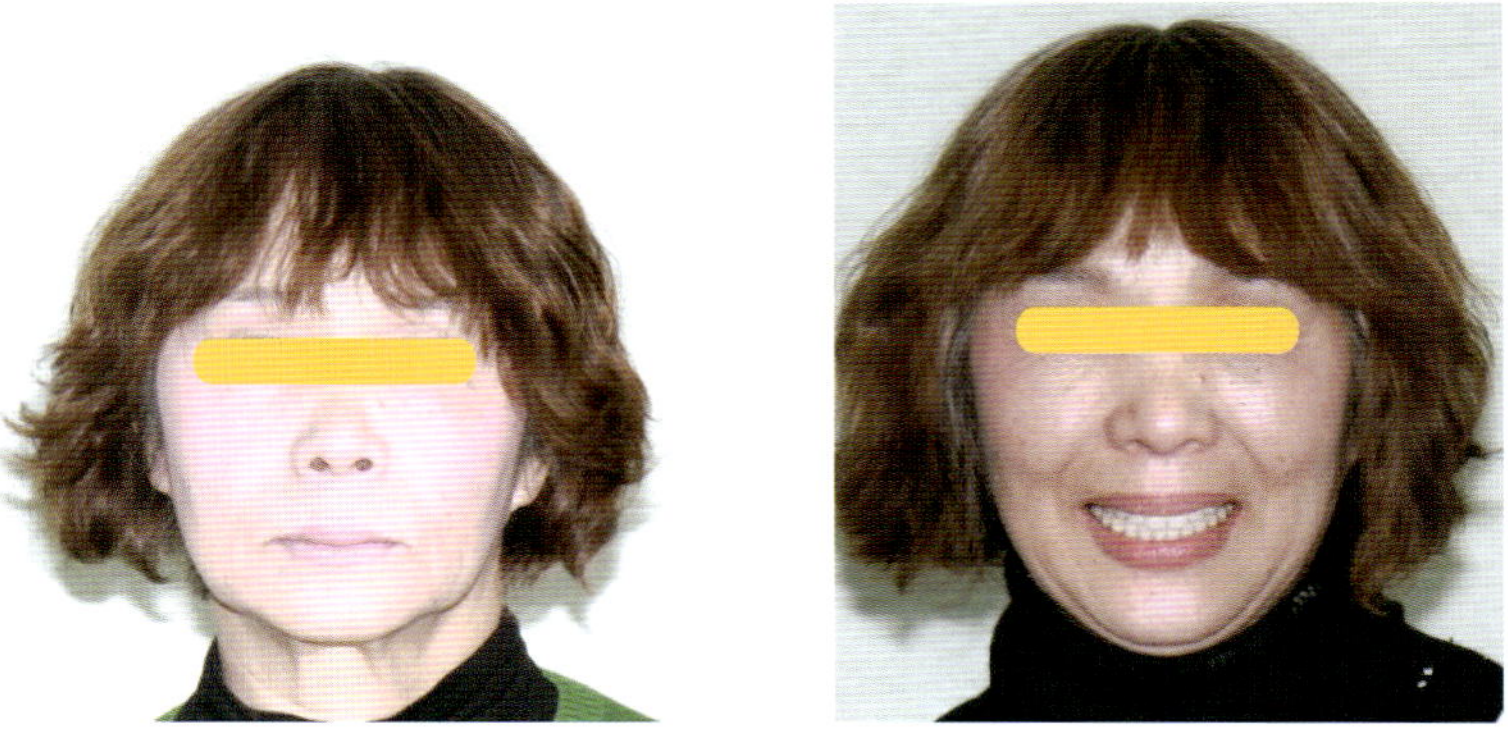

女はいくつになっても顔が命

美顔力　69歳からの若返り
インプラント2本使い
丹精を込めて入れ歯を作ると
年齢以上に老けていた顔から
ここまで若返り、健康になる

見事に顔が変わりました！これが西村の能力です

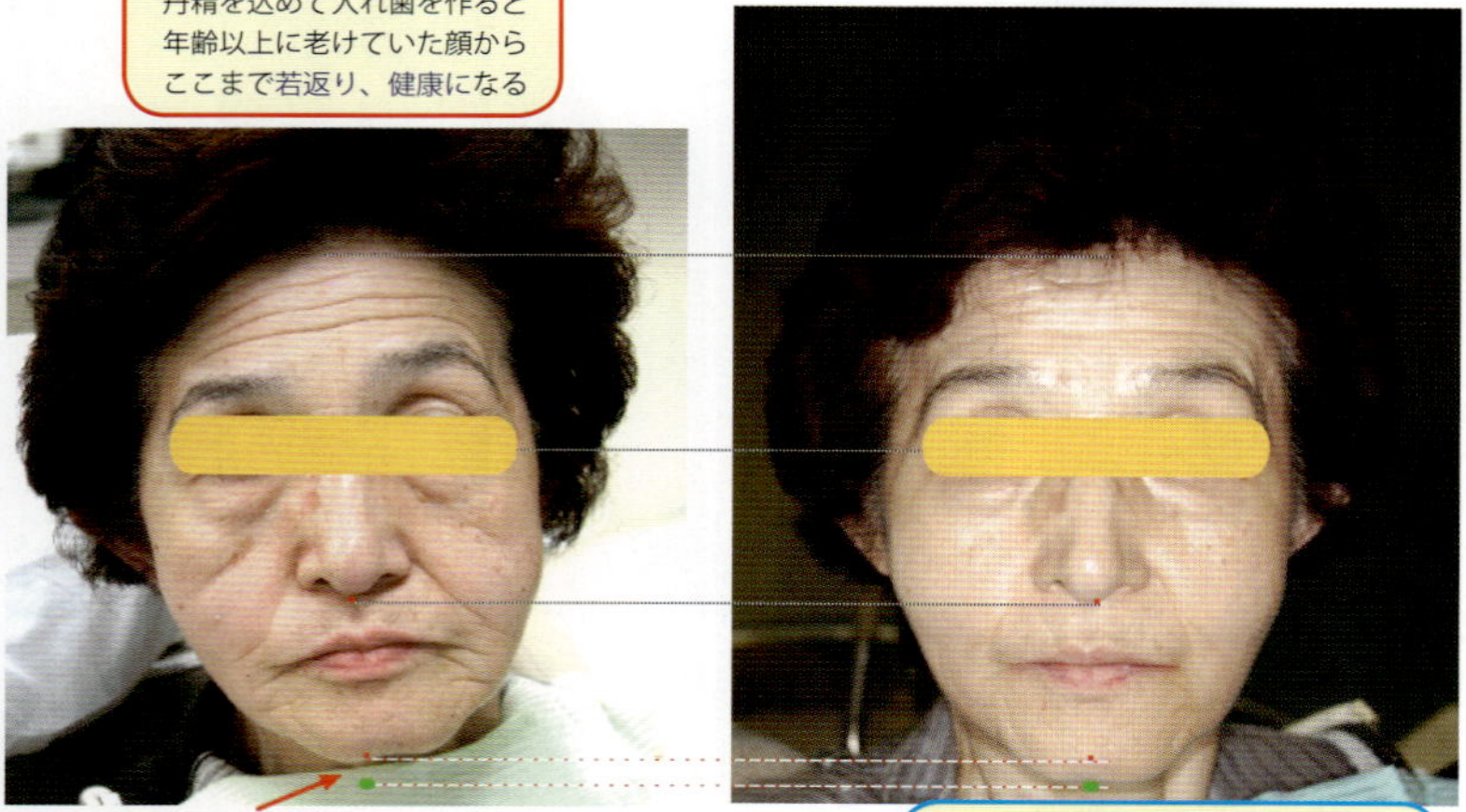

この差が姿勢と容貌に
大きく関係する

治療前 → 治療後

鼻の下から顎先までの長さの変化が
そのまま姿勢の伸びにつながります

男とて同じ

大きな団体の理事長ならば
それ相応の迫力のある顔が必要

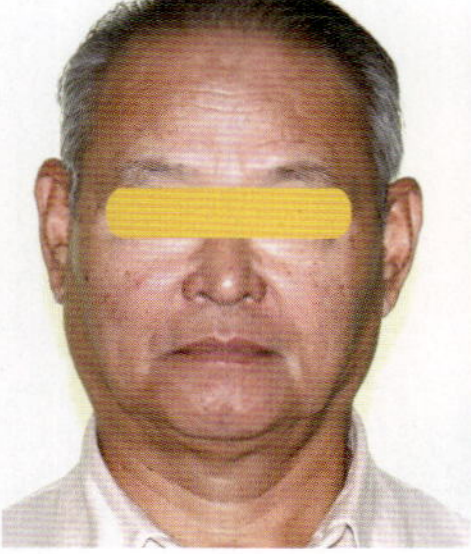

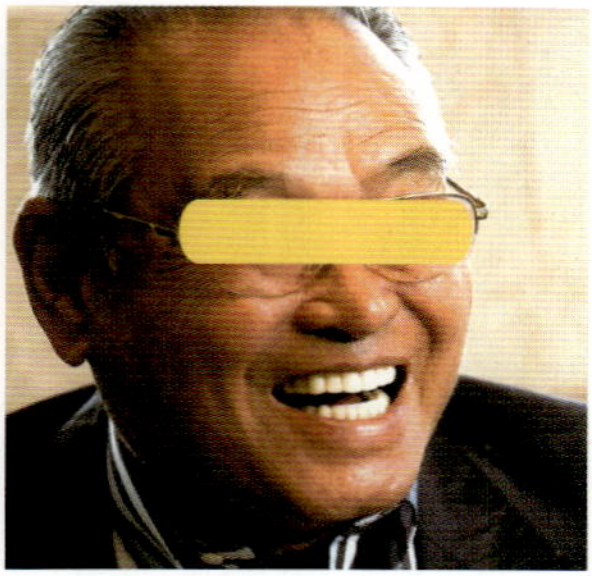

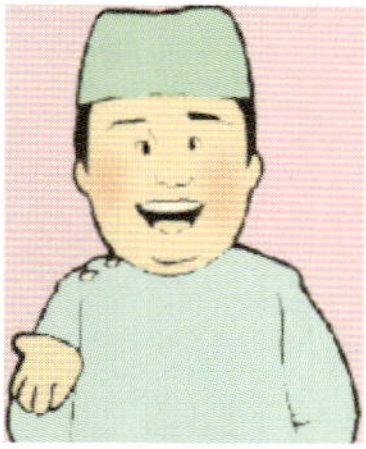

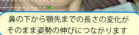

うん！この顔
なら役職がつ
とまる。

健康と美を手にいれる

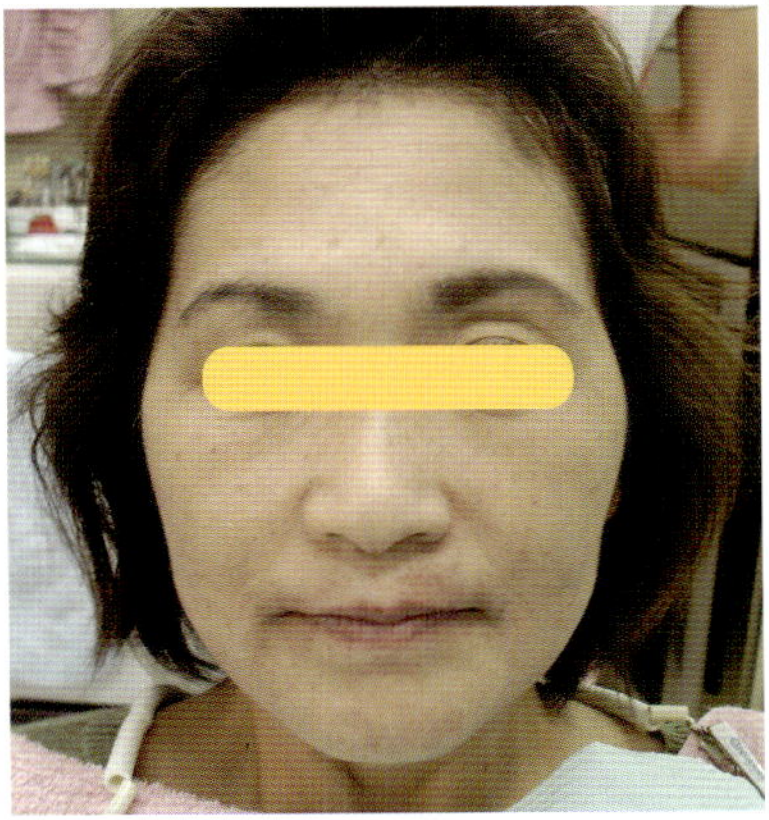

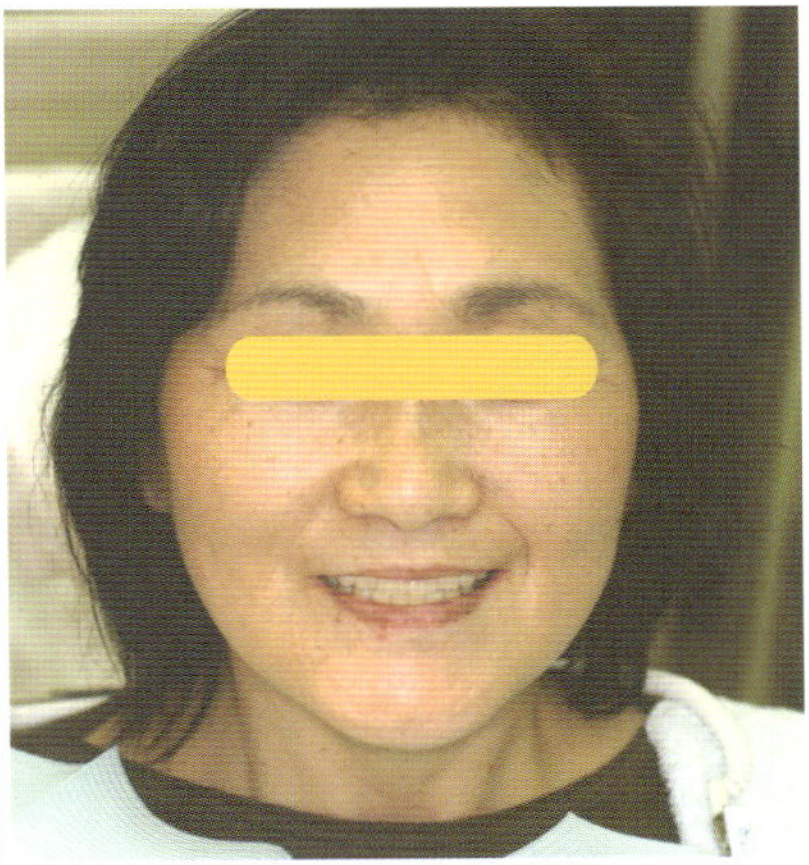

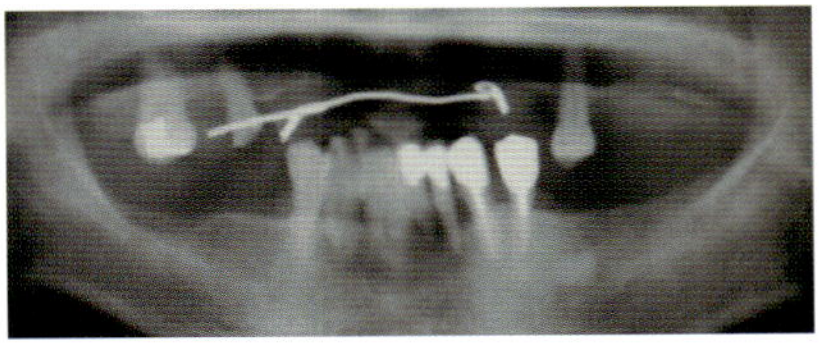

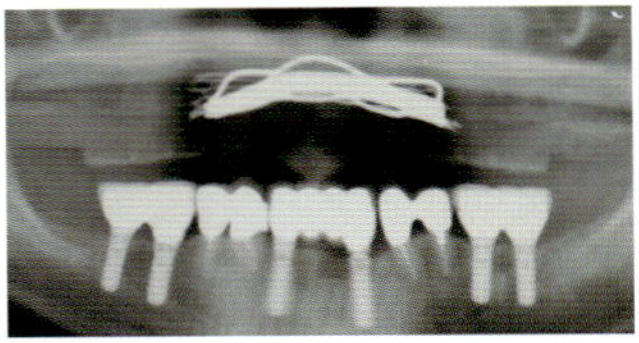

お母様の入れ歯を西村が作った。
終了時、「娘を助けて下さい。」
と懇願された。

肌ツヤツヤの健康美人に回復いたしました。

満足に食事が出来ず、肌はガサガサ状態。
栄養失調状態の顔でした。

**これだけ費用をかける人が、何故！スリッパレベルの入れ歯を入れているのか？
人生には靴が必要だ！
歯科医との縁なのだ。**

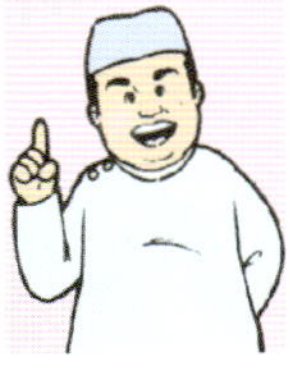

先生！顔を取り戻して！

自分の顔じゃ無い！悲痛な叫び！
→→満足な笑顔に変わった！

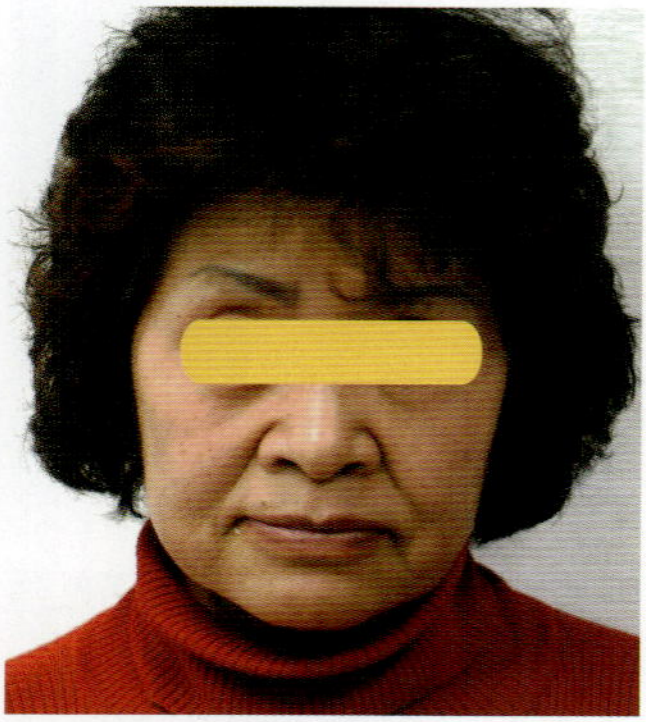

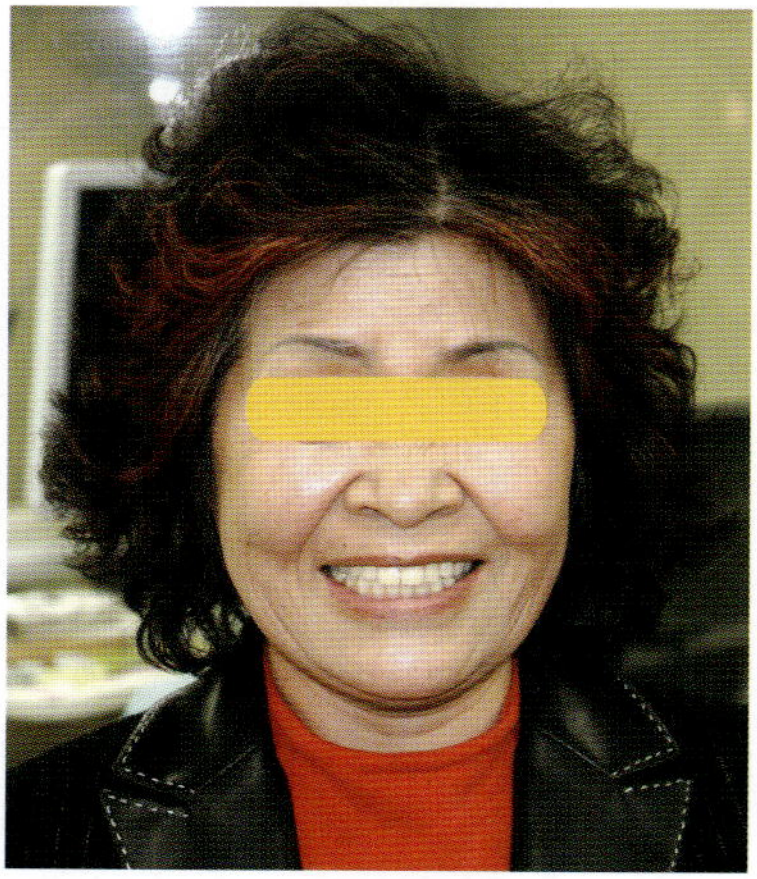

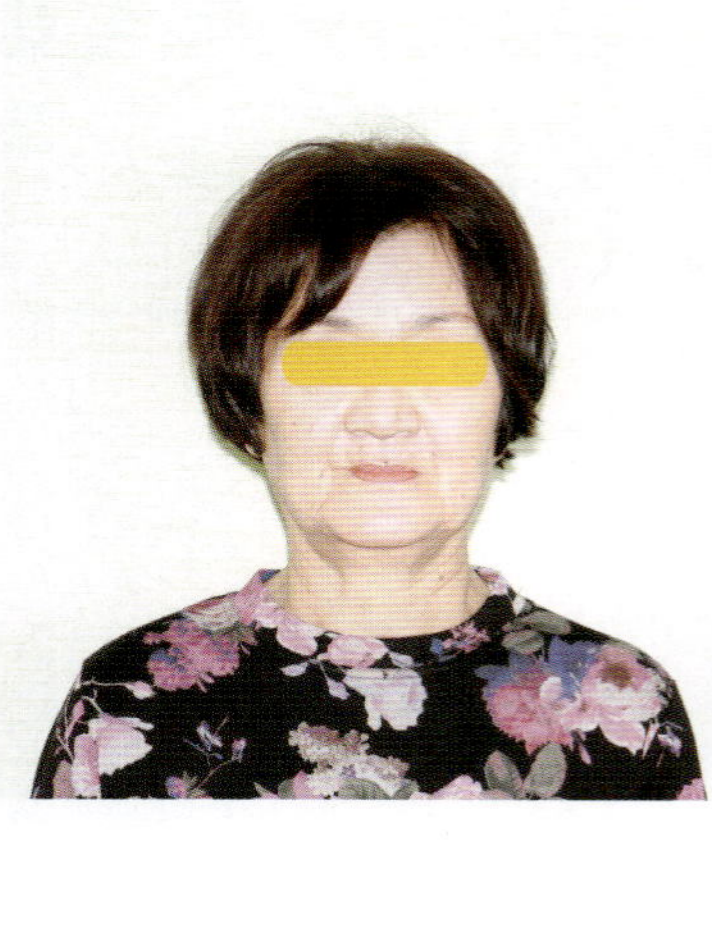

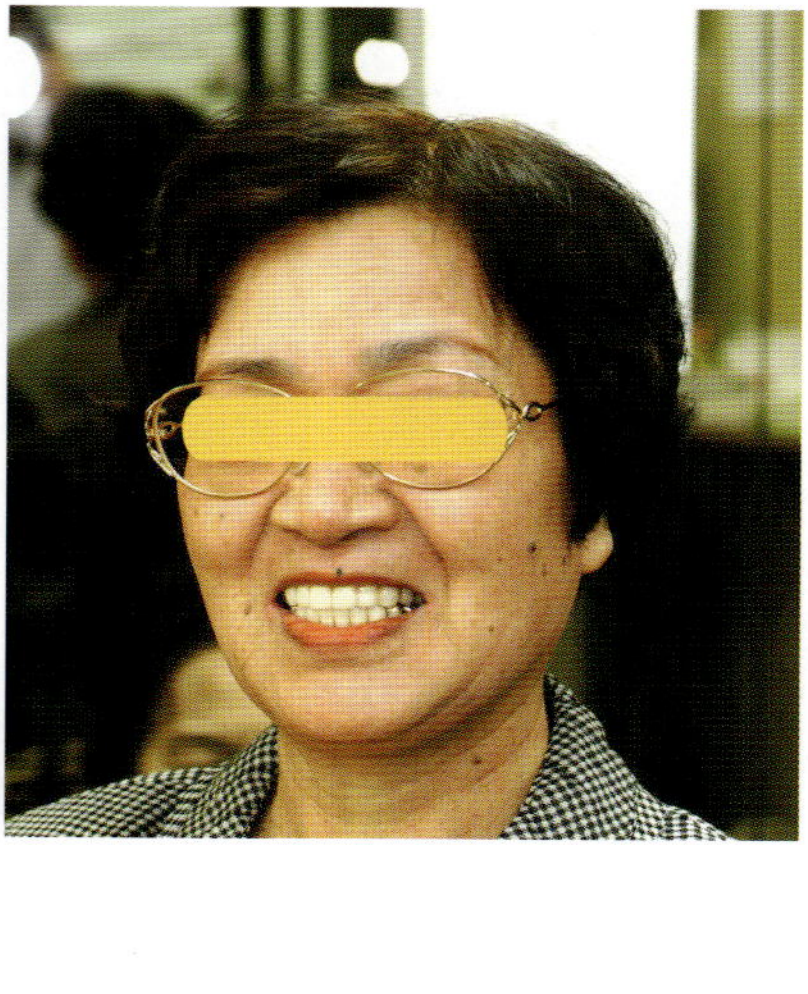

初診は今から32年前、56歳の時、先生に総入れ歯にして頂いたお陰で母は、88歳になりました。
あのとき総入れ歯にしていなかったら、今母はこの世にいません。
・・・・・娘様の感謝の言葉

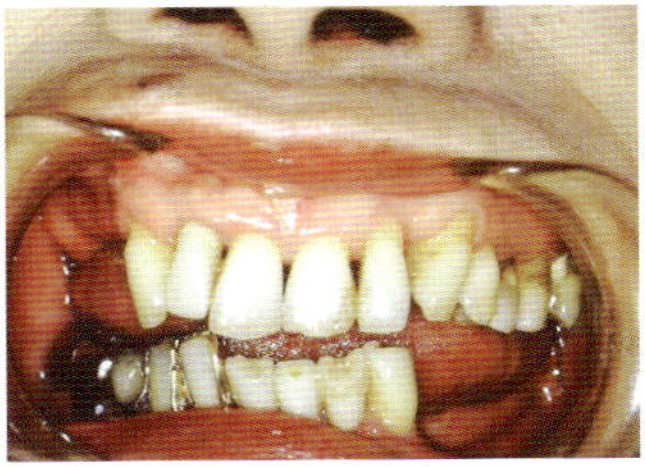

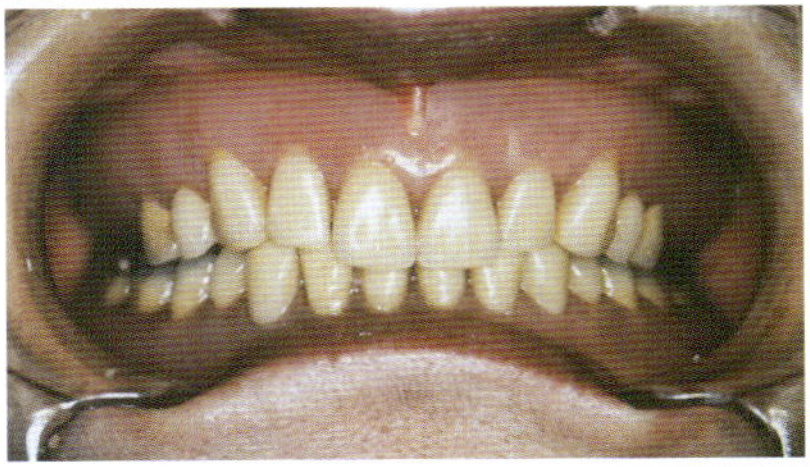

先日、娘様からお母様の訃報を頂いた。
93歳12月、心筋梗塞で治療が出来ずに永眠。
この入歯は37年間、命を支え続けた。
医者を選ぶも寿命の内!
歯医者を選ぶも寿命の内!
まさにその通りです!

右の総義歯
56歳から93歳まで
命を支え続けた義歯
その37年間、食事の
不便は一回も無かった。
長期使用に耐えたのは
咬合面メタル仕上が秘訣!

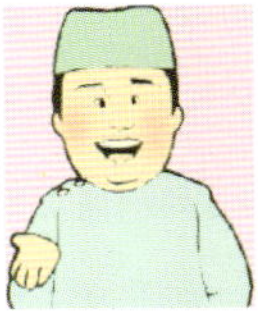

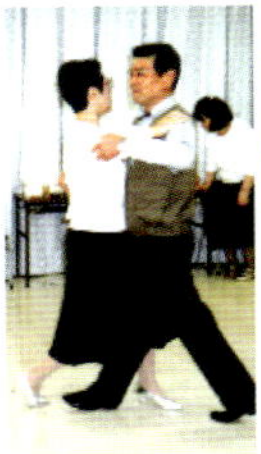

71歳

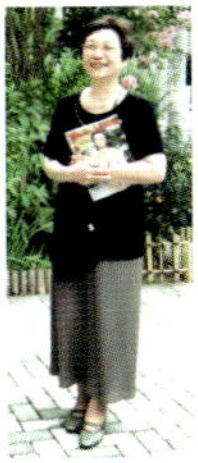

77歳

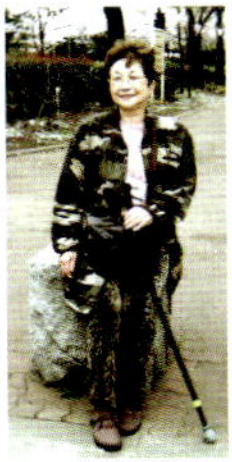

81歳

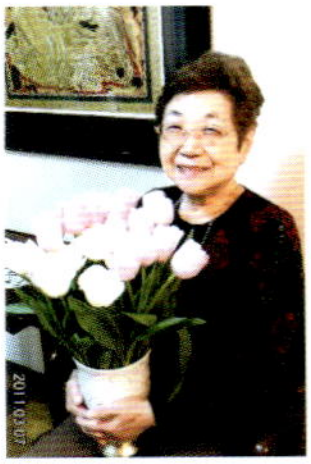

88歳

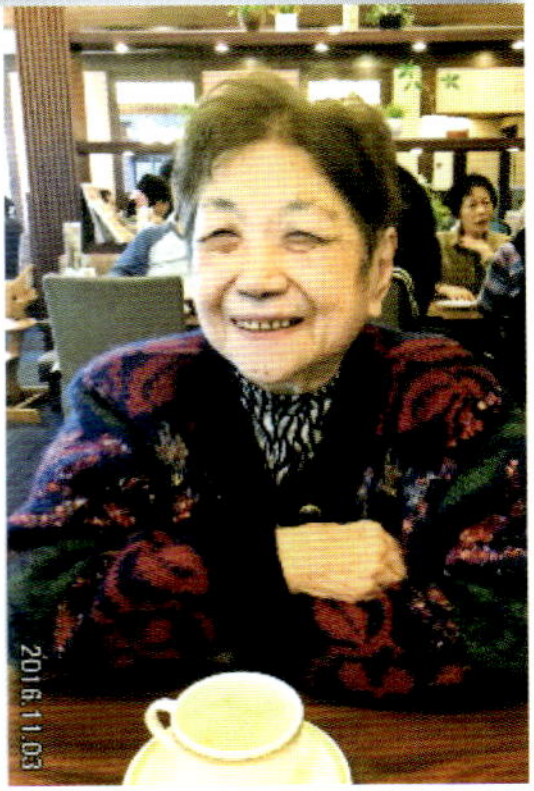

93歳の11月

娘様より写真提供

28歳時

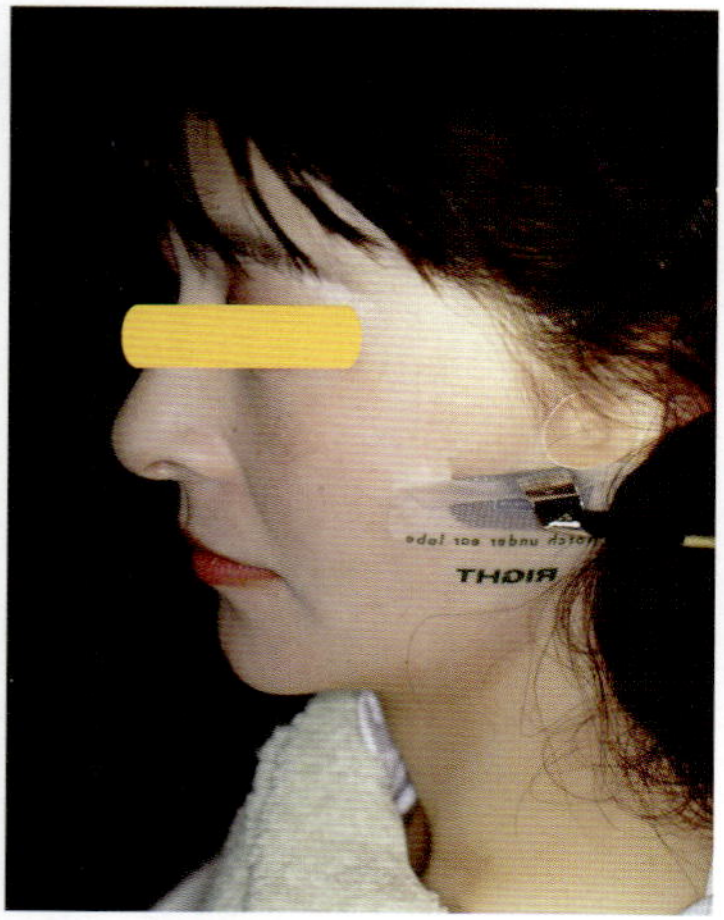

顔修復後58歳

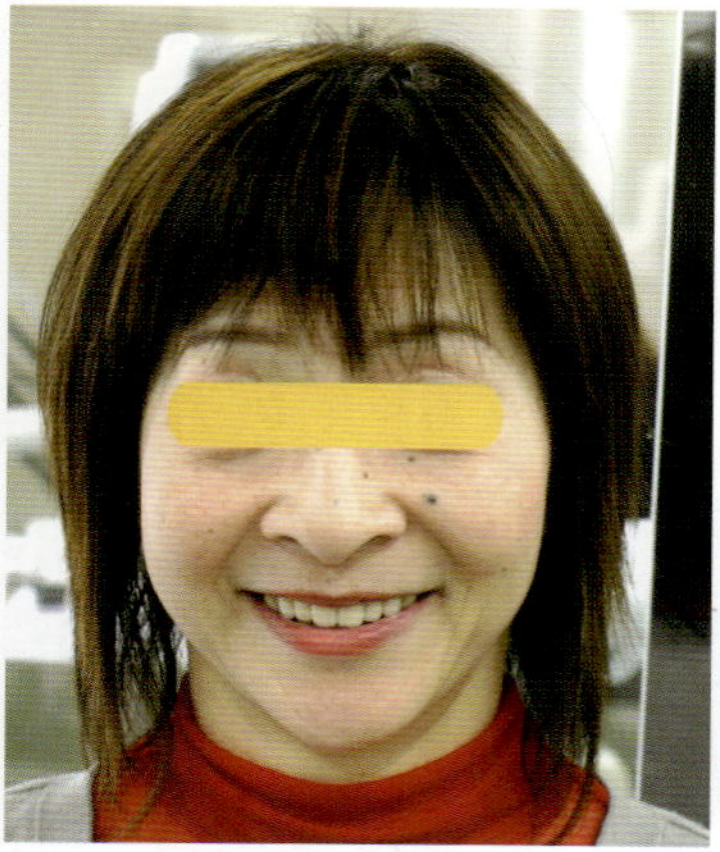

58歳の喪失した（骨吸収）口元→美人台無し。

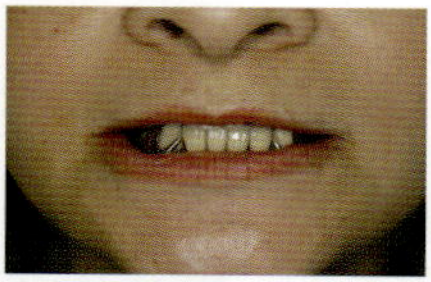

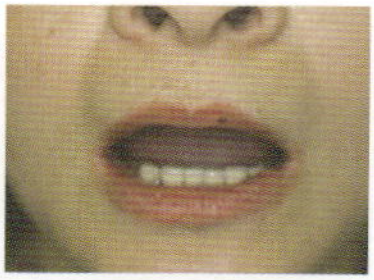

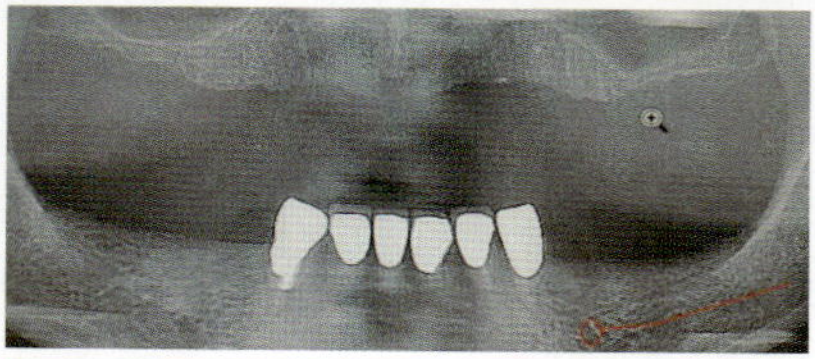

沢口靖子なみの絶世の美人だった。
治療していても恥ずかしくなるほどの美人。
30年も経つと見る影も無くなってしまった。

「昔の美人に、戻そうよ！」と提案した。
「私は30年も使っているから。身体の一部よ！
これでホノルルマラソンにも参加するのよ！」

一年後、「やっぱり明るい口許が欲しいわ！」
約1年かけて昔の美人に戻した。
やっぱり美人だった！

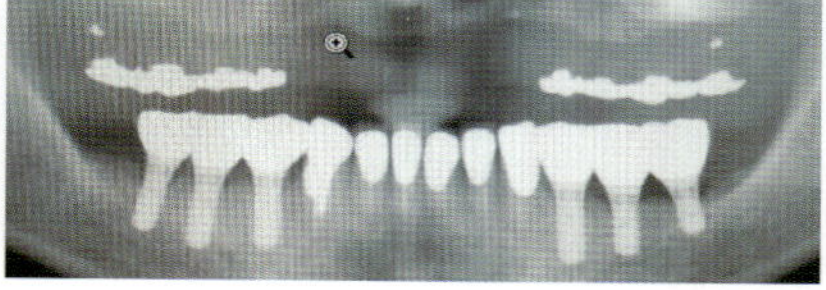

死ぬ迄に、物を噛みたい！

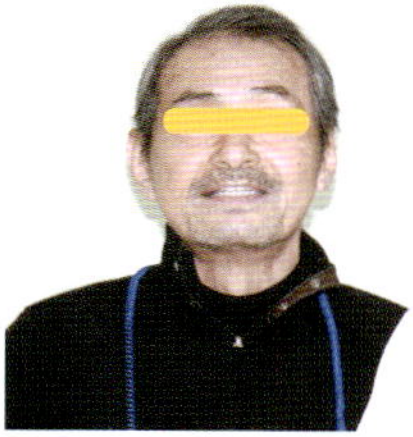

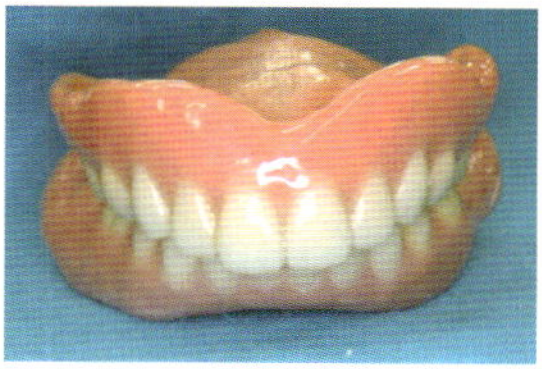

この入れ歯の装置で、
十分に物が噛め、食事
が美味しく頂けて、
生き返った気がすると
言われた。

持病が多く、薬も沢山濫用している。
その為、抜歯は控え根面キャップにした。

今は死ぬなんて忘れてしまった！

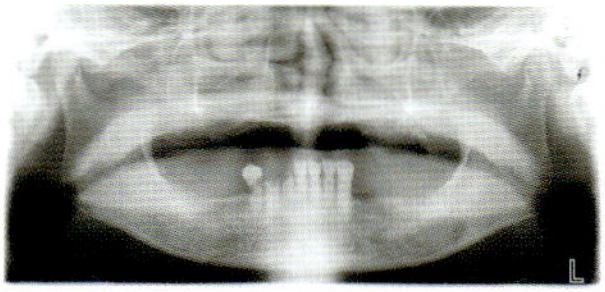

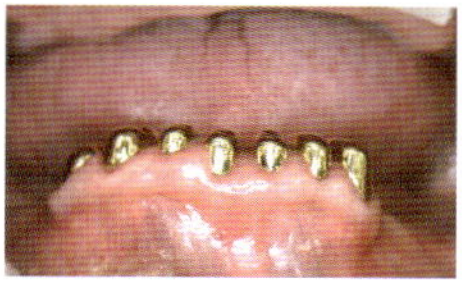

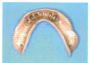

入れ歯は命を救うのです！

○現在内科的な病気は有りますか
（無し・血圧 110 160・糖尿数値 HbA1c6.8・肝炎・その他）
○高血圧症・脳梗塞・狭心症・動脈硬化・骨粗鬆症のお薬を処方されている方へ
　薬の名前（ワーファリン・アスピリン等）バイアスピリン、プレタール等何種類もあります。
○過去に大きな病気などされた事が有れば
　閉塞性動脈硬化症、心筋梗塞、すい臓癌

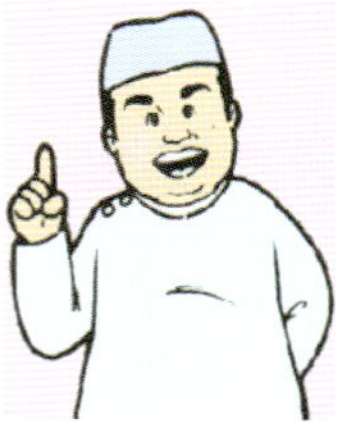

先生のご本で、色々な事が関連するんだと知りました。
先生の本を読んで、以前のように、おいしく、楽しく
食事をすることが出来たらと思っております。

患者様の悲痛な言葉

過去に何度も入れ歯に挑戦したが、
痛い！吐き気がする！噛めない！
違和感が強くて入れてられないで、
あきらめていた。
死ぬのは、もう覚悟はしているが、
死ぬ迄に物を噛む喜びを味わいたい！
その一心です！

来院時、栄養失調で顔は青白く、風が吹いたら飛ばされそうな、フラフラの状態だった。
終了後は写真の様に健康になり、何でも食べれて快調だと言われた。
今も、元気に検診に来院されている。
「死ぬ死ぬ！」と言ったのはどうなったの。」と聞くと。「そんなこと忘れてしまった。」との返事だった。

西村マジックは
失った自分の顔を取り戻す。

終了直前

初診時顔貌76歳

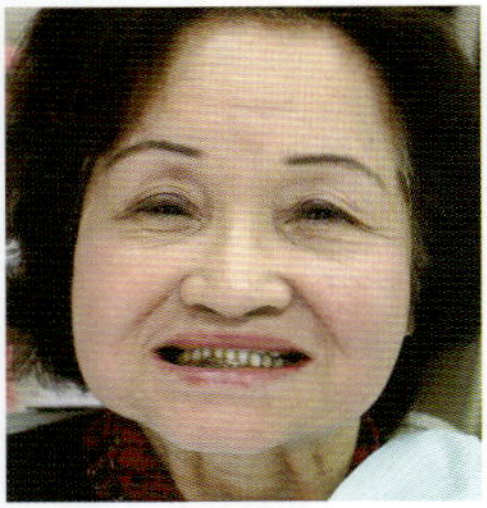

若い時は女優の美貌

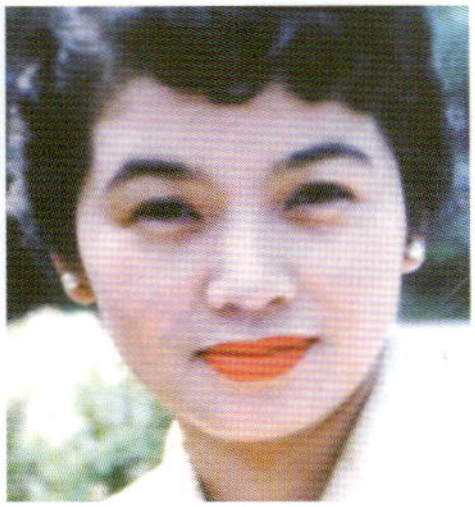

御主人が撮影

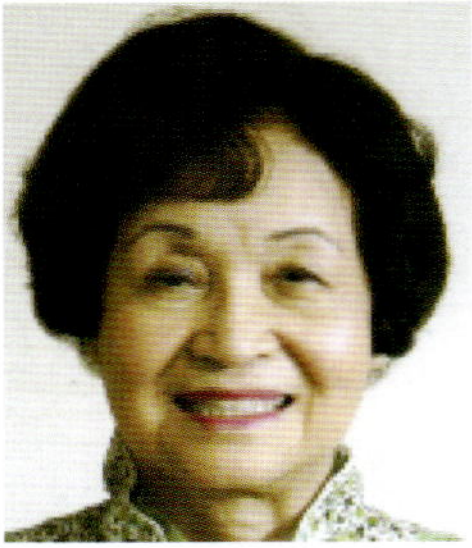

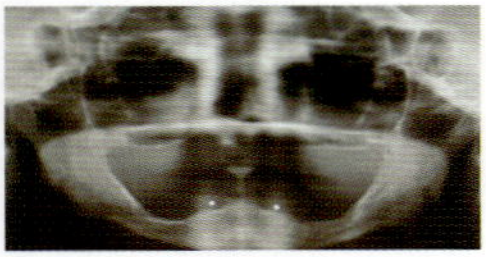

左目の目尻の下がりを
修正し、眼も大きくした。

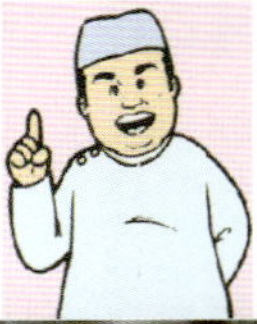

終了時

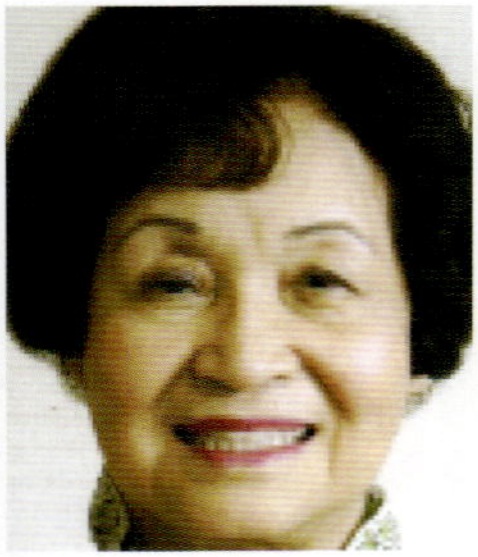

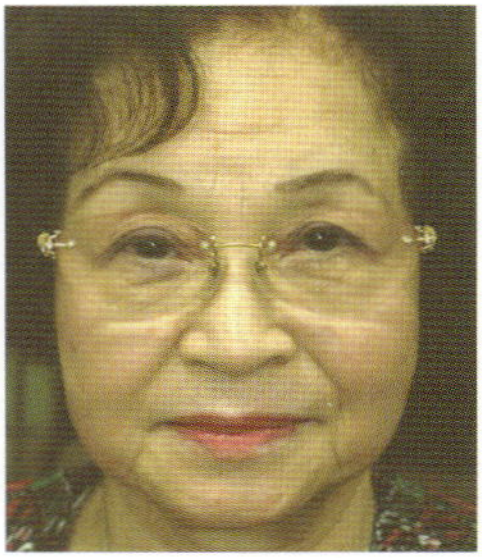

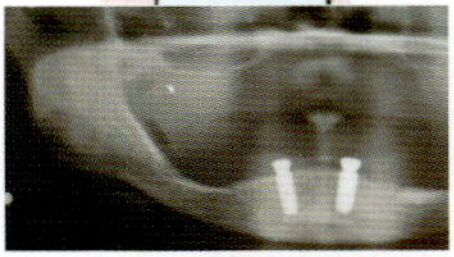

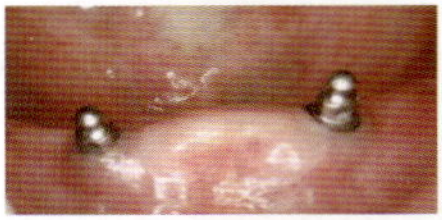

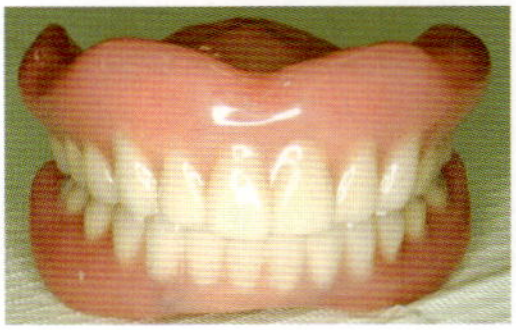

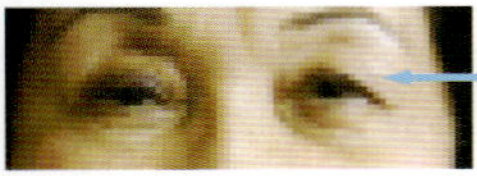

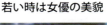

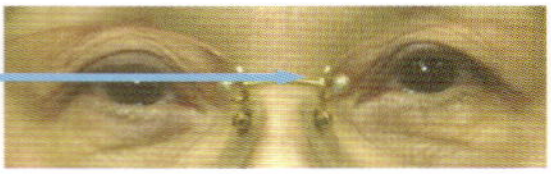

80歳、大阪から**顔貌回復を主訴**で来院

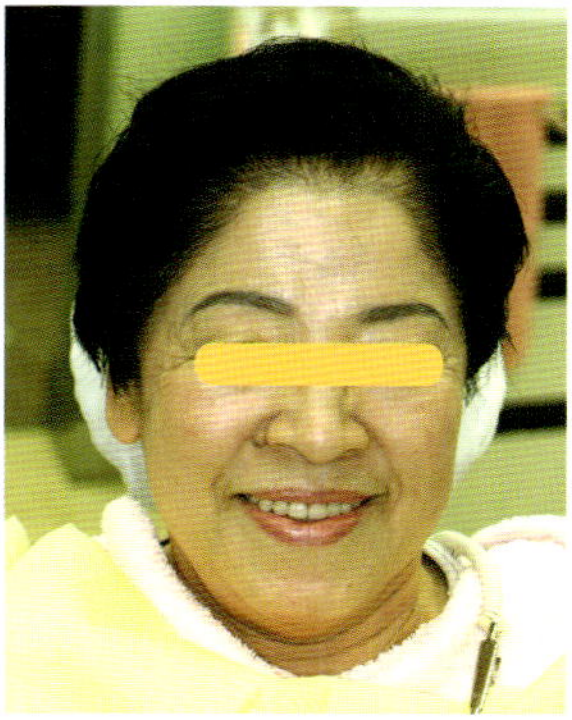

顔は歯科医の一存では決めれない！
必ず昔の気に入りの写真の持参を！

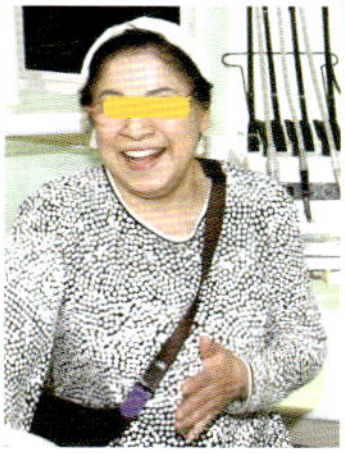

気に入って大笑いの笑顔

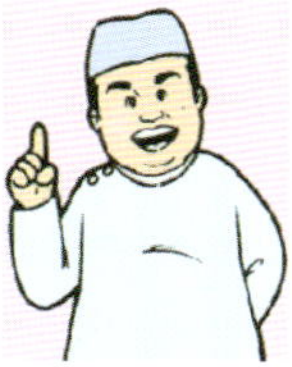

十分に審美的な入れ歯だと思うが。

息子から
「お母さんの入れ歯品が無い」

と言われる。

厚かましい口元は嫌がられる！

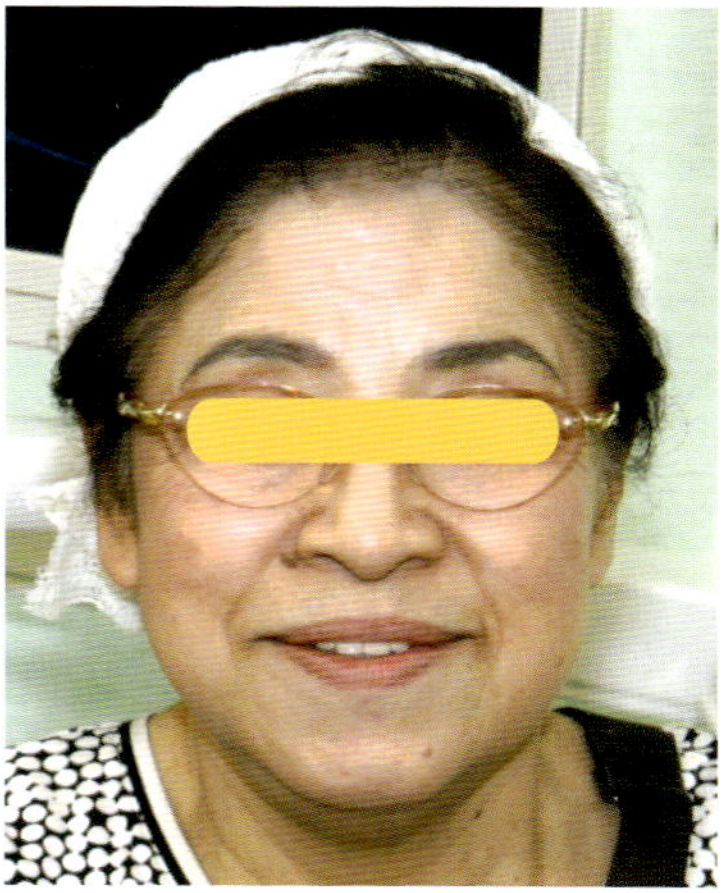

昔は余り歯が見えない
品の良い顔だった！
息子は母の昔の顔を覚えている！

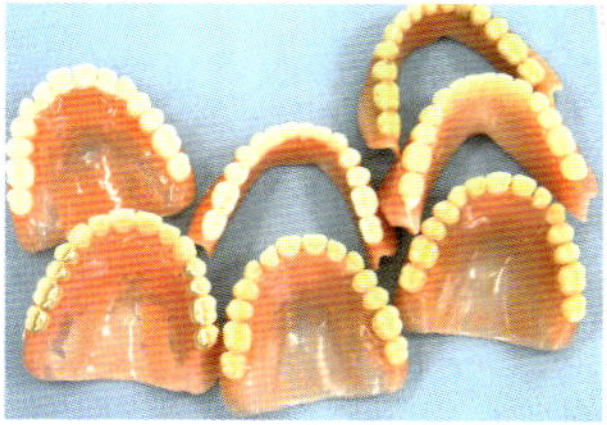

もう不用と言って、
過去の入れ歯を下さった。

85歳　義歯完成後の笑顔

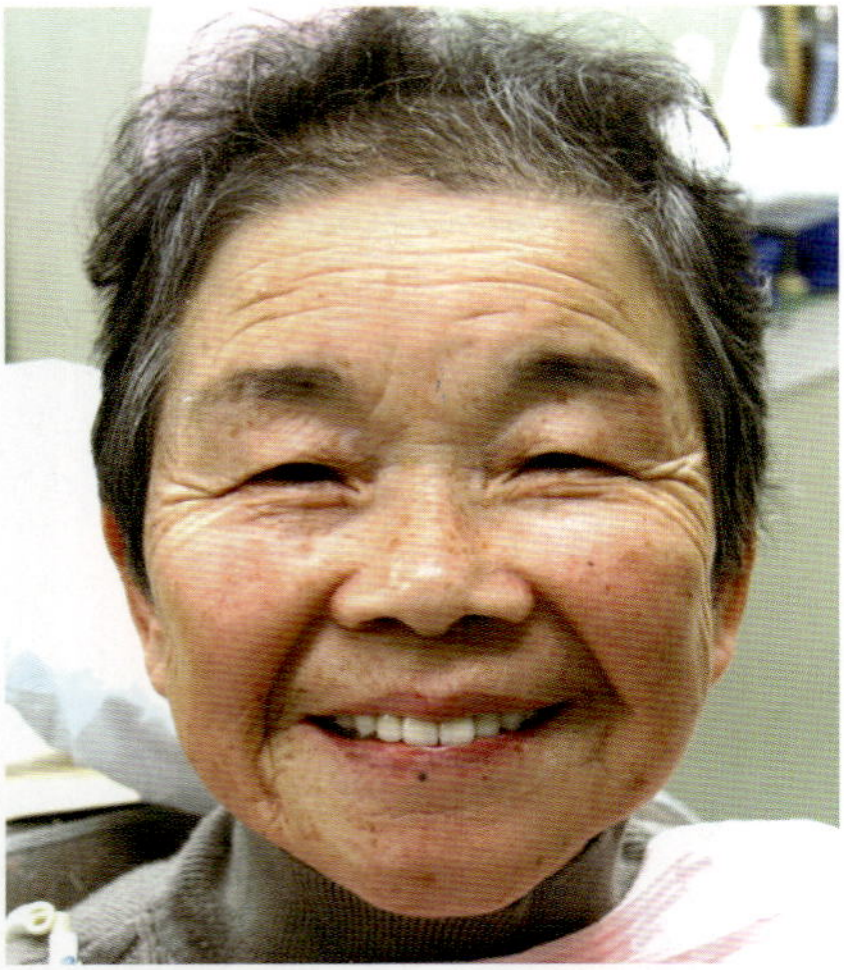

ペースメーカー使用者

25年間満足に物が食べられなかった。
娘さんが見かねて西村の本を渡した!
慎重に三次元画像で診査した。
切開をせずに最小限の処置とした。

何でも食べれるピカピカの
おばあちゃんに生まれ変わった。

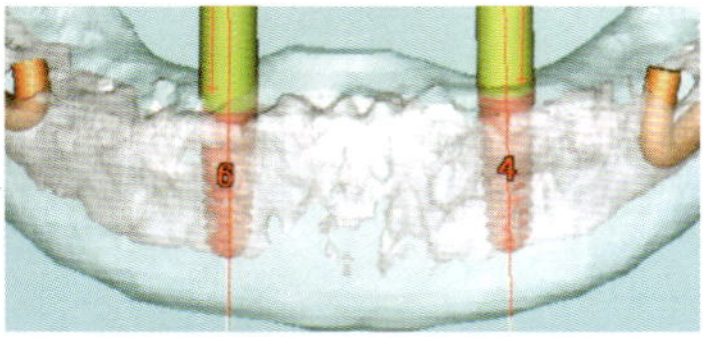

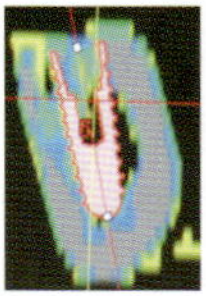

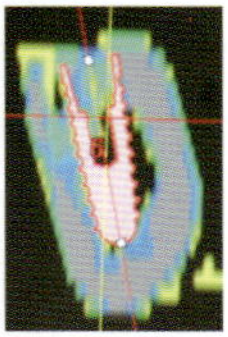

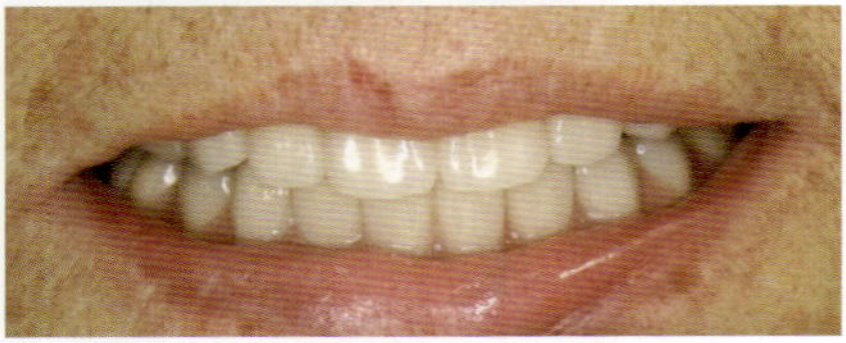

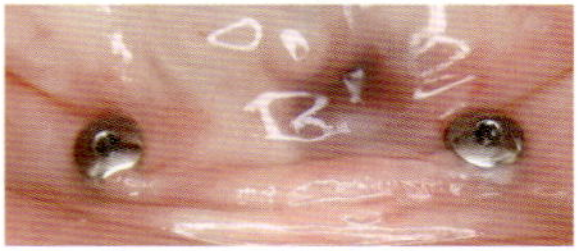

埋入直後、ほとんど出血無し

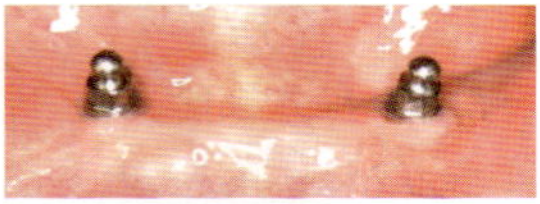

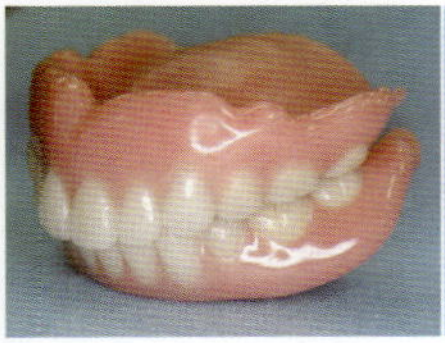

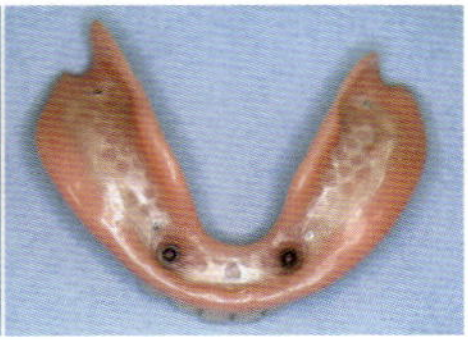

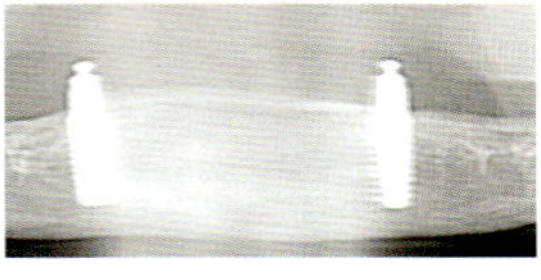

20年間一度も検診に来なかった患者様
その間全く問題なく過ごされた。
顔面から転んで義歯が破折して来院。
未だ鼻の横に傷跡が見える

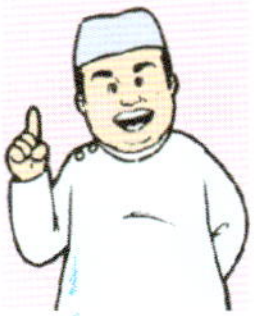

転んだ時に顎を打撲し左顎が壊れ、
身体が歪んでいた。
「お年だからインプラントの話は控えましょうね！」と言った。
すると、正面に据わり直して「年のせいにして何故しないの」と叱られた。
ハイ！分りましたと実行。

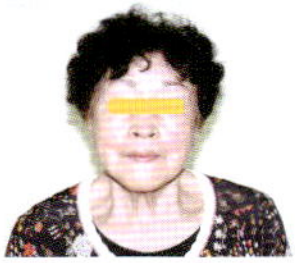

修理をして使える様にした。
先生！元は取ったから
新調するといわれた。

90歳の女性
見事に背筋が伸びた。
更に元気になられた。

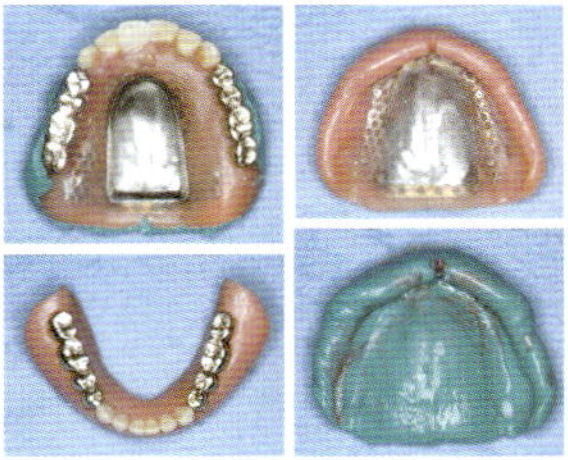

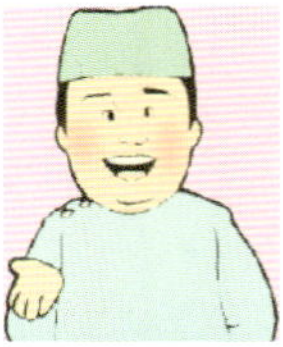

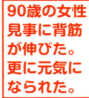

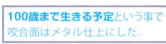

100歳まで生きる予定という事で
咬合面はメタル仕上にした。

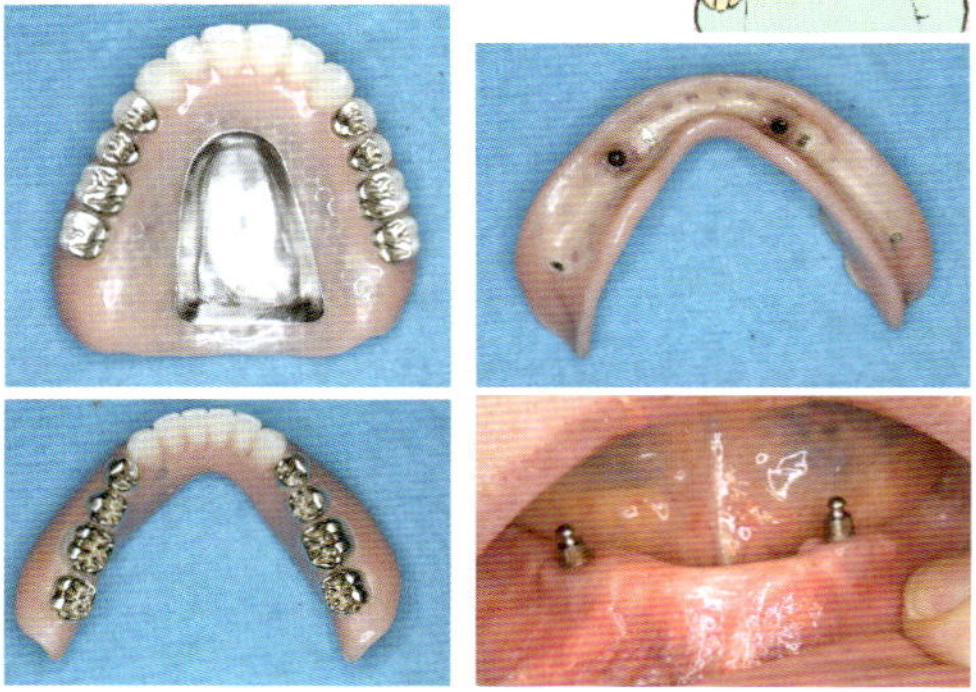

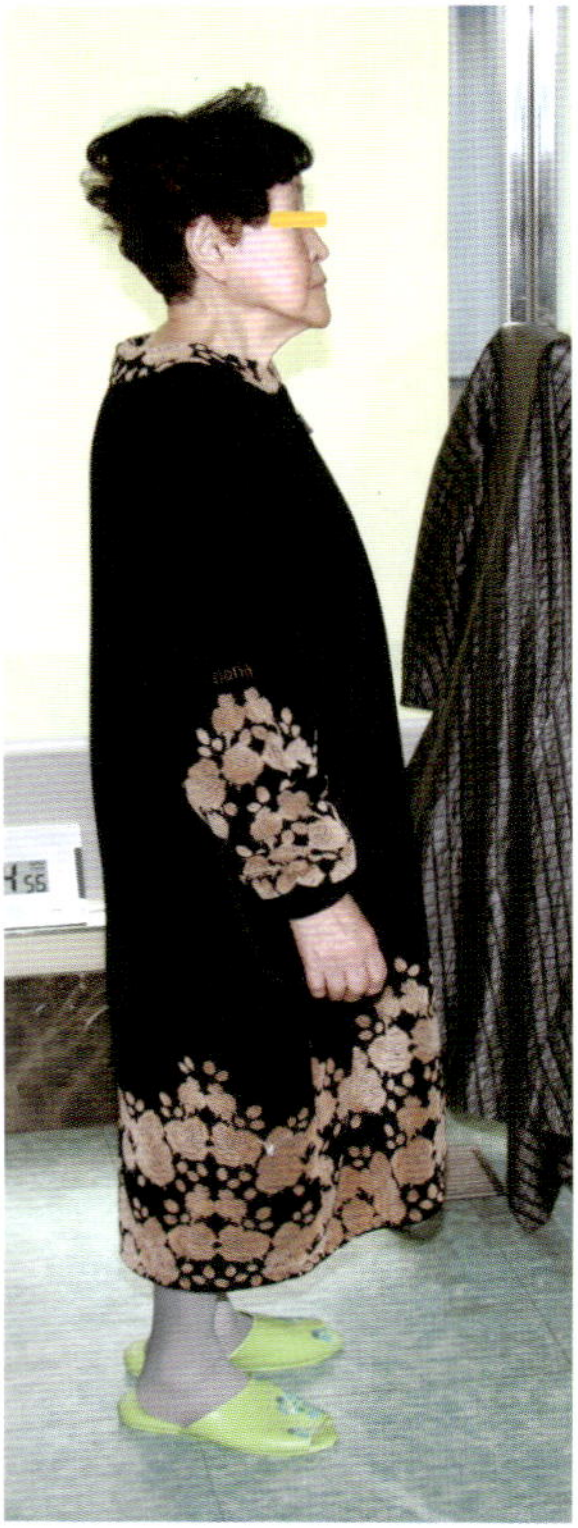

90歳の背筋伸ばし！

百聞は一見に如かず

90歳まで老老介護が長く背中が曲がってしまった義理の母葬儀の夫のお別れ風景

ペンギンの様に背中と首が曲がってしまった!

我が家で２ヶ月間預かり

義歯を新調して背筋を伸ばした。

娘を東京にと嫁がせたお母様への感謝の気持ちです。

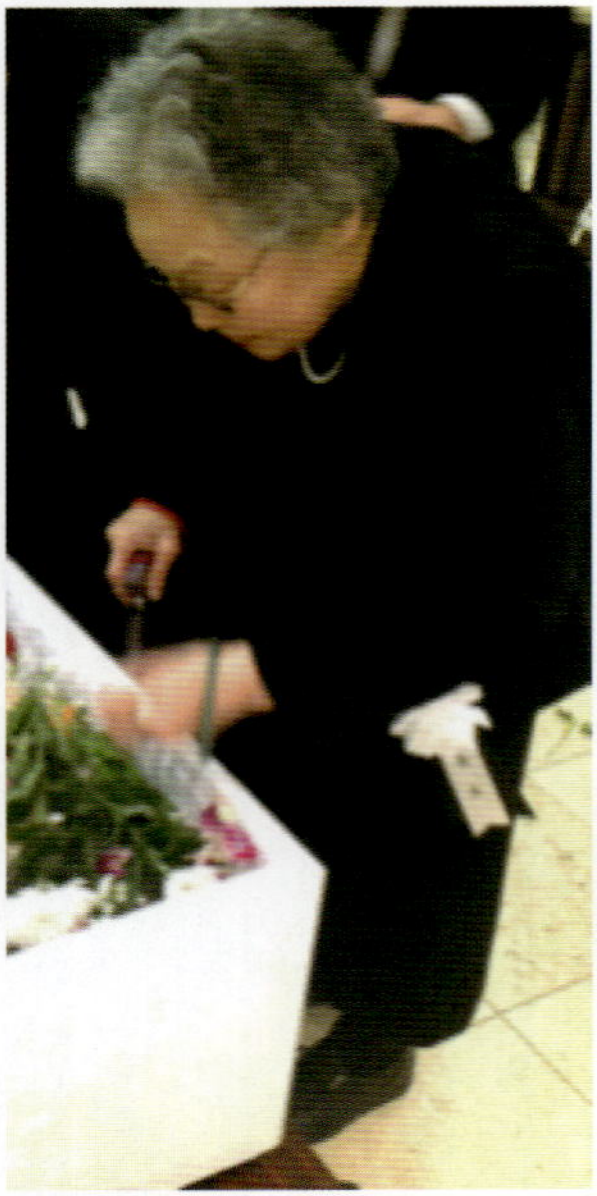

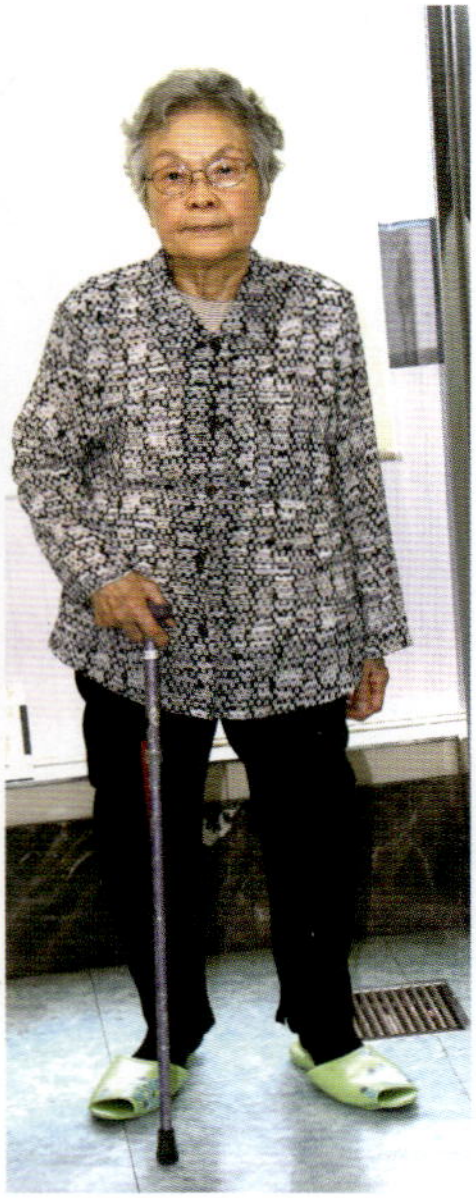

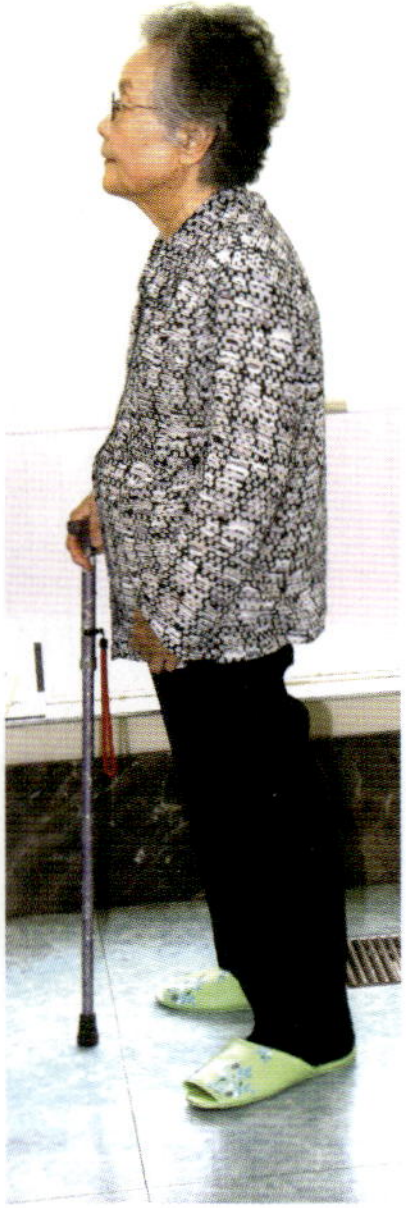

幸いな事に20年前
インプラントを植えていた!
これが有れば背筋は伸ばせる!

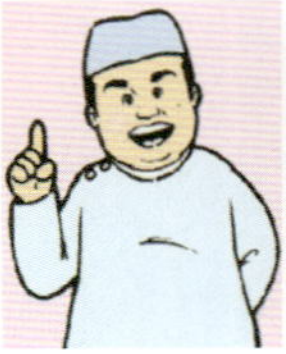

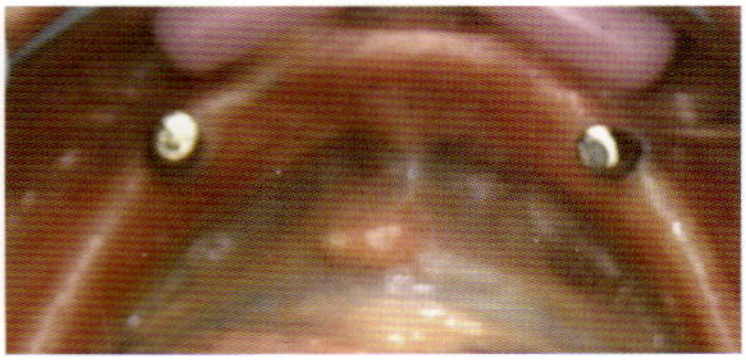

右側重度の肩凝り

歯が右側にのみ残っている

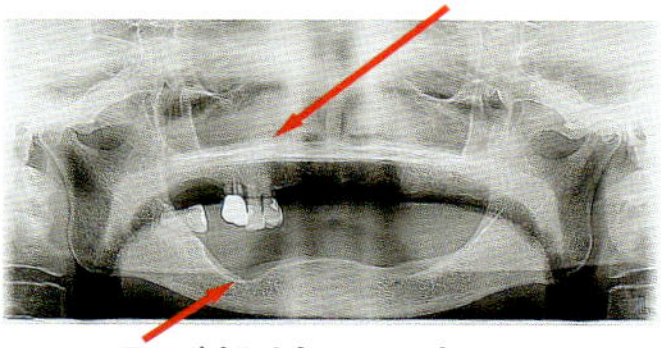

骨が極端に吸収

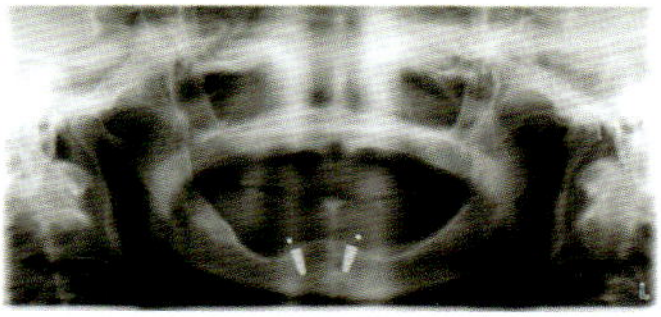

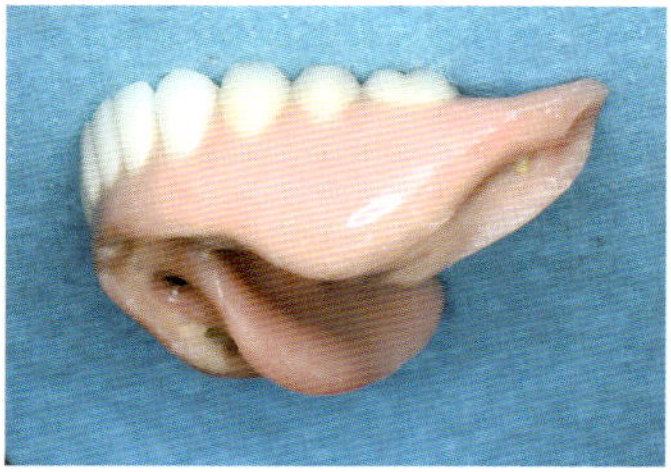

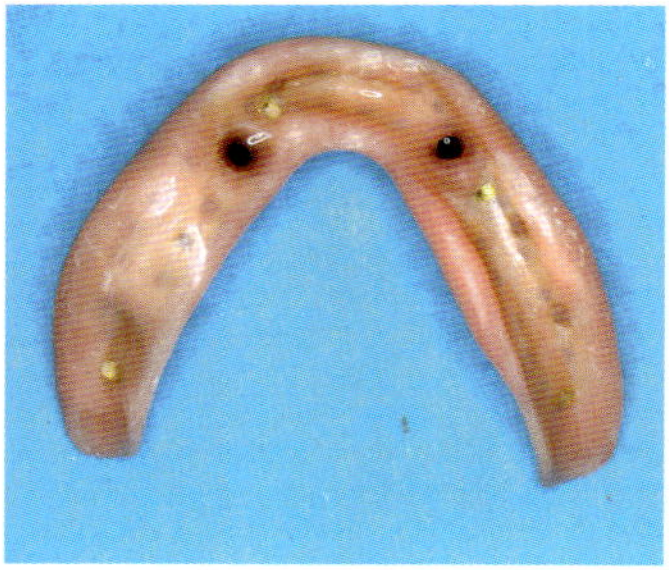

超難症例！

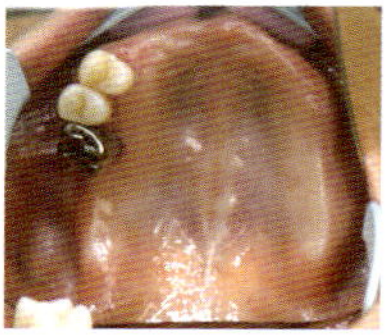

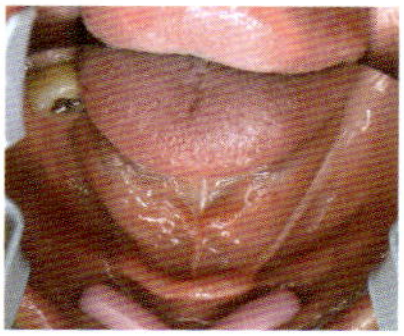

歯を抜いて入れ歯を入れるが
右の顎関節症で顎が安定しない。
骨吸収が強くこの部位が凄く痛い。
インプラント併用にて何とか可能。

更にお若いときの写真に
似せて顔を調整した。

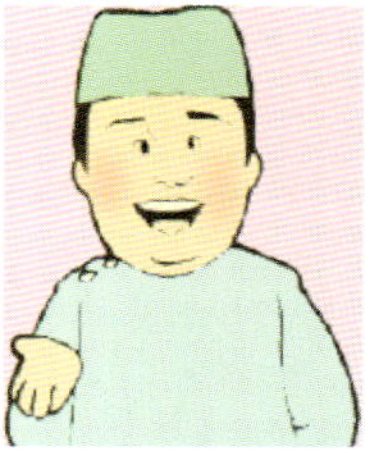

**心より満足された
笑顔を頂いた。**

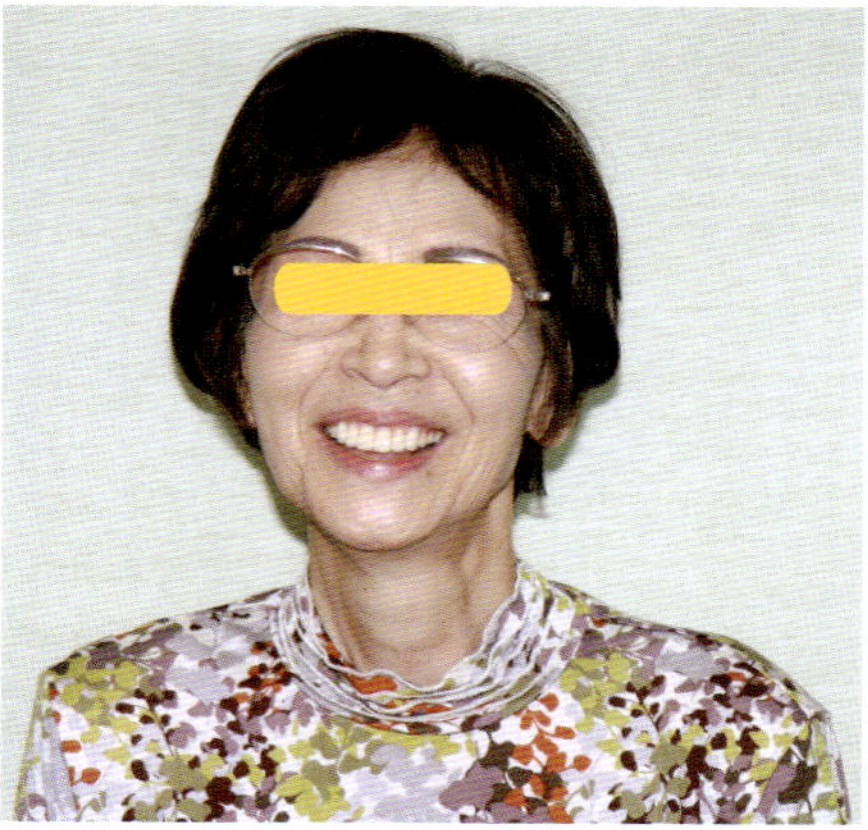

初診時レントゲン　　強大なヘルニア

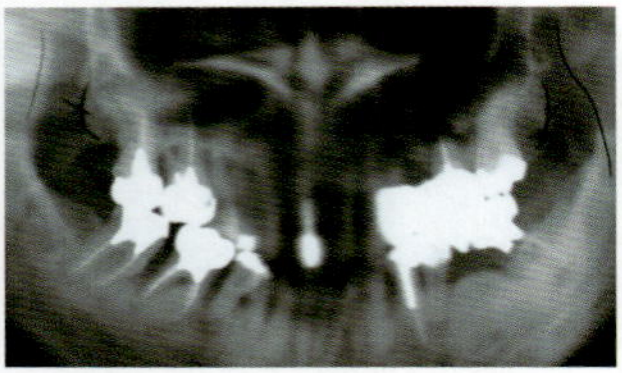

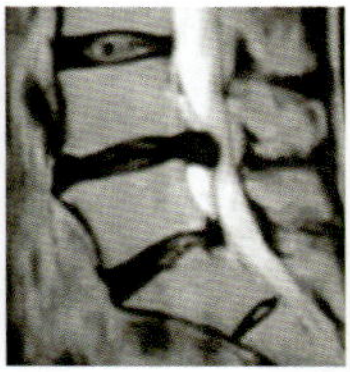

ヘルニアが治った!

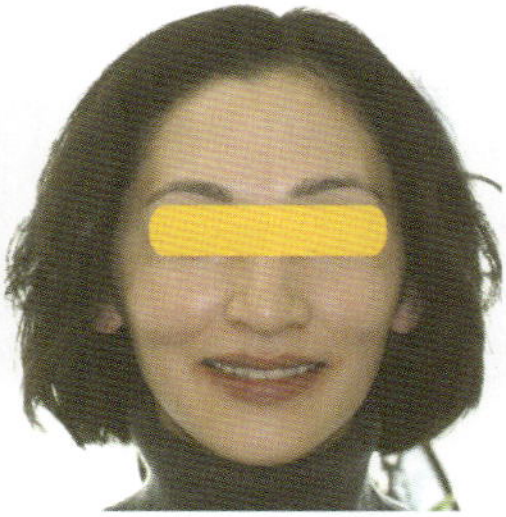

顔は美人に戻した!

総義歯装着のレントゲン　ヘルニアが小さくなった

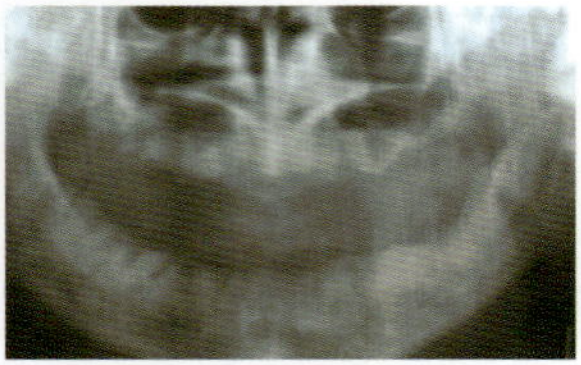

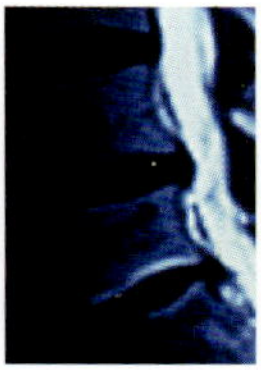

イスに座ることさえ出来なかった人生からの脱出への手紙。

まさに一本の蜘蛛の糸をたぐり寄せて、最後の希望の光をめざしての来院!

　発病してから、激痛の為 椅子に座る事が出来ず 寝たきり状態が続いて居りました。

　毎日悩んでいた頃、先生のご著書 本当によい「入れ歯の作り方」を拝読させて頂だき、今の私の歯、腰の状態に思い当たる事が 多々ありました。

突然、お手紙を差しあげる失礼を お許し下さい。

前略

長期に渡る治療を受けさせて頂いてありがとうございました。

通院を始めてからわずかの間に、体のバランスが整い、上半身が、腰にしっかりと乗っている事が実感出来ました。

以前までは、真直ぐに歩いているつもりでいても、斜めに進んでしまったり、段差の無い所でもつまづいていたものです。

時間をかけて咬み合わせを調整して頂いたおかげで少しも違和感の無い、素晴らしい入れ歯が出来上がり、今では、長年の不調から一変して、自由に動ける事、奥歯で物をしっかりと噛める事、大きく口を開けられる幸わせを楽しんでおります。母も、大変喜んでおります。

これも先生の患者に対する心からの優しさと技術のおかげだと感謝の気持ちで一杯です。本当に、ありがとうございました。

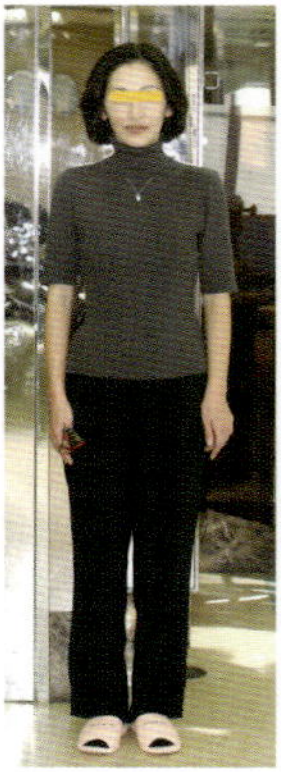

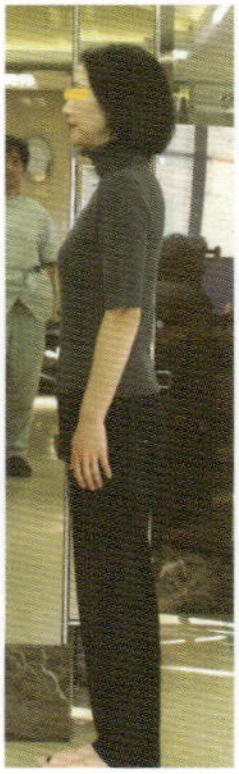

総入れ歯にするにしても、残せる歯は残すのです。

部分的に重度の歯周病、
ウミが吹き出していた。

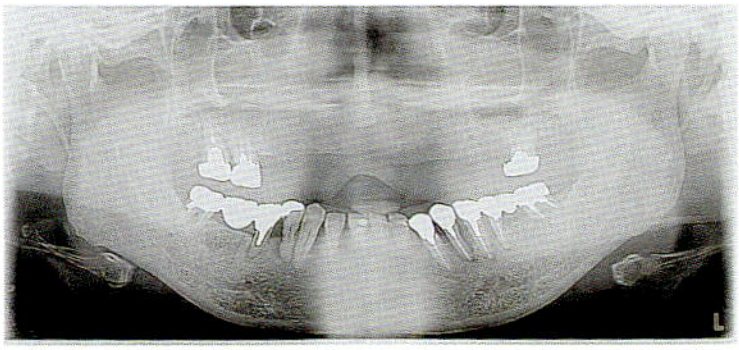

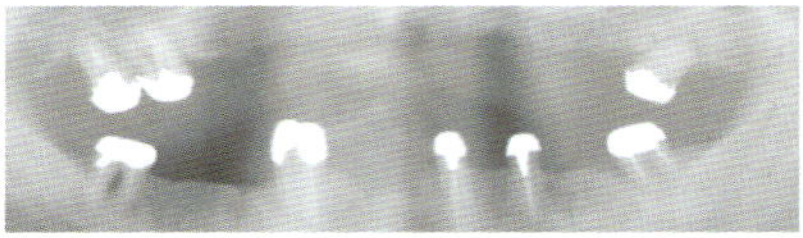

残せる歯は残すのです。

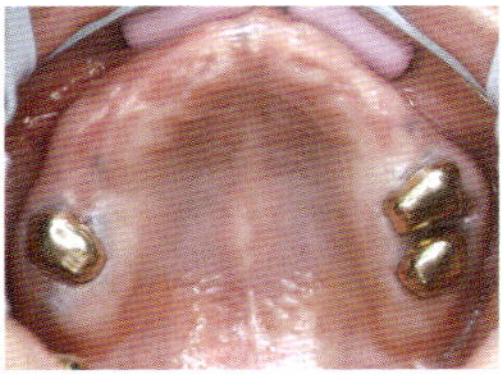

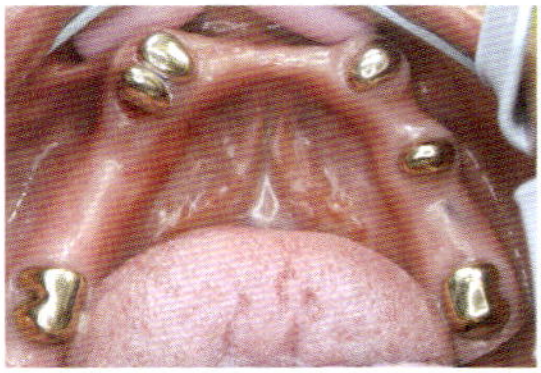

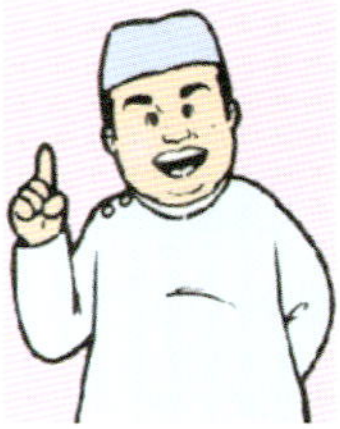

娘時代の口元とそっくり同じです。

娘時代の口元

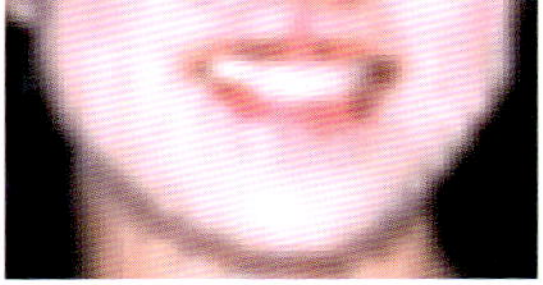

総入れ歯を入れた58歳の口元

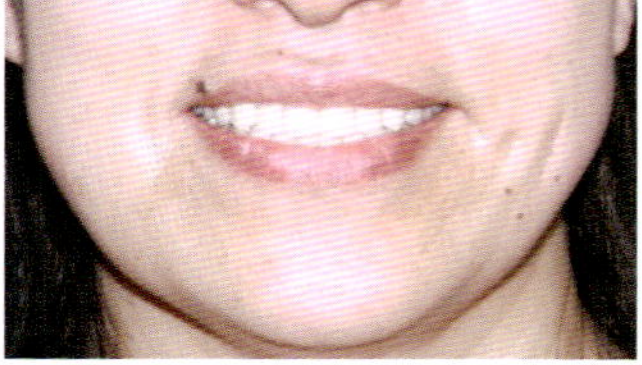

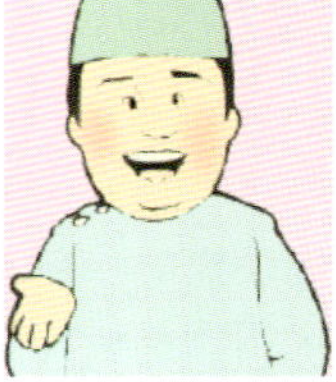

毎日でも長野から通院しますから何とか助けて下さいと懇願される。

本人の切なる願いが命を救う!

極端に骨吸収した下顎

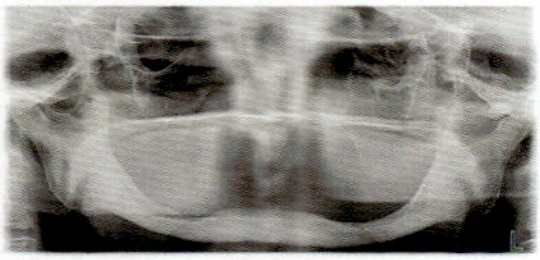

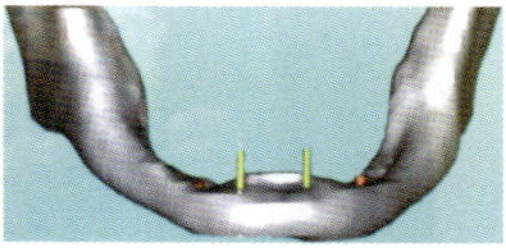

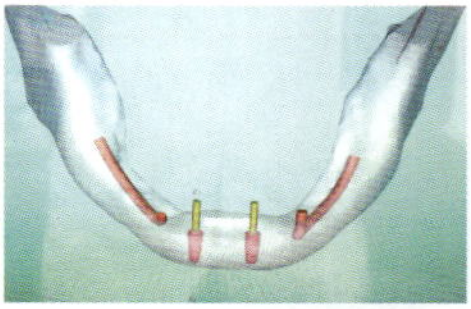

インプラント埋入後

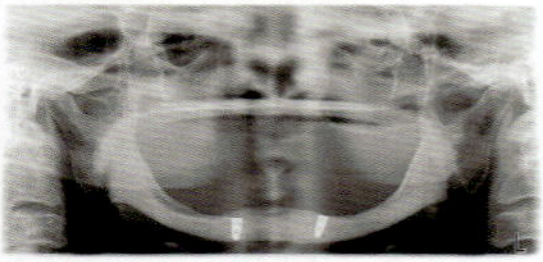

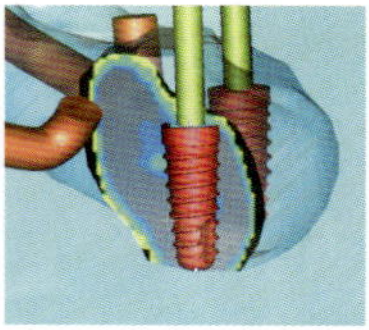

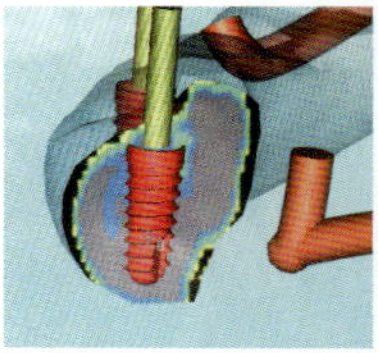

オーリングヘッド装着

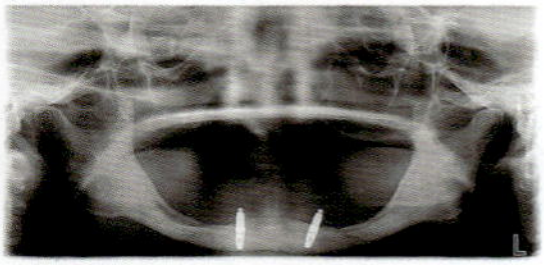

10ミリしか骨の高さのない所に
10ミリの物を埋入は至難の技。

患者様の悲痛な心の叫びに
西村の心の決断をさせた!

長野県じゅう、何処に行っても受付で断られる。
大学病院へ行っても同じなのだ!
貴女の顎の骨が無いから、入れ歯は難しいし、
骨が無いからインプラントも出来ないと断られた。
この骨の無さを見れば誰もが後ずさりする。

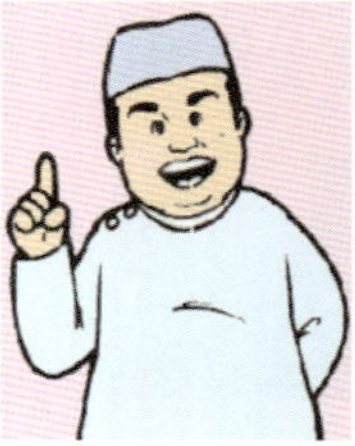

主訴
痛くて痛くて！
物が噛めない！

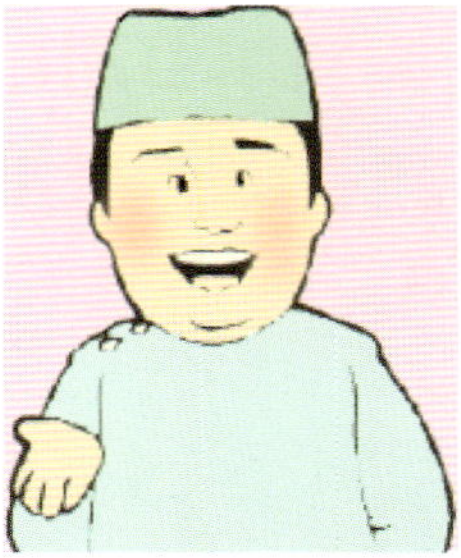

初診時76歳

倒れてしまいそうな風貌

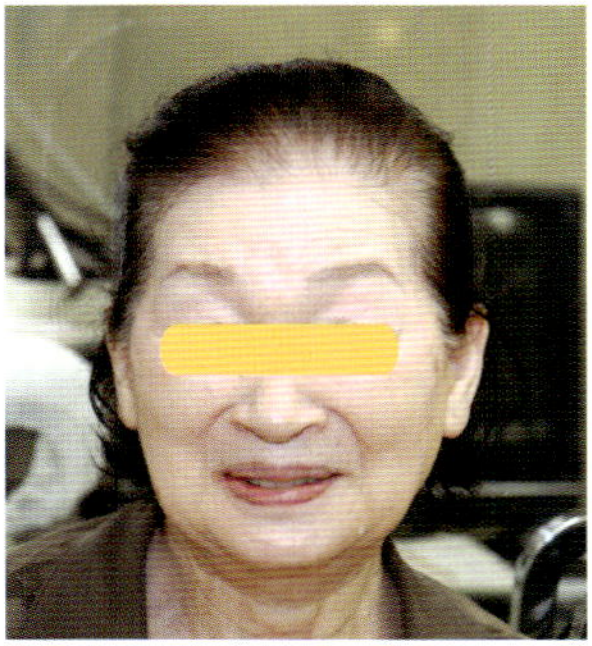

極端にちいさな義歯

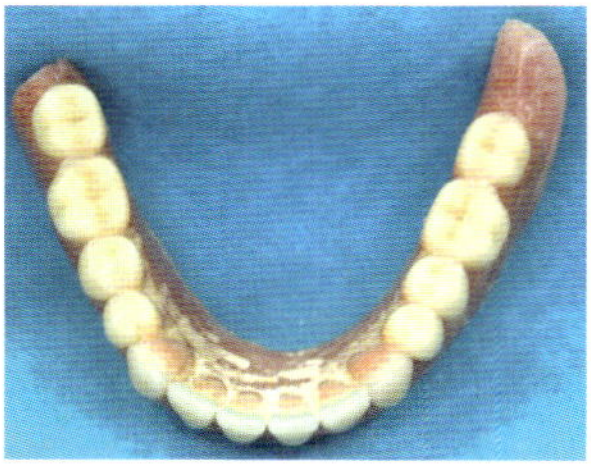

歯科医選ぶも寿命のうち

終了時

立派に回復した風貌

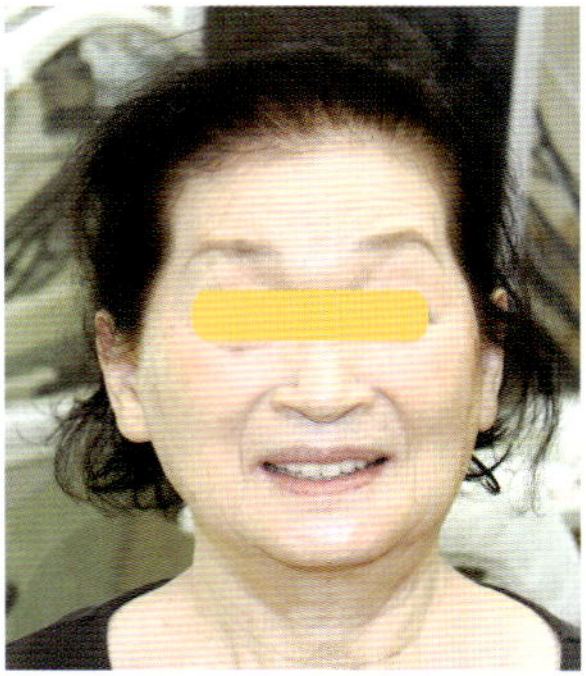

インプラント併用により
見事な義歯が出来上がる

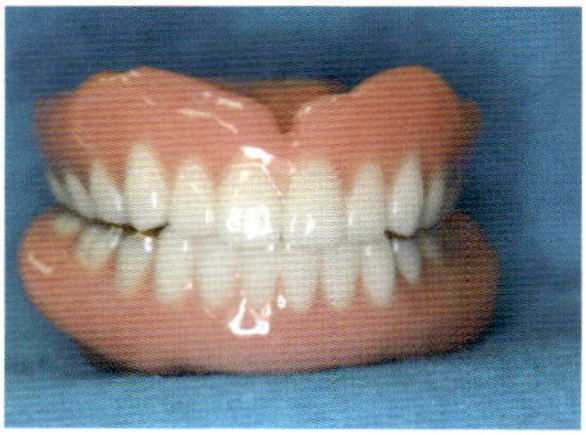

両親は百歳以上生きました。

この歯では百歳まで生きられない!

85歳で来院

85歳には見えないでしょう!

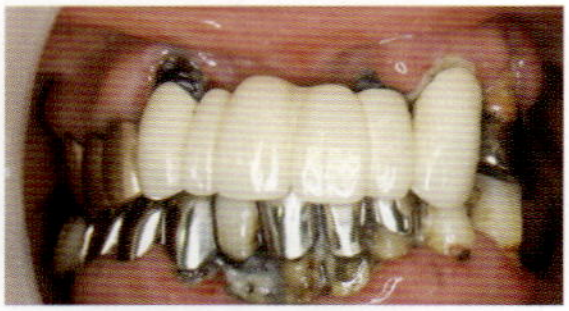

残せる歯を残します。

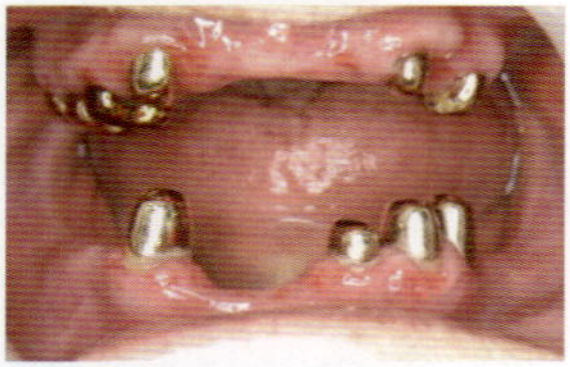

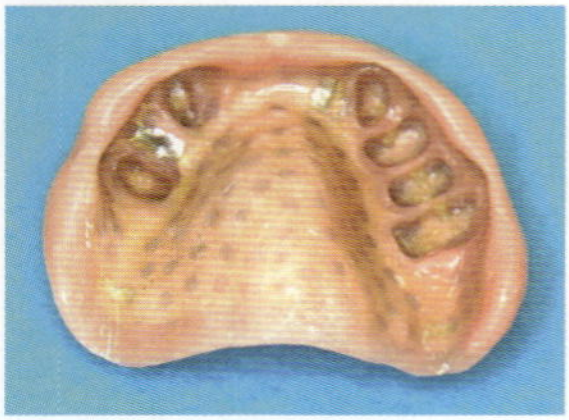

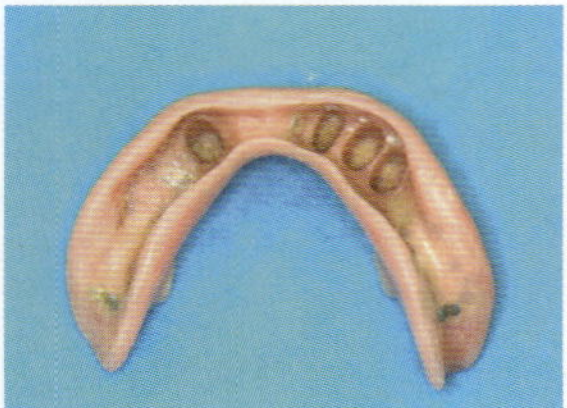

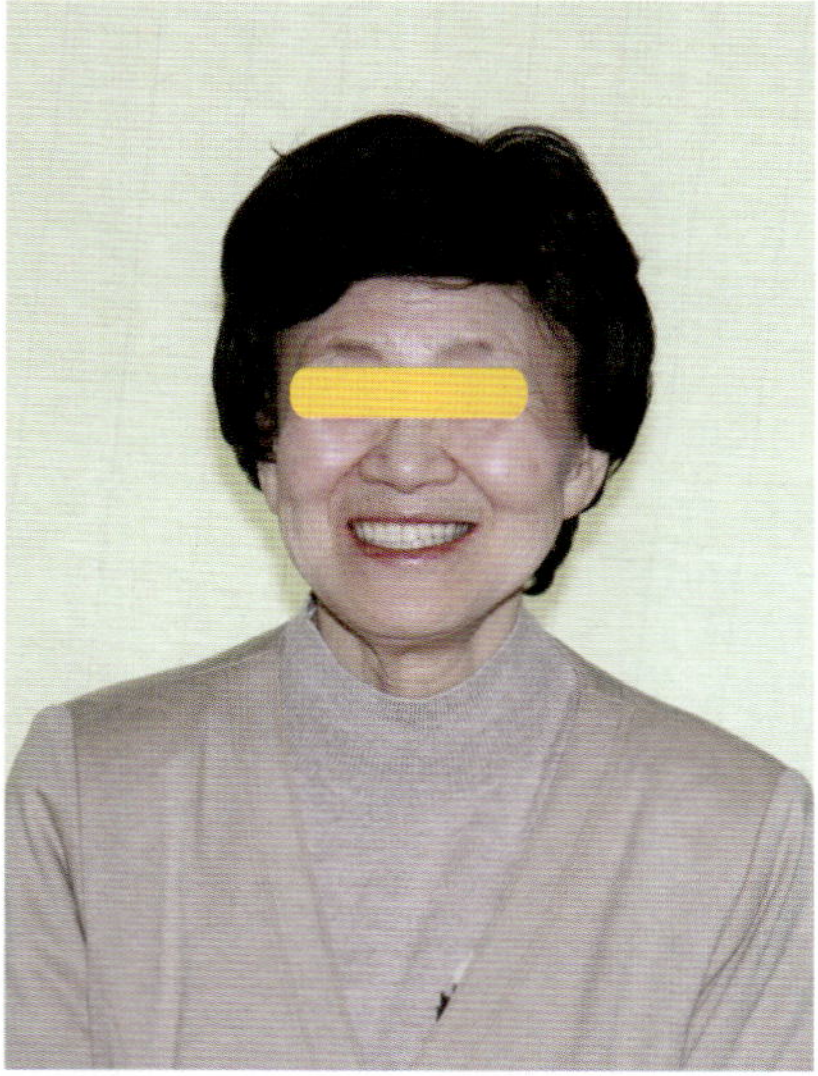

総入れ歯にするにしても、

残せる歯は残すのです。

入れ歯の下に**杭の様な**

歯の支えが有ると、**びくともしない**

入れ歯が出来て**良く噛める**のです。

即時義歯！がある。

準備しておいた即時義歯

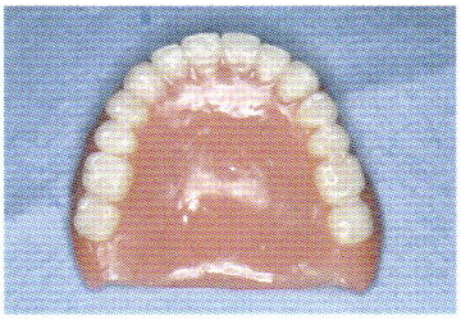

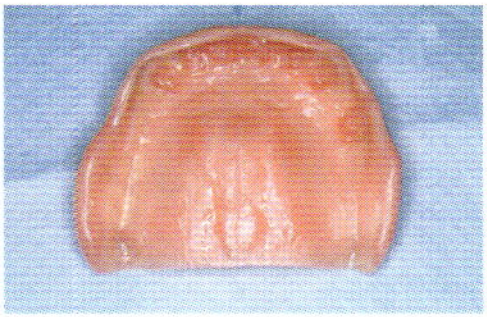

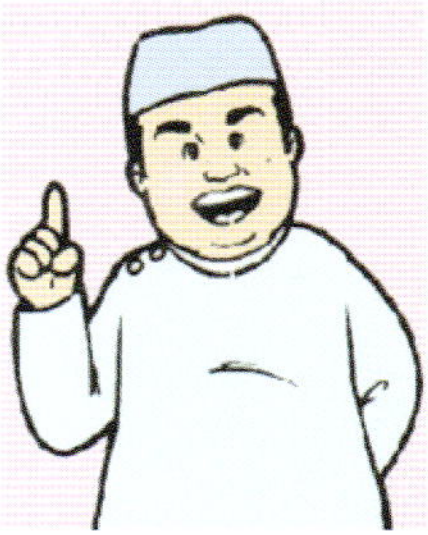

抜歯せずに、歯をカットして装着する。

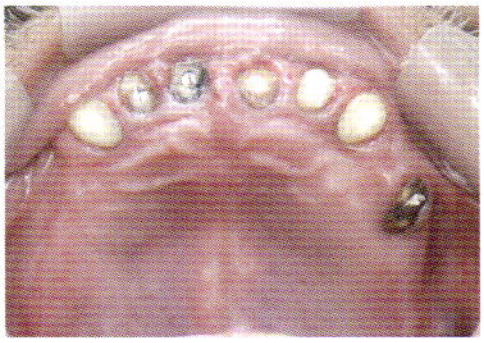

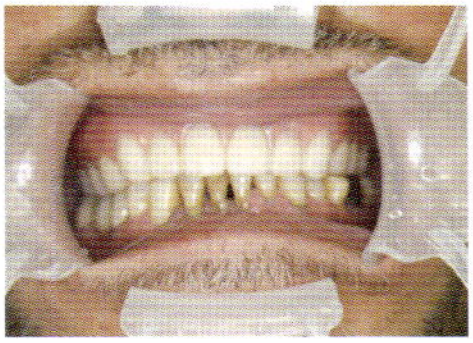

前歯がグラグラで今でも抜け落ちそう。

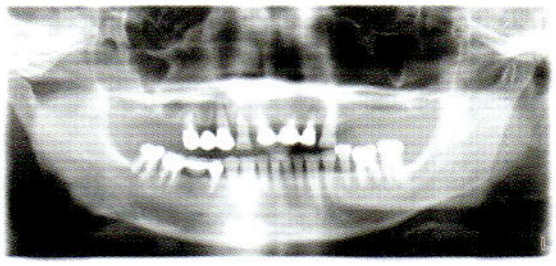

今の歯科医が、上の歯を全て同時に抜歯しなければいけないと言った。
そして、歯肉が落ち着かないと、入れ歯を作れないとも言った。
歯が無くなったら、物は噛めない、仕事は出来ない！
入れ歯が入る迄、社会生活、食事も不能になってしまう！
これは総義歯にする時、誰もが悩む事です。

その悩みで、石川県小松市から飛行機で来られた。

解決方法がある！

西村は必ず作る！

即時義歯（前歯が無くなったと同時に入れる義歯）
これをすればその場から社会生活が営める。
抜歯又は前歯が無くなる前に、前もって予測して彼の入れ歯を作っておく、準備をする。
しかし、大層面倒なのでほとんどの歯科医はしない。

インプラントと義歯で治したが、歯周病で抜歯後
義歯を入れてもらったが、義歯が落ちて困る。
もう元の歯科医には行かない。
月に二回上京するので治して欲しい。

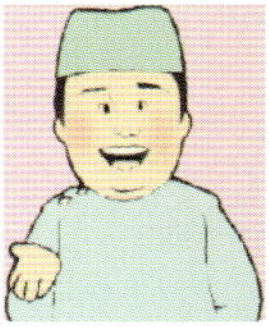

初診時は前歯の重篤な歯周病。

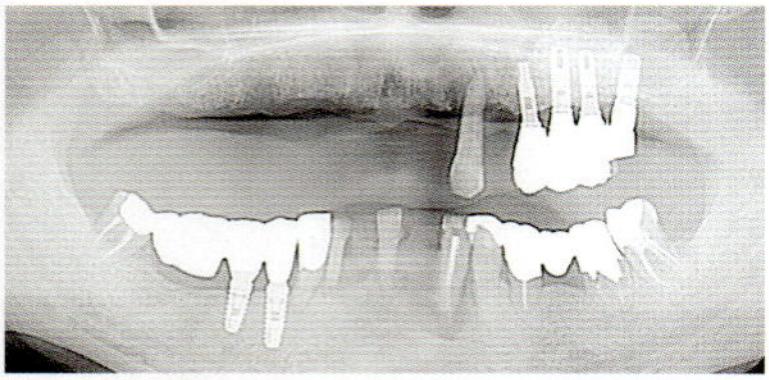

終了時の口元

自然な口元に仕上げました。

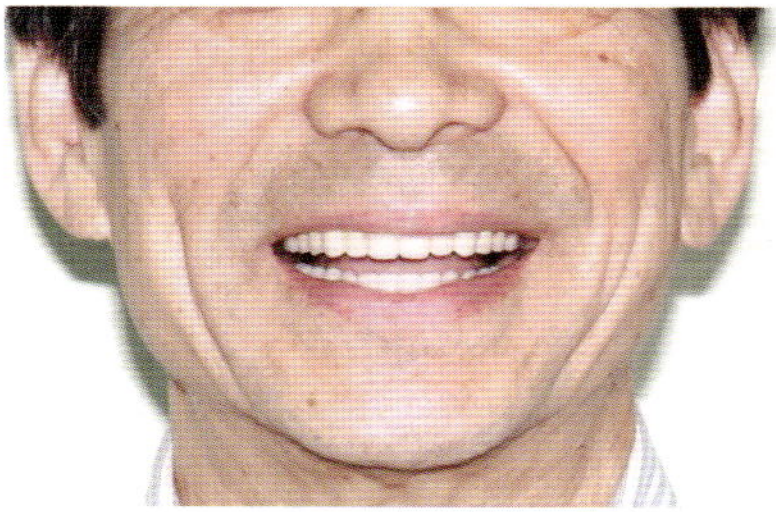

残せる歯は残すのです。
この作業が大変なのです。

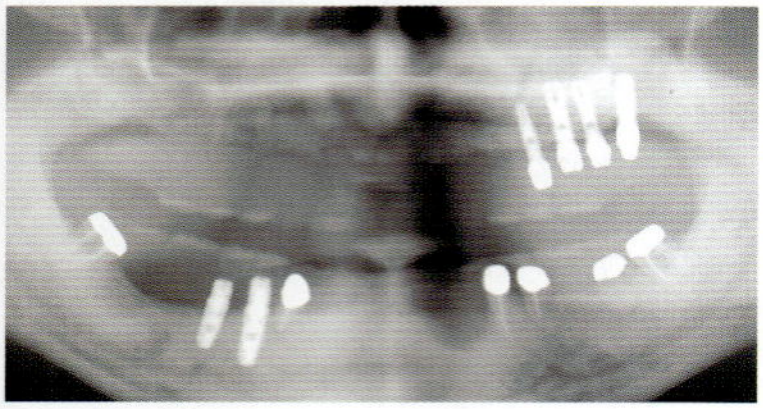

**インプラントも義歯も
上手な先生は少ない。**

ここまで来るのに大変な手間がかかる。
入れ歯よりも、歯周病治療が大変だ！

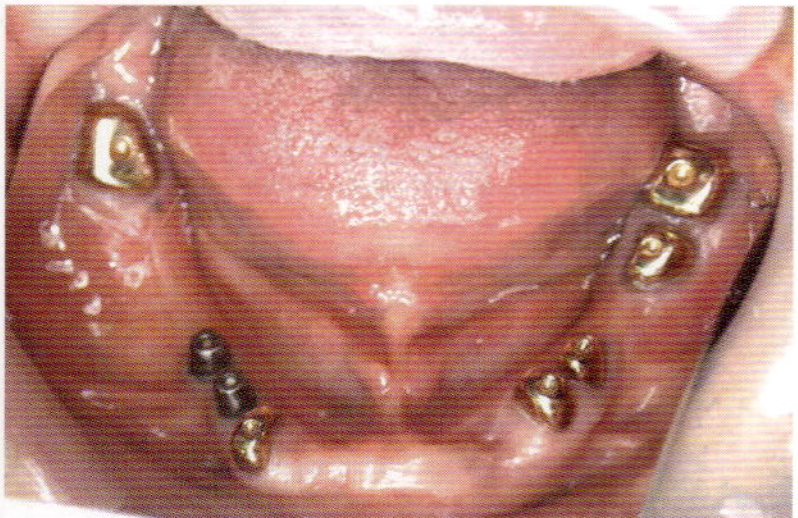

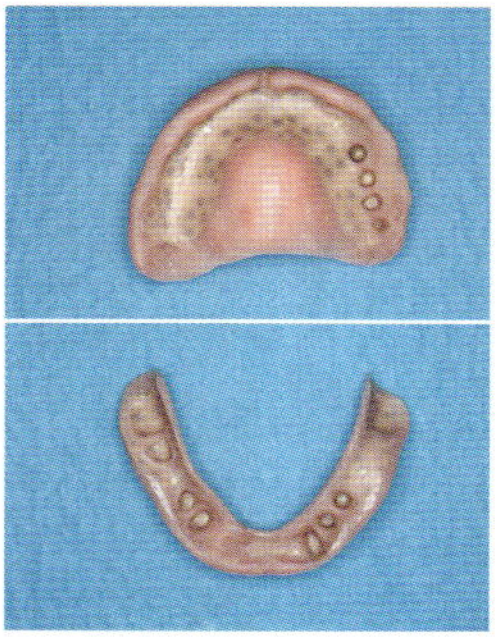

品良く若々しくするのに苦労したケース。
顔が若くなったという事は健康になった証しです！

西村的美顔力の発揮です！

初診時79歳

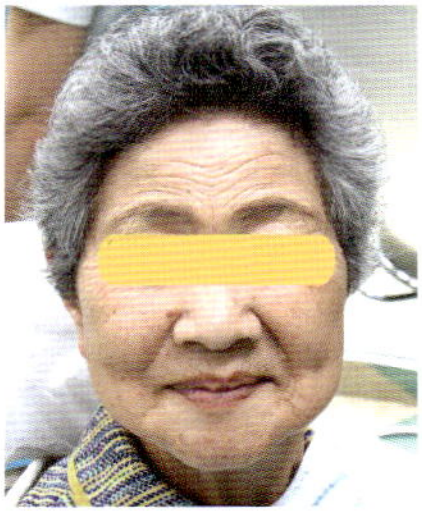

途中

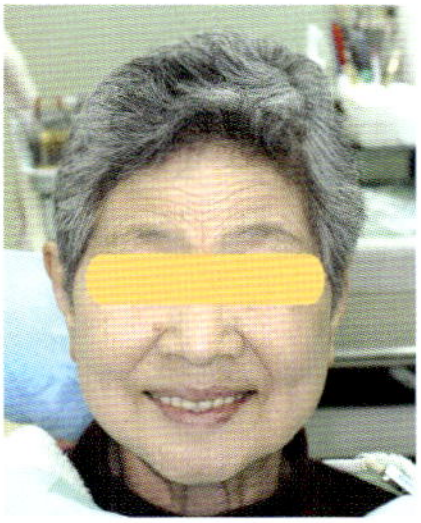

終了時80歳

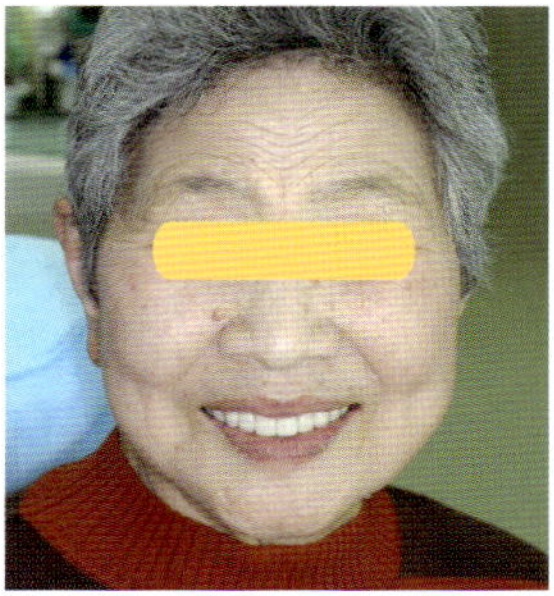

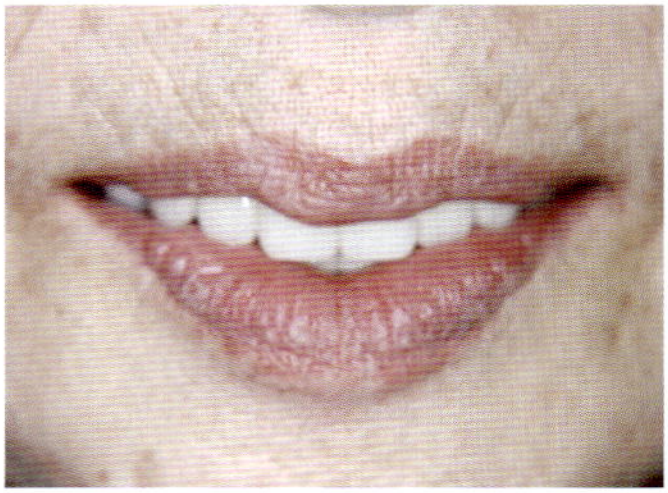

インプラント埋入直後の写真です。
ほとんど出血は無しです。

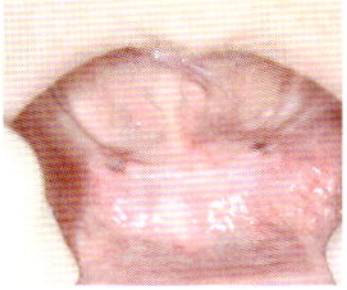

オーリングヘッド装着

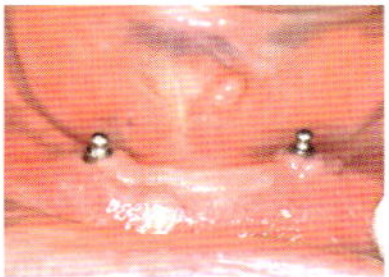

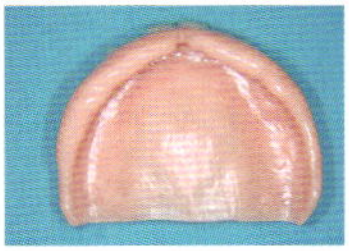

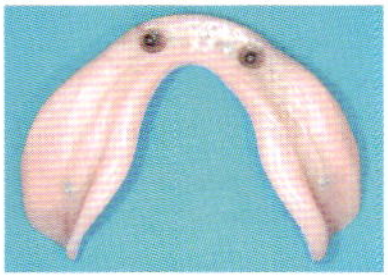

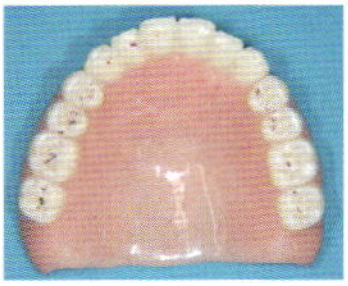

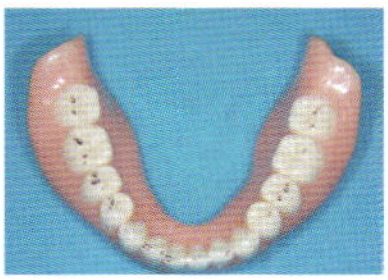

プールで泳いでも入れ歯がビクともしないので安心ですと、感謝された。

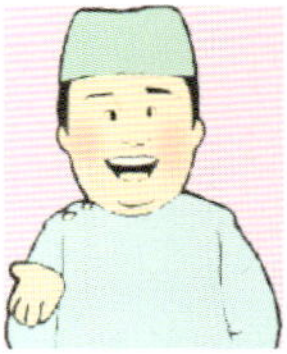

入れ歯が変われば
こんなに顔が変わるのです！

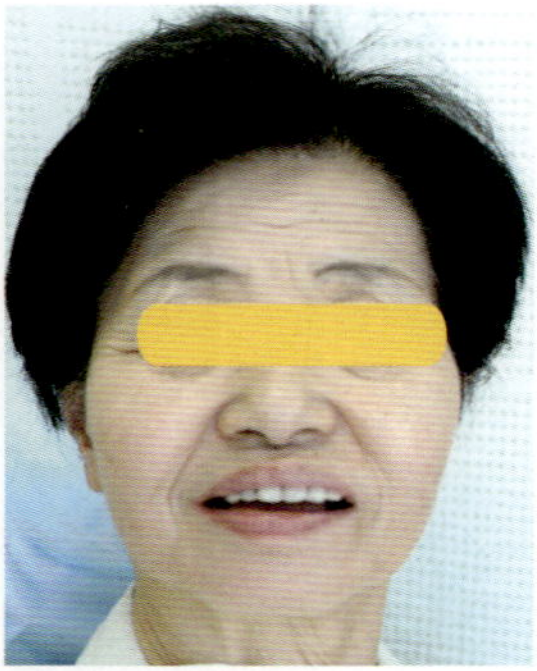

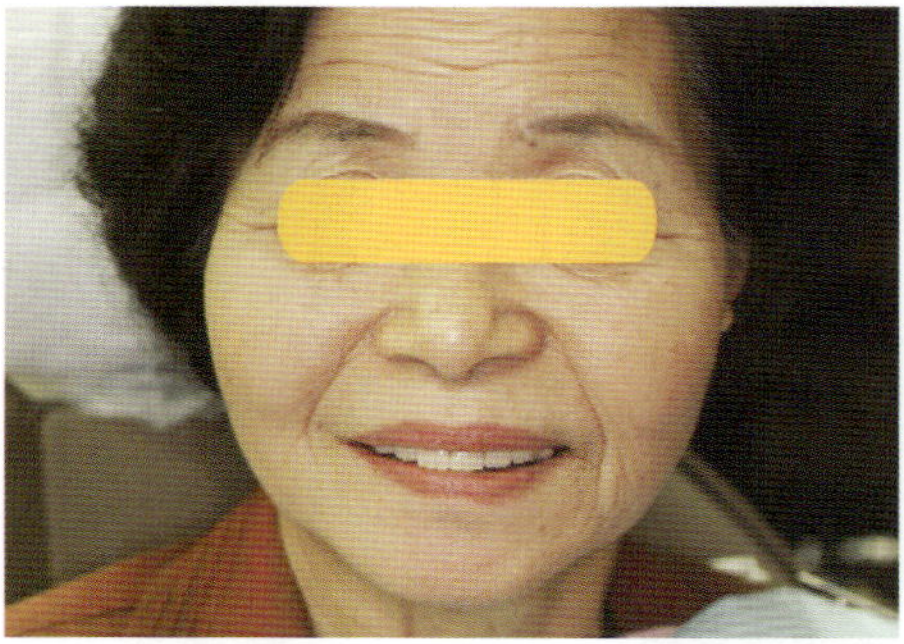

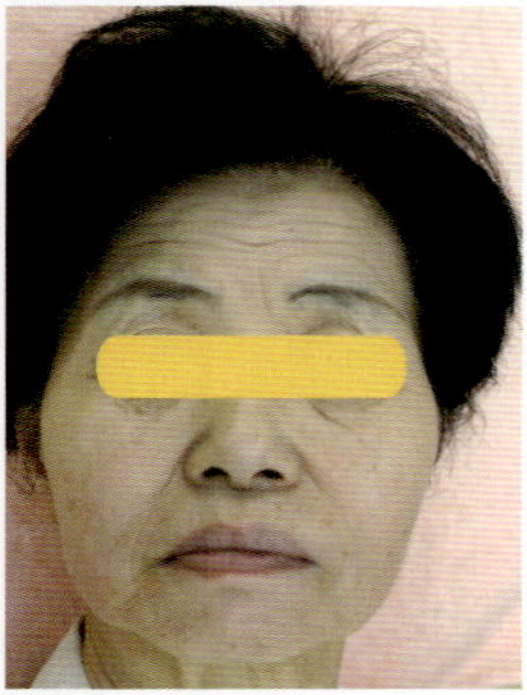

本人の希望で自分の歯の時の
やや出っ歯の前歯の排列とした。

この女性の人柄・性格は右
の写真の顔の通りです。

左は意地悪そうな品の無い
口元が歪んだ顔です。

骨の吸収が大きく、下顎にインプラント無しでは安定しないと思って、
インプラントの費用を頂いていた。
しかし、仮義歯の段階でしっかりと落ち着いてしまった。
その為、インプラントの費用はお返しをしたケースです。
人柄の良い人は入れ歯もスンナリと決まる。

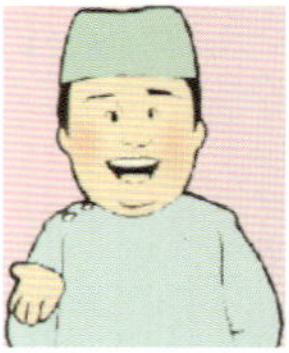

西村式 最高の入れ歯の作り方

西村歯科医院院長
西村雅興

まえがき

本書では「入れ歯」最新情報と、その可能性の情報をお伝えします。
この本は入れ歯全体を網羅し、総入れ歯になったことを恨むのではなく、悲しむのではなく、体全体をオーバーホールするチャンスと捉え、身体の歪みや背中の曲がりや、その他の身体の諸症状を寛解させる励みになる本として書きました。

前回の『これが西村式入れ歯』の本を読まれた多くの人が、表紙の母の一〇歳年をとったのに一〇歳若返った写真を見て
「先生！　顔を直して！」「老人顔は嫌なの！」「昔の顔を取り戻したい！」
などの審美的要求の主訴で数多く来られました。
八五歳の女性が「湯河原で一番という先生にかかったが、顔が短くなって老人のようになってしまった」「顔の寸法を元に戻して！」と来院されました。

女はいくつになっても美しくありたいものです。それでこそ女、女性なのです。

『西村式入れ歯』の本により、全国から超難症例の患者様と、顔を直して欲しい！患者様がこられました。この願いは、通常の入れ歯と違って難しいのですが、インプラント併用義歯にすると見事に解決いたします。

それと共に何でもしっかり噛めて、入れ歯であることを忘れると言われます。入れ歯下の入れ歯が全く動かず、外れず快適な状態になります。患者様は奇跡のような入れ歯と表現されます。

本の第三章に西村式「入れ歯」が出来るまでの計画、流れが書いてありますが、超難症例の設定で書いた図です。

インプラント併用義歯を採用してからは、完成しなかった症例は一例もありません。

インプラント不可の患者様で、超難症例の患者様にはこの図は当てはまります。

〈超難症例の解決法〉

顎の骨の吸収がひどい。顎関節があるので「入れ歯が上手に出来ない」と、どこに行っても断られて、諦めていた患者様が多く来られました。
泳げない人をプールに放り込むと溺れてしまいます。
もし、浮き輪を投げれば助かります。プールのヘリを掴めば溺れません。
インプラントはまさに神の手のごとき働きをいたします。このたった二本のインプラントは、まさに『神の手』のごとくに支えてくれます。

〈顔若返りの解決法〉

顔の輪郭を壮年期の元に戻すのが治療方向です。一緒に背筋も伸び姿勢が良くなります。すると下顎の歯肉に背筋を伸ばす力分が過重負担になります。今までは、この痛みの訴えのために限界がありました。インプラント併用義歯ではこの問題を見事に解決出来ます。

〈歯が無い間はどうすれば良いの？〉

誰もが突き当たる悩みです。即時義歯（歯を無くすると同時に即時的に入れる入れ歯）という解決方法があります。

〈オーバーデンチャー方式〉

残せる歯は残して、その上に入れ歯を入れる。入れ歯の下に杭の支えがあるから、動かない、良く噛める、違和感が無いと評判が良い入れ歯が出来ます。

以上書いた内容を文章で表現しても説得に限界があります。

そのため、カラー写真で一目瞭然に分かるように表現をいたしました。【百聞は一見に如かず】と申します。これを読まれた方に良いチャンスでありますように祈っております。

人生九〇歳が普通の時代になってきました。

今からその年まで、噛めない！　痛い！　外れる！　老人顔！　を数十年生きていけますか。

自分を愛するならば、しっかりとした命を支える入れ歯を作りましょう。

しっかりとした入れ歯を作るのは、自分の命と人生に対する愛情の証しなのですから。

自分の命、人生を預ける入れ歯の話を先生に十分にお聞きしましょう。

ちなみに、当院では初診時、入れ歯の相談は無料で一～二時間用意しています。

西村歯科医院院長　　西村雅興

目次

第1章

あなたの入れ歯は、ピッタリ合っていますか

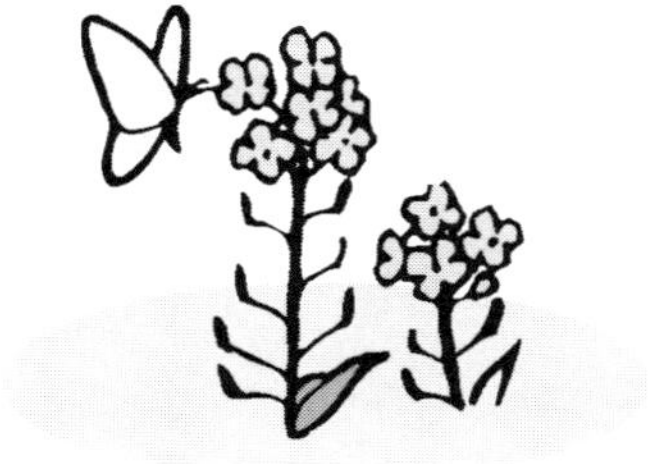

第2章

勇気を出して、もう一度歯医者に行ってごらんなさい

第3章

西村式「入れ歯」の作り方

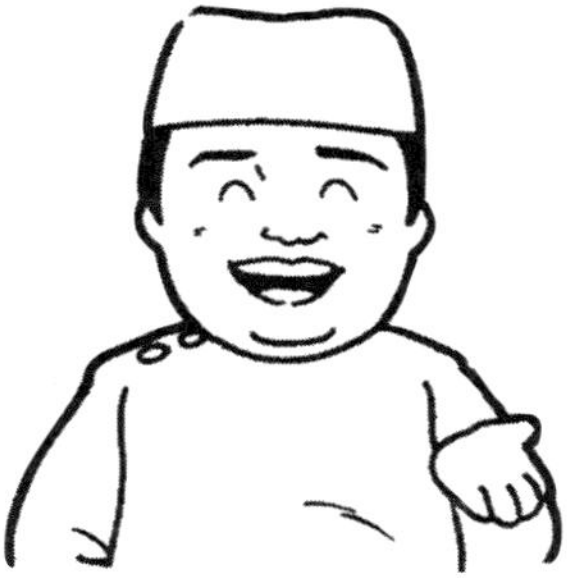

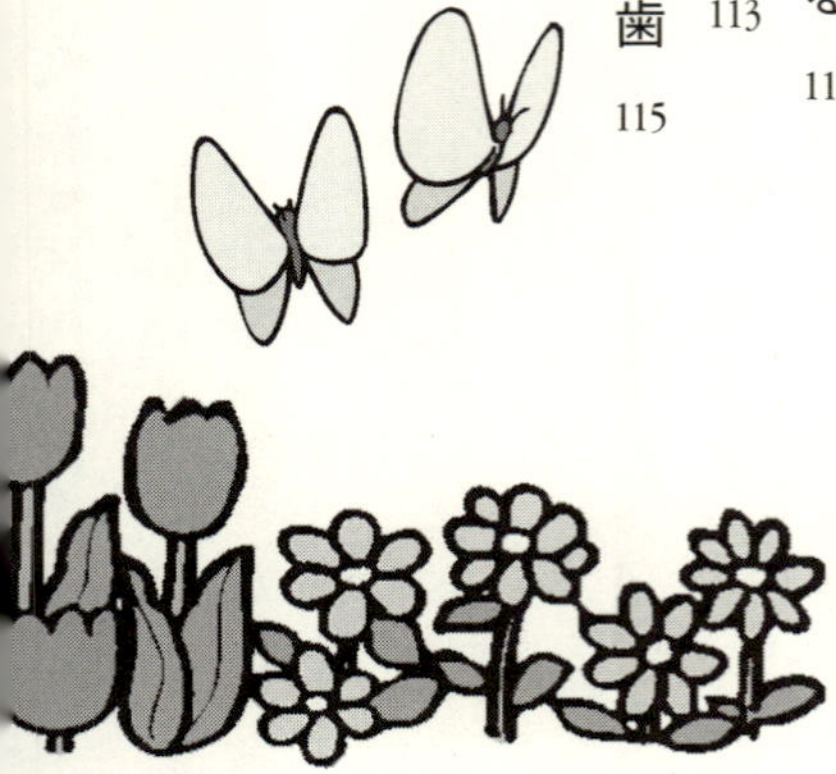

第４章

入れ歯と長く上手につき合うために

第5章

素晴らしい人生を手に入れた人たち

第6章 インターネットで寄せられた質問

第1章

あなたの入れ歯は、ピッタリ合っていますか

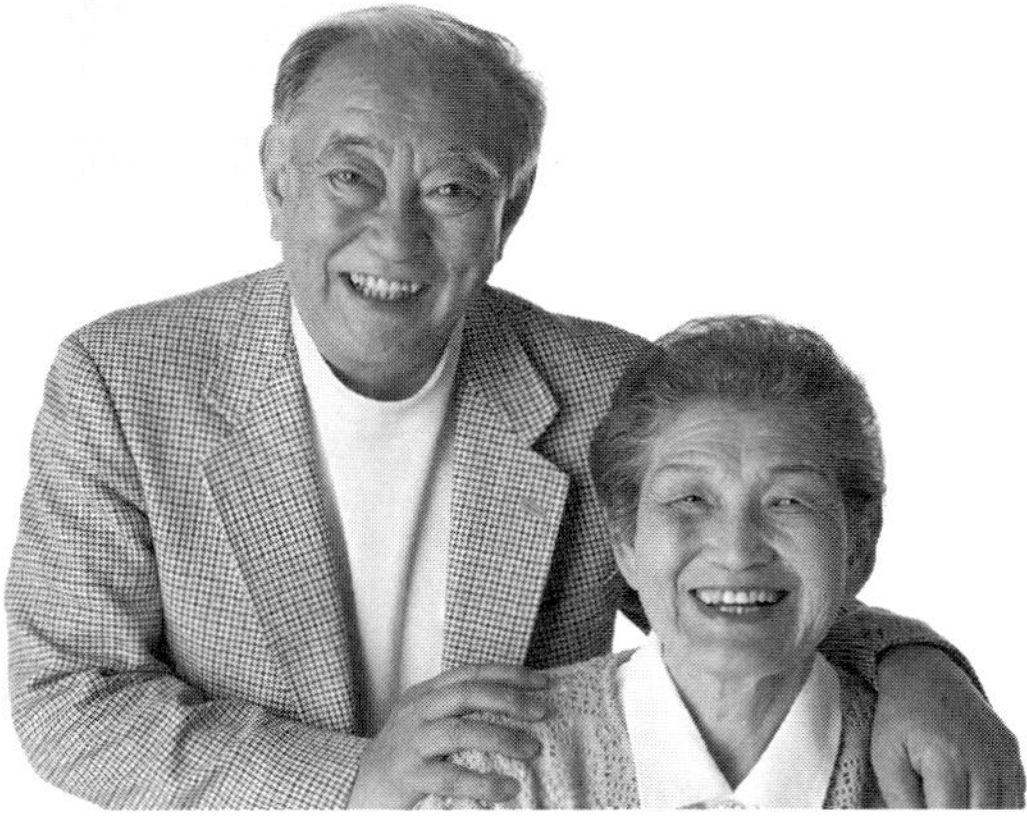

入れ歯が合うか合わないか、決められるのはあなただけ

歯医者にみえる患者さんで、いちばん多いのは、まず急患。——虫歯が痛くて夜も眠れない、歯槽膿漏で血が止まらなくなった、そんな理由で何とかしてくれとばかりに駆け込んでいらっしゃる。あらあら、どうしてこんなになるまで放っておいたの、などという小言はぐっと胸にしまって、そう、何とかするのが歯医者の務め。

私の医院には、入れ歯が合わない、具合が悪いといって相談に来る方も多数いらっしゃいます。充分な手間ひまをかけずに作った入れ歯だと、どうしてもトラブルが起きます。いわゆる〝しっくりこない〟にはじまって、物を噛むのに苦労する、植えた

歯が汚くなった、果ては痛くてとてもはめていられないとか、入れてもすぐに外れてしまうとか。

個別の〝原因〟はともかく、そんな〝おかしな入れ歯〟を作った歯医者さんだけの責任ではないようです。患者さん自身がせっかちで、入れ歯作りに充分な時間をかけなかったのかもしれませんし、入れたあとの手入れなどを怠った結果かもしれません。それに、歯医者さんも患者さんも精一杯がんばったのに、それでも合わなくなってしまうことだってあるのです。

歯に関するトラブルとして、虫歯と歯槽膿漏に加えて、不正咬合によるものも多いことがわかってきています。虫歯でもないのに咬み合わせが悪くて歯が痛んだり、抜けた歯をたった一本放置したために、不正咬合になって歯ぐきをはらしたり肩こりや腰痛にまで〝悪化〟したり……。

〝良くない入れ歯〟といっても、大きく分ければ原因は二つ。口に合わないために外れやすかったり〝浮いた感じ〟がする場合と、咬み合わせが患者さんのアゴにとって高すぎたり低すぎたりする場合です。

どちらにしても、患者さんの口の中のことは、結局患者さん本人にしかわからないのです。口の中の異常は自分で見つけて歯医者さんに相談するしかありません。入れ歯が合うか、合わないか、その判定ができるのはあなただけなのです。

歯医者は患者さんに納得してもらえるように、充分検討して入れ歯を作っていますが、なにしろ歯の問題はデリケート。早く早くと患者さんの急ぐ気持ちももちろんわかりますが、作る側としては充分な時間の猶予を与えてほしいと思います。

それは、合わない入れ歯のトラブルを処置する場合も同じです。

おせんべいなど硬いものをバリバリかじれますか

入れ歯を入れる最大の理由といったら何でしょうか。患者さんからしばしば聞かされる、切々たる思いには次のような言葉があります。還暦を過ぎても体はそこそこお元気で、息子さん夫婦と同居している方だとしましょうか。

――孫の遊び相手をするような歳になって、ようやく老いるという実感が少しずつ湧いてきた。なにしろそろそろ歯がいけない。抜けた歯のほうが多くなってしまったし、差し歯にしている前歯の両隣までぐらついてきて、もう硬いものは噛めないし、少しずつ味も落ちてきているような気がする。

――何よりさみしく、口惜しいのは、歯が悪いからと家族とは別のメニューを食卓に用意されたとき。まるで仲間外れにされているようでたまらない。

――セロリやらレタスやら、キュウリやニンジンを、バリバリまるかじりする快感を、もう一度味わいたい。肉だって、ハンバーグとか称する肉団子にはあきあきだ。小魚も骨ごとまるかじりしたい。

――ああ、噛みたい。

――おやつもスポンジケーキばかりでは物足りない。いくら甘いものが好きで歯がなくなったといっても、まんじゅうや羊かん、あまつさえシュークリームなんて子供じゃあるまいし。

――雷おこしや固焼きせんべいを、バリバリかじってお茶を飲むのが一番です……。

なくなった自前の歯の代わりに入れ歯にして、元通りにできるようになりたいことといったら、硬いものを噛めるようになりたいという一念。

それが意を決して総入れ歯にしたのに、力がうまく入らずに噛み砕けないとしたら。あるいは噛み砕こうとして力を入れると歯ぐきが痛むので、力を込められないとしたら。酒なくて、何のこの世の桜かな――どころでは済みますまい。まるでサギに遭ったような思いでしょう。

力が入らない場合には、咬み合わせに問題あり、です。

痛むというなら、咬み合わせが悪いほか、入れ歯の接着面（義歯床）がしっくりいっていない可能性があります。私たちの言葉で〝印象を採る〟といいますが、接着面の型採りが、充分に吟味できていなかったのかもしれません。

それとも入れ歯の台座が厚すぎて、不必要な力が口の粘膜に加わるのかもしれません。台座の部分を厚くつくる傾向は、実は最近のことです。吸着をよくしようと考えるあまり、昔に比べるといくぶん大きめの台を用意する歯科医が増えているのです。

これも、ていねいに印象を採ることができれば、台はある程度小さくすることができますから、歯医者さんに〝やり直し〟してもらうよう、相談することです。

入れ歯を入れたらしょっちゅう吐き気がする

♪ちょいと一杯のつもりで飲んで……。という歌が昔はやりましたが、自分の酒量を超えて飲みすぎて、気分が悪くなった経験はたいていの方がおありでしょう。

乱れてだらしのない姿を同僚や知人の前にさらしてしまっただけでも恥ずかしいのに、無理やりアルコールを流し込まれた胃袋のほうまで反乱を起こして吐き気までしてきました。そんなとき、ちょっとだけ吐き戻してあとは我慢してしまうよりは、何とかして吐けるだけ吐いてしまったほうが、胸がスッとして楽になるといいます。

水が用意できるなら飲めるだけ飲んでおいて、指でも口に突っこんで吐き出してしまいましょう。

このとき、指は、口の奥の上のほう、軟口蓋という柔らかい粘膜に触っています。軟口蓋は、息を吸ったり、口を利いたりするときに膨らんだり閉じたりする部分ですが、ここに硬いもの（たとえば指）で刺激を与えると、吐き気がするようになっています。

新しい入れ歯を作ったはいいが、口を動かすと吐き気がするとか、入れただけでも戻しそうになるようでしたら、入れ歯がこの軟口蓋を刺激しているのだと考えていいでしょう。多くの場合、入れ歯の土台の部分、義歯床が大きすぎて、奥の軟口蓋にまで届いてしまっています。咬み合わせが低すぎる場合も同様です。

別に最近入れ歯にしたわけではないというなら、入れ歯の位置がずれてしまって軟口蓋を刺激しているかもしれません。いずれにしても、今の入れ歯があなたの口に、本当にフィットしていないために吐き気がするのです。

入れ歯にしてから耳が遠くなったような気がしませんか

耳が遠くなったり、耳が痛くなったりしたら、アゴに問題があるかもしれません。アゴの位置がずれてしまったために、耳の回りの神経が圧迫され、ストライキを起こしたり、悲鳴を上げたりしているのです。

この症状は、入れ歯ばかりを責めるわけにもいきません。アゴの位置がずれてしまったのは、入れ歯を入れる前のことだった可能性が高いからです。

総入れ歯になるまでには、十年、二十年、あるいはもっと長い時間をかけて、歯を失ってきたに違いありません。歯が一本なくなっただけでも、体中に影響が及ぶことは第二章でくわしくお話ししますが、総入れ歯になるまでに、アゴの位置は少しずつずれ続けていたと考えていいでしょう。

そんなおかしくなっていたアゴに気づかずに入れ歯を作ってしまった点に問題があります。虫歯、歯槽膿漏、咬合病と、歯の三大トラブルとして認識されるようになってきた咬合病――歯とアゴの咬み合わせが狂ったために起きるトラブル――ですが、いまだに認識の甘い歯医者さんもいらっしゃるようです。

アゴの位置がずれてしまっているのに、それに合わせて入れ歯を入れても、いい入れ歯にはなりません。まずアゴの位置を元に戻し、それから入れ歯作りに取りかかるべきだったのです。

喋ったり飲み食いするたびにカチカチという異常な音がする、口を大きく開けられず、開けられるにしてもまっすぐでなく斜めに移動させるしかない、などの症状も、同じようにアゴのズレが原因で起こります。

入れ歯を入れたら肩こりがひどくなった

治療の時間とお金をやりくりして、ようやく入れ歯が完成したけれど、噛むこと、喋ることができるようにはなったが、やたらと肩がこったり、アゴの疲労を感じるという方はいませんか。

この症状は、入れ歯が合わないというよりも、アゴのほうに問題があることが多いのです。何らかの理由でアゴの位置がずれてしまっています。顎ｓがくｔ関節症と呼ばれている症状で、アゴのずれが神経や筋肉を圧迫して疲労感や肩のこりを引き起こしています。

もちろん、入れ歯のほうが悪かったためにアゴの位置がずれた可能性も否定はできませんが、よくあるのはもともとアゴがずれていた場合です。ずれるというと顔形などひしゃげてしまわないかとお思いでしょうが、ほんのわずかな歪みで、普段は気づけない程度の狂いが毎日神経を刺激し続けるのです。積もり積もったストレスが、おそらくは新しい入れ歯をつけたために吹き出して、肩こりであるとか、アゴの疲労感として現れてきます。

入れ歯なら今までもしていたが、もっといい入れ歯をと勧められて作りなおしたのに、という方もいらっしゃるでしょう。新しい入れ歯は、咬み合わせの高さの調節とか、より優れた素材に置き換えるとかいった目的で、前の入れ歯とは違っています。それがストレスの噴き出すきっかけになることはありえるのです。

入れ歯が導火線に火をつけたことになりますが、この場合は入れ歯を責めてもしょうがありません。根本的な原因である、アゴの位置のズレを正しくしなければ、肩こりも疲労感もなくならないのです。

入れ歯を入れても笑顔に変わりはありませんか

〝反省〟のポーズがかわいいと、たいへんな人気だったサルの次郎くん。いっとき、盛んにブラウン管をにぎわせました。

次郎くんは鏡を見るのが大好きだそうです。じっと黙って鏡に映る自分の顔を見つめているのは、忙しさゆえに味わえない次郎くんなりの〝孤独のひととき〟なのか、それとも芸の反省でもしているのでしょうか。

入れ歯を入れた私たちも、鏡を見てみることにしましょう。言われなくても毎朝、顔を洗うんだから鏡くらい見ているって？　まあ、そうおっしゃらずに。あなたの入れ歯をチェックするためです。

鏡を見たら、にっこり笑って「はい、チーズ」といきましょう。

人間、笑えば自然と歯が覗くものです。唇の両端が開いて、上唇が引っ張られるようにして、上の前歯が見えてきます。このとき、下唇のカーブに沿って、三日月型の白い歯が輝けば、某大スターでなくても〝百万ドルの笑顔〟といいたくなります。笑顔は人間の表情の中で、最も美しいものです。

この下唇のカーブを〝スマイルライン〟と呼んでいます。このラインに沿って、上の前歯と糸切り歯、小臼歯が顔を覗かせるように、人工の歯を並べるのも、入れ歯作りの作業としては大事なことです。

自前の歯がなくなったから、代用品を都合してなんとか物が食べられればいい――義歯、入れ歯というのはそれだけのものではありませんね。

歯の治療が億劫という方でも、人目につく前歯だけは、と歯医者に行くものです。ましてや入れ歯ともなれば、外観にも気を配りたいのは患者さんだけでなく、つくる側も同じことです。

スマイルラインがきれいに描けているかどうか、そんなチェックもしてみましょう。

それには歯並びだけではなく、咬み合わせの高さも影響します。よくいらっしゃいますね、笑うとき、口に手を当てて隠すようにしている方が。歯ぐきが剥き出しになるのを恥ずかしがっていることが多いようです。

入れ歯の場合は逆に、笑っても歯が見えないなんていうことがしばしばあります。咬み合わせの位置が低すぎて、笑って開いた口の中にはいったい歯があるのかないのか、ぽっかりと暗い穴が開いているだけです。

せっかくの入れ歯も、これではつまりません。咬み合わせが低いのですから、きっとほかにも悪い影響が出てくることでしょう。歯医者さんに相談して、もう少し咬み合わせの位置を高くしてもらいませんか。そうすれば、あなたの本来のスマイルラインを取り戻すことができます。

話が聞き取りにくいと言われませんか

歯が抜けたお年寄りのお喋りは、もごもごしていて聞き取りづらいことが多いものです。若い人が老人の言葉に耳を貸さないというのも、礼儀を知らないとか、話題が合わない、考え方の違いなどということばかりではないような気もします。

言葉が聞き取りづらい理由は、まず、抜けた歯の隙間から空気が漏れてしまうことに原因があります。さらには、あらかた歯がなくなってしまい、残っている歯も欠けたりすり減ったりして、咬み合わせが極端に低くなっていることも影響します。

天井が低くなって、口腔が狭くなっているのです。発声をコントロールする一番手である舌が自由に動かせません。そのうえ、バイオリンのように音を反響させて増幅させるための口の中のスペースも小さくて、もごもごとくぐもって聞こえます。入れ歯を入れても、咬み合わせが低すぎては同じことになります。舌が動き回れるスペースを確保できていないために、ときにペチャペチャと聞きづらい音が混じりますし、全体の発声も不明瞭になります。

話が聞き取りにくいと言われたら、入れ歯を疑ってみることも必要なのです。概して入れ歯を入れてからしばらくの間は、舌先と入れ歯との接触がうまくいかないものです。その結果、特にタ行の音と、サ行の音が発声しにくいという方が多いようです。タ行の音は、舌を歯の裏側に押し当てて息をせき止め、破裂させて発声する音です。サ行の音は、舌と歯の裏側の間にわずかな隙間をつくり、そこをこするように息を吐き出して発声します。

サ行の音が発声しにくい場合は、前歯の間に隙間ができていないかも確かめてみましょう。入れ歯の歯の植え方が悪かったり、歯が極端に小さくつくられているために、歯と歯の間に隙間ができて、そこから息が漏れていることがあります。

入れ歯を入れただけで痛みますか

入れ歯を口に入れただけで痛くなるなんて、合わない入れ歯、悪い入れ歯もきわまれりと考えてしまいますが、歯医者さんに突き返す前に、ちょっと点検をお願いしてみましょう。

というのも、口の中の粘膜に、傷ができていることがあるからです。ただでさえ、入れ歯は硬いものです。口蓋や歯ぐきの粘膜は、柔らかいものです。赤ん坊が革靴を履こうとしているようなもの。もしも粘膜のほうに擦り傷でもあれば、これは靴擦れで炎症を起こしているのにさらに新しい靴を持ち出してきて「さあ歩け」と言っているようなもの。

そんな擦り傷、粘膜を傷つけてしまう原因として、唾液が不足ぎみで口の中が乾いているケースが考えられます。

口の中はいつでも唾液で湿っている状態、それが普通。ところが、有体《ありてい》に申し上げて、お年寄りの場合は唾液の分泌が少なくなっているものです。年齢にすれば六十歳ぐらいからでしょうか。唾液に限らず、生体からの分泌物の量はある程度高齢になると少なくなっていくのです。

湿っているはずの口の中が、予定よりも湿りけが少なくて、義歯床と口蓋の間の潤滑油の役を担うはずの唾液がない。義歯床がこすれて粘膜を傷つけてしまっている。決して多いとはいいませんが、ありうることなのです。

粘膜の治療を先にどうぞ。入れ歯自体には問題がないかもしれませんよ。

物を噛んだとき、入れ歯が浮く感じがしませんか

本来、正しい入れ歯ができていれば、吸盤のように口蓋と歯ぐきに吸い付いてびくともしないものです。ところが、患者さんの中には、どうも物を噛んだときや歯を食いしばったときに、入れ歯が浮き上がるような〝感じ〟がするという方がいらっしゃいます。

〝感じ〟とおっしゃるのですが、そんなときは実際に入れ歯の義歯床の奥のほうが、口蓋から離れて持ち上がり、隙間が開いてしまっています。義歯床と口蓋との接着面の型採りが不充分だったのです。ぴたりと吸い付くはずの吸盤が、不良品だったといえるかもしれません。

弁解を許していただけるなら、型を採っていたときには観察できなかった筋肉と粘膜の動きがあると、どうしても対応しきれずに剥がれてしまうこともありえます。

極端に強い力が前歯のほうにかかった場合も、歯ぐきが支点、前歯が力点のテコの原理、シーソーのように、テコでいう作用点である義歯床の奥の部分が持ち上がってしまいます。

開いた隙間に、食べ物が詰まってしまうこともあります。ゴマ粒などの細かい物が入り込んだ場合、そのまま入れ歯をつけていると、圧迫されて痛み出すこともあります。まずはいったん入れ歯を外して掃除をしてください。

頻繁に浮いてしまうようでしたら、型を採りなおして、もう一度入れ歯を作る必要があります。

第2章

勇気を出して、もう一度歯医者に行ってごらんなさい

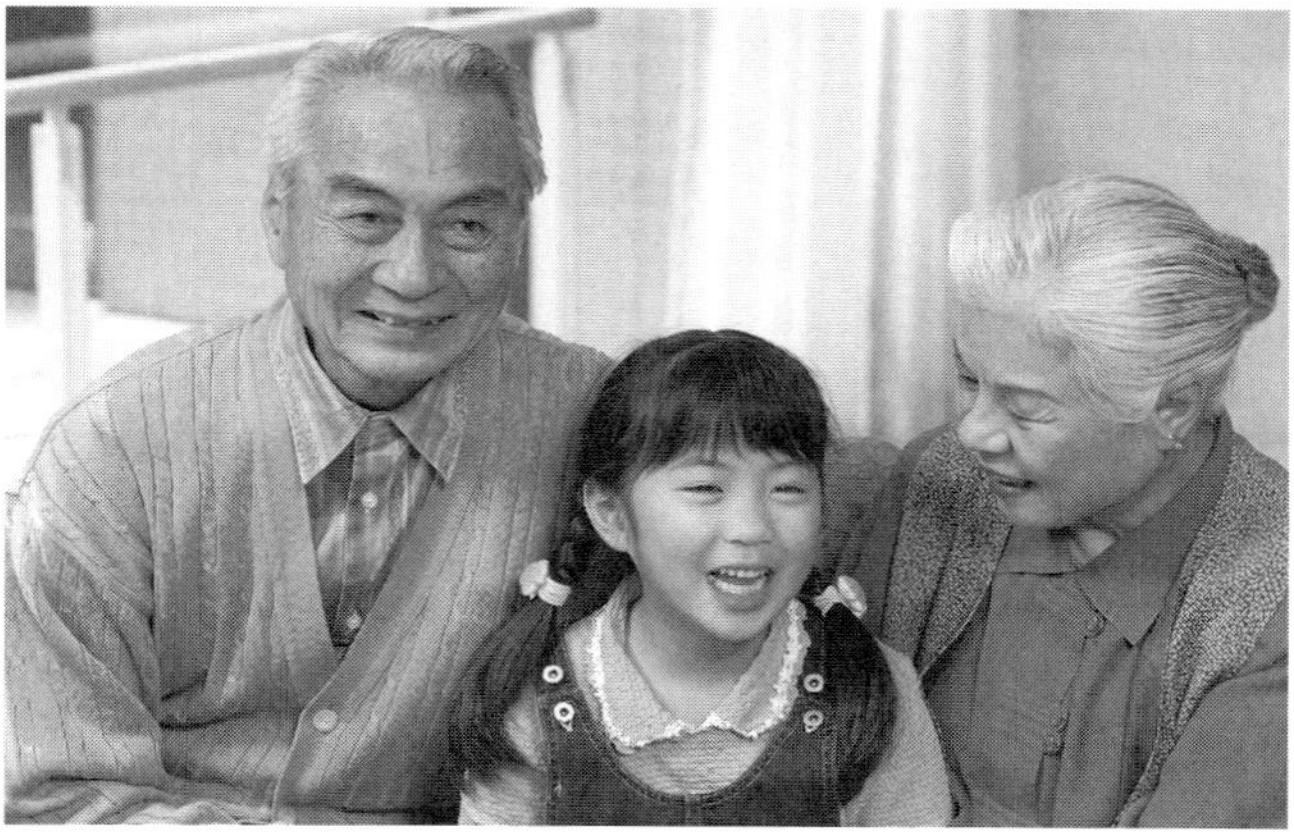

もう今の歯医者は痛くない?

入れ歯の相談に来る患者さんは、歯がなくなることへの恐怖心を強く抱いています。それも下の歯よりも上の歯、奥歯よりも前歯、つまり他人の目にさらすことの多い部分をどうにかしてくれと言われます。

本当は、上下の歯が充分咬み合ってこその歯の健康ですし、前歯だけ、奥歯なしではしっかり咬み合うことがありえないのもおわかりなのでしょうが。

歯医者に対してはもうひとつ、何十年の間にしっかり受け継がれてきた伝統的な評価、「歯を抜いたり削ったりするとき、痛い」という固定観念があります。

確かにふた昔も前の歯医者さんといえば、まさに阿鼻叫喚《あびきょうかん》の地獄まがいでしたね。泣きわめく子供さん、立派な紳士も涙をこらえていらっしゃいました。

充分な数の歯医者さんがいなくて、患者さんが次から次へと詰めかけるため、ひとりひとりに対するていねいな気づかいができなかったこともあるでしょう。もって自戒すべしと私も注意していますが、競争相手がいないのをいいことに、少々手荒な診療でよしとしたり、研鑽《さん》を怠る歯医者さんもいたことは否定できないと思います。

歯についての知識も、治療の技術や材料・薬品も、日進月歩していることは、ほかの分野と変わりありません。

知識に関しては、昔の歯医者さんが間違っていたというわけではないのですよ。歯の研究・知識が、まだ真理から遠かったのです。今、だいぶ、真理に近づいてきたのではないかと考えています。

材料に関しては、入れ歯そのものの素材から、固定剤、型採り材など、便利なものが増えました。もう、合わない入れ歯で我慢していることはない、どんどん歯医者さんに相談するべきだと思います。

技術に関しては、実は大切なのは心の問題です。技量の研鑽は言うまでもありませんが、およそ医療に携わる者が、患者さんに対して愛情をもって接することができなければ、患者さんにとって快適な治療とはなりません。

麻酔の注射一本をとっても、患者さんに対するやさしい気づかいがあるとないとでは大違いです。注射が痛いというとき、針をさしたことが痛いのではありません。注射針など本当に細いものなのですから。

そのあとが問題なのです。

肉を切らせて骨を断つ、などといいますが、骨の上には薄い膜がついています。その上に肉が盛ってあると考えてください。麻酔注射は、骨と、その上の骨膜との間に麻酔液を入れるのですが、この液が入っていくときに、骨膜を引き剥がすことになります。これが痛いのです。

実に簡単な気配りだけで、痛くない注射になります。さしただけではなんともないのですから、そのあと、液を押し出すときに、ゆっくり、少しずつ出してあげればいいのです。無理やり骨膜を引き剥がしたりしないように、ゆっくりと少しずつ。すると麻酔が効いてきます。もう、痛くなんかありません。

最近インフォームド・コンセントといわれはじめたようですが、診療・治療にあたっての、医師と患者さんの心のコミュニケーション、これが何より大事なのです。変な言い方かもしれませんが、医療を通じての愛の絆でしょう。それがしっかりできれば、治療の成功は約束されたようなものです。

そういったことに最近の歯医者さんは気を配るようになりました。もう、痛くない歯医者の時代になったのです。

抜くべきか、抜かざるべきか、最後の一本

私の医院へ通ってこられる患者さんの中には、残っている数本の歯を、どうにかそのままにしておいて入れ歯を入れてほしい、という方が多くいらっしゃいます。

総入れ歯にするとイメージ的に恰好が悪い、入れ歯がくっつかなかったらどうしよう、そんなこんなで踏ん切りがつかないようです。

たった一本でも自分の歯を残しておきたいという気持ちの、いちばん大きな理由になっているのが、その一本の歯が〝老いの支え〟であるということです。

一本だけでも健康な歯があるということが、その人の生きているあかし、生命のシ

ンボルになっているのです。歯科医という立場の人間として、その気持ちは大事にしてあげなければならないと思います。けれども、これまで紹介してきたように、その一本が、逆に命を縮める原因になっている場合もあるわけです。

私はそういった場合には、じっくり見せていただいた患者さんの歯から、体にどんな不都合が生じているのかを推測します。実際のところ、歯からアゴ、そして体全体の骨格と神経はひとつながり、残り少ない歯にかかる、無理な負担がどこにどんな悪影響を及ぼしてしまうかは、長年そういった症例に数多く接してきて研究を続けていますから、いわば一目瞭然に察することができるのです。

その患者さんが、苦しんでおられるに違いない、体のあちこちの痛みの症状をピタリと言い当てると、そこから対話がスタートします。

ある患者さんは、下は総入れ歯でしたが、上の歯は左側が四本残っていました。

「あなた、普段、手がしびれることがよくあるでしょう」

「えっ、なぜわかるんですか。確かにしびれて、思うように腕を上げられないんですよ。もう十年近くも思っています」

「上の歯の四本に、負担が集中しているんです。それがアゴや体の骨格に影響して、手のしびれにつながるんですよ」

いろいろな弊害が体に出てくるであろうことがわかっていながら、患者さんがこだわっておられる一本の歯を残して入れ歯を入れてあげるのがよいのか、それとも、きちんと説明して納得していただいて、総入れ歯にしてあげるのがよいのか。

納得していただけさえすれば、総入れ歯を入れたほうが、患者さんの残りの人生は少しでも楽しいものになるのです。私がどちらの態度をとるかといえば、やはり説得を試みることにしています。

しかし、なかなか納得していただけるものではないのも事実です。

今の患者さんの場合、下の入れ歯に上の歯に当たっていない、咬み合わせの低い部分があり、それが手のしびれの遠因になっています。

「楽にしてあげましょう」

下の入れ歯の台を少し高くして、きちんと噛めるようにしておきました。すると、さっそく効果があったようです。次に診察に来た患者さんが言うには、

「先生、おかげさまで楽になりました。あの翌日から腕が上がるようになりました。ほら、このとおりですよ」

「そう、よかったね。顔色までつやつやしてきたみたいですよ。けれど、あのままほうっておいて、脳溢血で亡くなる方が、いくらでもいるんですよ。歳をとったからなあで済ませていたら、とんでもないことになるんです」

「へえ。手のしびれが、脳に来るのかね」

「その原因が、ほら、あなたの上の歯の重荷なんですよ。あなた自身の問題ですから、抜かないで倒れようが、抜いて治ろうが、それはお任せします」

この患者さんは私を信じてくださって、上の歯も総入れ歯にしました。今でも検診にいらしたときは、いきいきとした笑顔を見せてくださいます。

私はしつこく説得を繰り返すことはしません。セ・ラ・ビ、それが人生さ、というフランス映画のセリフがありましたが、患者さんには患者さんの人生があるからです。けれども、もしも、より苦痛の少ない、快適な人生を過ごすために助けてあげられるものなら、喜んでそのお手伝いをさせていただくよう心がけています。

上の入れ歯はどうして落っこちないの?

入れ歯の相談にいらっしゃる患者さんのほとんどは、まだなんとか丈夫な歯が、何本か残っているものです。何本か残っている歯を、大事にしたいと思うのは人の常、気持ちは私にもよくわかります。残りが少なくなってはじめて、長い間いっしょに戦ってきた戦友だったことに気づかれたのでしょう。

「残っている歯も負担が重すぎて、相当ガタがきていますよ。このうえ入れ歯を支える役目などいいつけても、どうしても具合のいい入れ歯にはできませんし、歯のためにもなりません。思い切って残りの歯を抜いて、総入れ歯になさいませんか」

そう勧めたときの反応は、まず例外なく拒否反応です。最後の砦を手放してなるものか、患者さんの目はそう言っています。それにしても、歯が一本抜け、二本抜けして、歯に対する無頓着のツケが回ってきはじめたときに、せめて、それまでよりも少しだけ多めに、自分の歯に対していたわりの気持ちをもつようにしていたら、ここまで壊滅状態になることもなかったろうに、と思わずにはいられませんが。

残っている歯が支えだというのは、気持ちの問題もさることながら、物理的に入れ歯を支えるのは、この残り数本の自前の歯しかない、という思い込みにもなっているようです。下の歯を総入れ歯にするときはともかく、上の歯を全部抜いてしまおうというときは、相当に抵抗があるものです。

「なにしろ下の総入れ歯ならわかる。アゴの上に乗っかっていればいいだろう。けれど上の歯を抜いて、支えもなしにどうやって、入れ歯が固定できるっていうんだ」

真顔でくってかかる患者さんもいらっしゃいました。なにしろ総入れ歯も上のほうとなると、どうしてくっついているのかピンとこないという方も多いようです。

そんなに都合が悪いというなら全部抜いて、総入れ歯にしよう、大筋で患者さんが理解してくださっても、手ごわく、根強いのは〝入れ歯が落ちてしまう恐怖〟です。

「支えなしではくっついていられないはずだ、入れ歯を頼んだつもりが〝歯なし〟になってしまったら、それこそお話にならない」

特にこの恐怖感は、職業柄でしょう、弁護士をやっていらっしゃる患者さんに強いように思います。最近、入れ歯をつくってさしあげた例でも、残っている歯が原因でメヌエル病で倒れたという弁護士さんがありました。傷みのひどい歯のせいでアゴが歪み、結局、脳や内耳への血液循環が狂ったのです。

そんなことがあって、倒れた原因は歯を残していることなんだとわかっても、どうしても歯を抜くことには抵抗されました。

「弁舌をふるう職業の自分が、支えになる歯を抜いて総入れ歯にして、その入れ歯がスポッと落ちてしまったらどうする。フガフガ、モグモグ言うばかりで、弁論のできない弁護士なんてあるものか。いや、決してこの歯は抜かせまいぞ」

文字どおり、テコでも動かぬ決意です。

さて、話が長くなりました。ぴったりくっついて離れない入れ歯の秘密は、タコの吸盤の原理です。タコでなければヤモリでもけっこう。お若い方なら、ビルの壁をよじ登るスパイダーマンを思い浮かべてください。

室内ゲーム用のおもちゃか、縁日で弓矢の的当てゲームをしたことはないでしょうか？　矢の先っぽに吸盤がついていて、当たると的にぴったりくっつきますね。それともガラス屋さんが、大きな鏡を運んでいるところを見たことは？　吸盤をくっつけて把手代わりにしているでしょう。

総入れ歯は支えになる自前の歯がなくても、歯ぐきを包み込むようにして口蓋に吸い付いています。特殊な形をした吸盤の一種なのです。上の歯ばかりでなく、下の入れ歯も同じです。普通の吸盤でも吸着面にざらつきがあったり、ゴミが入るとうまくくっつかないものです。入れ歯の場合はそもそも真っ平らでさえないのですから、患者さんひとりひとりで違っている歯ぐきと口蓋の微妙な凸凹にぴったり張り付く吸盤（入れ歯）をつくるには、入念な微細加工の技術が必要になります。

もちろん、腕の立つ歯科医と技工師の手にかかれば、完成した入れ歯を口に入れて、ひとたびギュッと噛みしめていただくだけで、もう吸い付いて離れなくなります。

歯槽膿漏をとことん放置すると……

総入れ歯にしましょうという提案は、まず反発されるものです。その理由の第一は、一本も歯がなくなって、どうやって入れ歯を支えるのかという疑問です。吸盤の原理で吸い付くんですと説明しても、なかなか納得してはもらえません。仮の入れ歯を用意して、本当に外れないのを体験して、ようやく信じてくださいます。

第二の理由は、総入れ歯のために残っていた歯を抜いて、できあがるまでの間はどうなるんだ、歯なしのままで待っているのはいやだという気持ちです。どちらかといえば外見を気になさるわけです。

かなりお歳を召したご婦人で、やはり歯のない姿を見せたくないとおっしゃる患者さんに、入れ歯をつくったことがあります。人前にそんな姿をさらしたくないということではなく、見せたくないのはご主人に対してなのです。なんてかわいらしい女心でしょう。歯を抜いて型を採り、診断用義歯を入れるまでの間、間に合わせの仮の歯（即時義歯）を用意してあげました。正式な総入れ歯が入るまで、ご主人は歯を抜いたことに全然気づかれなかったとかでたいへん喜んでいただけました。

自前の歯が一本もなくなるというのは、こういう二つの理由で誰しもいやがるものです。それで虫歯や歯槽膿漏、さらに顎関節症から肩こり、腰痛を抱え込んでも、じっと我慢している方の多いことといったら。

まだ虫歯だったらいいほうです。抜いたあと、歯の根もとの骨は残っていますから、入れ歯を入れるにも手がかりがあります。歯の根もとに膿がたまり、歯がぐらぐらしてくる歯槽膿漏を長いこと放置された場合には、入れ歯づくりも困難をきわめます。

「歯が浮くのは歯ぐきがゆるんだからだ、膿を出して、気持ちを入れ替えて歯を磨き、歯ぐきを引き締めれば歯槽膿漏は治る」

こんな説明を聞かされたことがあると思います。この説明も間違いというわけではありません。早めに気づいて、歯磨きが必要だという気持ちになれたら、かなり健康な状態に近づけるでしょう。

しかし、歯槽膿漏で歯が浮くのは、歯ぐきがゆるんだのではなく、歯をがっちりと受け止めていた、骨の部分がなくなっているからなのです。

虫歯と歯槽膿漏では、原因になる細菌が違います。歯槽膿漏になると、歯ぐきの内側、歯と歯ぐきの間に細菌が繁殖して、食べカスの主に糖分を取り込んで、毒素を出し、歯肉が炎症を起こし、膿を、いわば〝排泄〟します。このとき歯の根っこにあった骨はどんどんすり減っていきます。歯を受け止めて盛り上がっていたのが、下がっていくのです。

もう抜いてしまうしかないだろうとはわかっていても、たとえば弁護士さんだとか、人前に出る職業だから抜くのは困るとか言って、歯槽膿漏をほうっておくとどうなるか。根っこの部分の骨の盛り上がりがない、つまり歯ぐきがない状態になってしまいます。歯槽膿漏が恐ろしいのは、骨がなくなる病気なのだということです。

何事もトレーニング、入れ歯を入れるのもリハビリです

上の入れ歯が具合が悪い、不満だといってこられる患者さんがけっこうたくさんいらっしゃいます。どれどれ、と拝見させていただくと、上の入れ歯もさることながら、下の入れ歯も悲惨な状態という方が多いのです。

申し訳程度の差し歯が入っていればまだしも、どうみても総入れ歯が必要なのに、ぼろぼろになった奥歯をほうっておいて、平気な顔で、上の入れ歯の相談です。

特に前歯は人目につきますから、なんとかしたいと考えますが、奥歯となると「こんなとこまで覗き込むのは歯医者くらいのもんだ」というわけでしょう。

しっかり、そしてスムーズに物を噛むことができる、いわゆる正しい咬み合わせでなければ、せっかくの入れ歯も無意味なものになってしまいます。下の奥歯なんてかまわなくていいとおっしゃる患者さんを説得して、上下ともきちんとした入れ歯にするよう勧めるのも務めです。

上は入れても下はいらない、そう考える気持ちはわかるのです。下の入れ歯をつくるとき、そして入れるときには、厄介なじゃま者がいるからです。

それは舌。ベロベロバーのあの舌が、入れ歯にとってはなかなかの難物になります。舌は、じっとしているときでも前歯の裏か、歯ぐきに舌先が当たっているものです。口を開ければ、特に下の歯ぐきにぶつかることが多くなります。

もしも粗雑な入れ歯を入れると、すなわち分厚く覆って安定させようとしますから、舌が動き回れる余地はほんの少ししか残されていません。入れ歯の〝床《しょう》〟と、患者さんの歯ぐきの吸着面も、できるだけ広いほうがつくるほうは楽ですから、いよいよ舌のもっていきどころはなくなります。

行き場を失った舌は、狭い狭いと不満を訴え、患者さんも、こんな不快なものなら入れ歯なんかいらないと思ってしまいます。本当は、いまどきそんなクレームが、患者さんからつけられるようでは困るのです。うんと薄くて、舌が自由に動かせる、金属を使った入れ歯があるからです。材質は、メガネのフレームでもおなじみのチタン系統。軽くて、従来のものとは比べものにならないほど違和感も少ないようです。

ただし、入れ歯を入れるしかなくなった状態というのは、歯ぐきにとっては非常に危険な状態だということを忘れてはいけません。歯が欠け、ぼろぼろになって抜けてしまったあと、物を噛むにも空振りばかりで、要するに歯をくいしばることがなくなって久しいのです。

歯ぐきは、大きな圧力に抵抗できるだけの力を失っています。そんな歯ぐきには、トレーニングが必要だと私は考えます。徐々に歯ぐきを慣らしていくのです。

最初は物を噛んだときの負担が少なくて済むように、軟らかいプラスチック製の入れ歯を入れます。チタンに比べれば厚みがありますから、多少の違和感はあります。厚みと広さは歯ぐきの負担を減らすためにも必要なのです。歯ぐきを鍛えるトレーニングと思って、しばらく我慢してもらいます。それでも、私たちが用意するこのトレーニング用義歯は、従来のものに比べれば、厚みも違和感もうんと少ないはずです。
トレーニング期間が終わり、最後にチタンを使った薄くて軽い入れ歯に替えると、

「ああ、先生、これならいい。楽チンだわ」

と、患者さんは大喜びなさいます。何が楽といって、舌が自由に動かせるありがたみは私たちの想像を超えるものがあるようです。

そんなに快適なチタンの入れ歯ですけれど、最初から入れてしまうと、あまり喜んでもらえないことがあります。もちろん、歯ぐきがしばらく忘れていた圧力に敏感に反応してしまうこともありますが、結局、口はぜいたくなのでしょう。

今まで長い間、まったく力が加わらなかったところに、物を噛むという力仕事を思い出させようというのです。全然圧力を受けることのなかった歯ぐきに、軟らかいプラスチックで基礎固めをして、口に入れ歯を受け入れる準備をしてあげる。

このトレーニングは、口のトレーニングであると同時に、メンタルなトレーニングでもあります。やや大きめのプラスチックの入れ歯から、小さくて薄い、金属製の入れ歯ですっきりさせる、最後には、かなりの爽快感が味わえるはずです。

患者さんそれぞれの口ぴったりの入れ歯ができる！

食べたり喋ったりするのに不都合がなければ歯医者に行く必要もない、そんな〝了見〟の患者さんがなんと多いことか。虫歯や歯槽膿漏が絶望的な段階になって、ようやく痛みに耐えかね、歯科医の門をくぐるわけですが、一本や二本どうってことはないと思っていた患者さんの口の中には、逆に使いものになる歯が一本か二本しか残っていない状態です。そこまで悪化していると、歯ぐきや口蓋の粘膜も、歯の根っこの骨もボロボロになっています。部分的な入れ歯を入れるか、総入れ歯にするかは問わず、受け入れる側の歯ぐきと粘膜、そしてアゴのリハビリやトレーニングが必要です。

そこでトレーニング用義歯というものの登場です。圧迫感のなるべく少ない状態からスタートして、徐々に入れ歯を受け入れる〝体力〟をつけさせていくわけです。

赤ん坊からだんだん大きくなっていくときの、〝靴〟にも似ています。肌触りのソフトな、柔らかな布製の靴が最初。成長するにつれてズックの運動靴になり、大きくなれば革靴も試すでしょう。

入れ歯の土台となる歯ぐきと口蓋のトレーニングも、ゆっくりと、少しずつ〝強く〟なっていくように計画します。このときトレーニング用義歯の接着部分、歯ぐきや口蓋には、ゆっくりと固まっていく、ゴムのような素材が望まれます。そんな素材として、最近私たちが利用しているのが、通称〝ドクター・ホワイト〟という材料です。

口を動かし、物を噛んだり喋ったりするのにつれて、歯ぐきや口蓋にかかる圧力も違ってきますから、それに対応する型採りが入れ歯には必要です。ドクター・ホワイトは、装着して徐々に歯ぐきと口蓋の凹凸に合わせて変形していきます。

その間に、受け入れる側の歯ぐきと口蓋にも圧力のかかり方になじませ、ドクター・ホワイトのほうは微妙な凹凸を探り出して完璧な型採りができるのです。

アワビでもスパスパ切れる入れ歯の秘密

シジミ、アサリの味噌汁に、サザエの壷焼き、焼きハマグリ。貝を使った料理もかなりの品数があるようですが、格別の風味、ダシがきいて、しかも独特の舌ざわり、歯応えがあるというわけで、肉料理や魚料理とはまたひとあじ違った趣があります。

魚介類とはいいますが、生きている場所が水の中というだけで、貝は魚とはまるで違っていますね。

ところでその貝の中でも、大将格といっていいのがアワビです。まずはその歯応え、なかなかの剛直さで、しゃっきり芯の通った味わいとでもいうのでしょうか。

そこで歯の話なのですが、歯医者への相談、入れ歯の悩みで、かなり多いのが「うまく物が噛めない、噛み切れない」というもの。皆さんの中にも大勢そういう不満をおもちの方がいらっしゃると思いますが、アワビでも造作なく噛み切ってしまえる入れ歯があるというと、さぞご注目なさると思います。

それはどんな入れ歯なのかといいますと、咬み合わせる上の歯に、十字状の刃がついています。プラスのドライバーですね。

そしてそれを受ける下の歯には、やや深いめの溝が彫ってあります。この間にアワビをはさみ、奥歯本来のおしつぶすとかすりつぶすとかいうのではなくて、それこそスパスパ、切りさいてしまうのです。

溝を深くすればそれだけ切れ味が増すのですが、このよく切れる入れ歯、問題なのは、味が出ないということです。すりつぶす余地を犠牲にして、するどい刃を植えつけられているようなものなので、たとえば肉などを頬張っても、噛みしめて、じわっとしみ出す肉汁の味わいは少なくなります。

歯に限らないことですが、やはり自然の造形は素晴らしいものです。食べ物を切り刻みながらもおしつぶし、すりつぶしていくという、複雑な機能が自然の歯には備わっているのです。

入れ歯をつくるにあたっても、今ご紹介したような極端な切れ味まではともかく、ご要望によってはかなりよく切れる歯にすることは可能です。自然の歯は、実はかなり大きくできていますから、噛んだときに接触する部分の面積を、ほんの気持ちだけ小さくなるようにして、奥歯の溝を、これまたほんの少しだけ深くしてあげると、かなり切れ味の良い歯になります。

切れ味が良すぎると、噛みしめる味わいがなくなるとは申しましたが、その分、歯ぐきに対する負担が軽くなるという利点もあります。ぎゅうっと噛まないと噛み切ることができないとなると、力も相当なものですからね。

さくさく、スパスパ、噛み切れたほうがいい、肉汁のうまみよりも、むしろ、アワビの歯応えをもう一度味わいたいということでしたら、どうぞお申し出ください。

お酒がおいしく感じられるハイテク入れ歯

入れ歯を入れたまま食事をとると、味がよくわからない、といった苦情を聞くことが、しばしばあります。別段、舌がおかしくなっているわけでもないのに、どうしたことなのでしょうか。

人間の味覚というのは、広い意味と狭い意味の二とおりがあると考えてください。舌の表面にある〝味蕾《みらい》〟というセンサーで、甘い、辛い、しょっぱい、酸っぱいといった味を感じわけることができます。これが狭い意味の味覚です。

食生活の不節制などで体調を崩したりすると、味蕾の感度が落ちてしまうことはありますが、まさか入れ歯を入れると舌が馬鹿になるなんてことはありません。

広い意味の味覚、舌だけでなく、口全体を使って味わう感覚のほうが問題なのです。実際、おいしい食事とひと言でいっても、歯応え、舌ざわり、のどごしと、味わう要素はたくさんあります。馥郁《ふくいく》とした香りを楽しむとか、素晴らしい彩りと盛りつけで食欲を増すとか、あるいは食前、食中のなごやかで愉快なお喋りも、食事のおいしさと無縁ではありません。

味なんてたかが五感の一つなどと軽く考えているようでは、人生の喜びの何分の一しか経験していないなどと言われかねませんよ。

さて、入れ歯を入れて、失われてしまう味とは何でしょう。

ご存じのように、入れ歯は、歯ぐきから口蓋にかけて、すっぽり覆ってしまいます。ぴったり張り付かせることがまず第一ですから、ある程度の面積（吸着面）は必要です。その結果、〝口蓋で味わう〟という要素がなくなってしまいます。

典型的なのはお酒です。寒い冬空に家路を急ぎ、熱燗をキュッと一杯、プアーッと広がる芳ばしい香り。あるいは真夏の炎天下、額に汗してひと仕事を終えたあとの、冷たいビールの清涼感。こういった〝おいしさ〟は、舌だけで味わっているのではありませんね。歯ぐきから口蓋にかけての、口全体の感覚です。

入れ歯になってしまったのですから、歯にしみるような冷たさはあきらめざるをえませんし、口蓋がシャットアウトされていますから、口の中で熱々を楽しむこともできそうにありません。

左党の方は、これではたまりません。晩酌の一杯が、味も素っ気もないなんて、何のための人生だかわからないというわけで、お酒を飲むときは入れ歯を外してしまう方も多いようです。

そんなあなたに耳よりなニュースがあります。最近開発された、ニュータイプの入れ歯なら、お酒の味を損なわないで済むのです。お酒ばかりではありません。レモンの酸っぱさとか、たばこの味とかも、入れ歯でないときと同様にわかります。

この入れ歯、トゥルーティッシュと呼ばれています。トゥルーは〝本当の〟、ティッシュは〝粘膜〟という意味で、口蓋の粘膜を忠実に再現するというのがうたい文句なのです。

どんなものかといいますと、普通の入れ歯が口蓋を覆いつくしてしまう部分に、金属製の非常にこまやかなメッシュ、網の目構造を採用したのです。三段重ねになった網の目を通して、お酒もレモンもたばこの煙も口蓋まで届きます。本当の粘膜というよりも、口蓋の粘膜をじゃましない、話のわかる守衛さんといった感じです。

入れ歯はぴったり張り付いてくれなきゃ困るのに、そんな網の目が開いているんじゃ、すぐに外れてしまうんじゃないか、そんな心配をなさる方もいらっしゃるでしょう。でも、心配ご無用。

お酒の香ばしさとか、たばこの煙とかを味わうには、ごくごく微小な、物質の分子レベルの粒々が通り抜けられさえすればいいのです。金属製のメッシュ、網の目といっても必要なのは、ごらんになっても穴が開いているなんて全然思えないほどの、細かい小さな網の目なのです。

入れ歯の吸い付く性能には問題がないどころか、かえって吸着力はアップしているくらいです。実際、トゥルーティッシュの場合には、口蓋に張り付いている部分、入れ歯の〝床〟と呼んでいますが、床の厚さが〇・三ミリから〇・四ミリとたいへん薄くなっています。

なんであれ、できれば薄いほうがいい、この摂理に反対の方はいらっしゃらないでしょう。普通の入れ歯だと、床の厚さが三ミリから五ミリほどもあるので、食べ物が熱いのやら冷たいのやらはなかなかわかりづらいものです。極薄のトゥルーティッシュなら、温度感覚は、入れ歯をしているとは思えないほど敏感に伝わります。

うまく物が噛めるか、口の中で違和感を感じないか、そういった点では文句はないけれど、どうにも料理と酒の味がわからなくなってしまった、そんな不満を抱いておいでの方は、一度、歯医者さんに相談してみましょう。トゥルーティッシュとかいう優れものがあるそうだけど、と。

第3章

西村式「入れ歯」の作り方

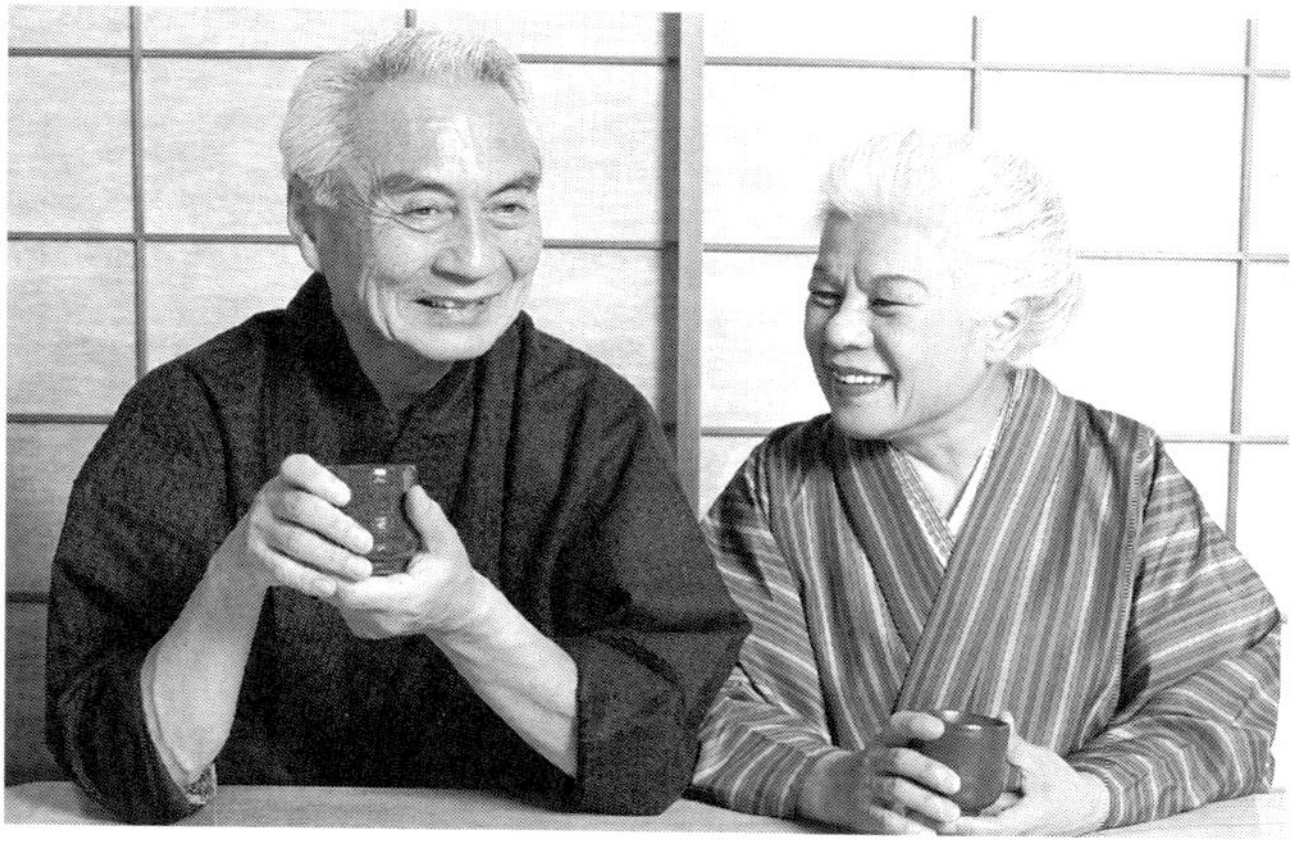

西村式「入れ歯」の特徴

私は咬合、顎関節症、それらの影響による姿勢の変化と全身症状を身を持って体験、研究、その治療に二十五年間費やしてきました。

その過程で、お医者さんが治してくれない全身の不快症状の原因は、咬合や顎のかたよりにあると看破しました。そして輝かしい成果を上げ、多くの本も出して来ました。

しかし、歯を削ったうえにかぶせ物をして治すには、かなり困難な問題がつきまといます。

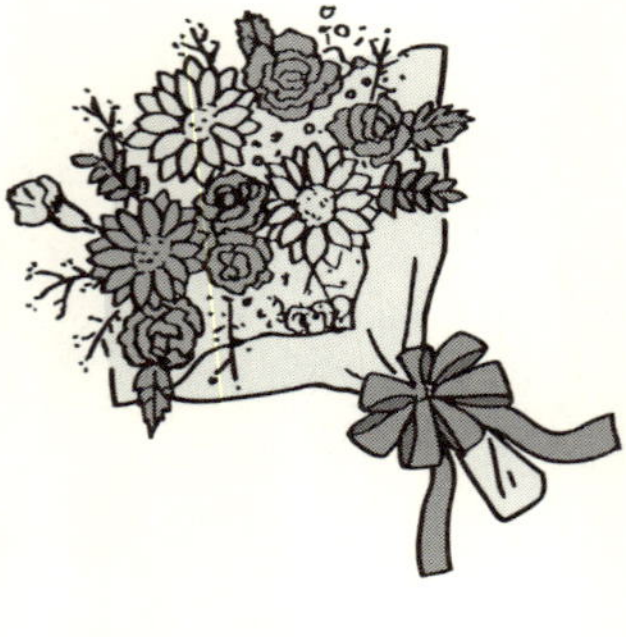

中でも特に咬み合わせの寸法を変える必要があることは、治し方はわかっていても莫大なエネルギーがかかり、医学としてよりも医療としての費用や時間等の問題が大きすぎます。

ところが総入れ歯の場合は、それが比較的簡単にできるのです。これまでの体験、研究とその成果など、西村の持てる力を一〇〇％発揮できるのが西村式入れ歯です。ここで、その特徴を箇条書きにしてみますと、

◆第一

顔の輪郭を壮年期のそれに戻せば、往年の懐かしい自分の顔を取り戻すとともに全身の不快症状が消えて元気一杯になるのです。そのことによって、西村が一番得意とする、歯を通じて命の息吹が吹き込めるのです。何よりもこれが西村式入れ歯の第一の特徴です。

◆第二

社会生活を営む上でまったく歯がない時期があるのは、耐えられないことです。そこで、西村は抜歯と同時に即時義歯という義歯を入れます。

◆第三
西村式入れ歯は、まるで出世魚のように即時義歯（トレーニング義歯）、診断用義歯、本義歯と三段階にわけて作り上げて行きます。
◆第四
若い時の写真を参考に口元で歯を並べ、より自然な入れ歯を作ります。
◆第五
入れ歯を作りながら、鍼や整体の技術を駆使して体のたて直しを図ります。
◆第六
入れ歯を作りながら顎関節の状態、咬合の改善、顔のしわを少なくしたり、目を大きくしたり、首の動きをよくしたり、身体の動きを軽くしていきます。
◆第七
咬み合せは特に大切なので、噛むところを変化が起きにくい物に置換えます。
◆第八
残存歯、歯槽骨の状態によってはインプラントを使い、下顎は義歯でなく自然な形で快復させます。

◆第九

西村と治療をする間に、入れ歯を通じて次第に気分が明るくなり、残りの人生を精一杯生きていこうという意欲が湧いてきます。

◆第十

一生使っていただくために、検診によってよい状態をしっかり維持していきます。

このように、西村は入れ歯が人生の終着点という考え方とは全く反対の、「総入れ歯で、体の健康と輝かしい人生を手に入れる！」という考え方をしています。

そしてこの考え方を具現化したものが、西村式「入れ歯」です。

西村式入れ歯の効果のほどは、遠方から新幹線や飛行機を使ってでも来院される方が沢山おられること、ご夫婦で作られるケースが多いことからも実証されています。

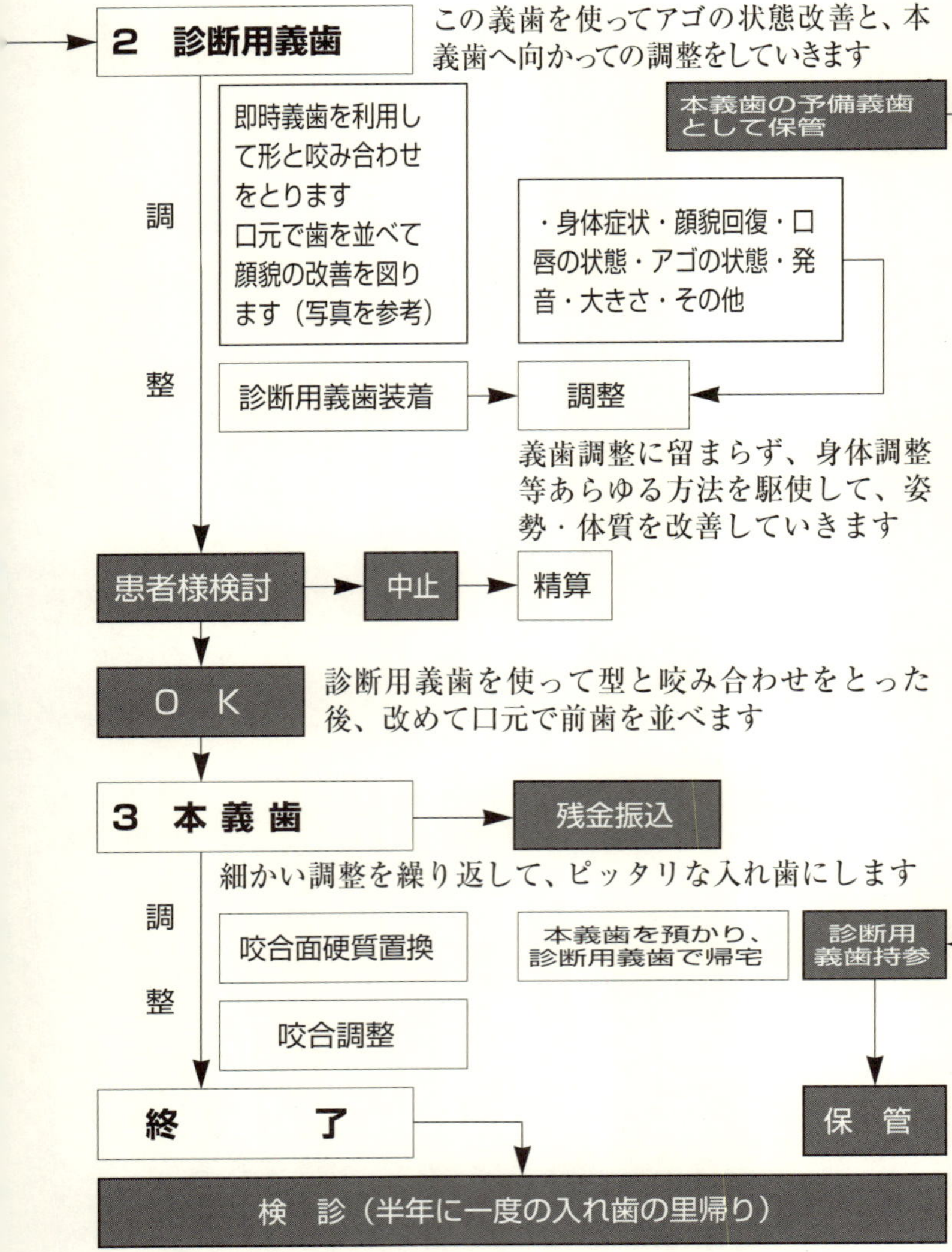
2　診断用義歯
この義歯を使ってアゴの状態改善と、本義歯へ向かっての調整をしていきます
本義歯の予備義歯として保管
即時義歯を利用して形と咬み合わせをとります
口元で歯を並べて顔貌の改善を図ります（写真を参考）
調
整
・身体症状・顔貌回復・口唇の状態・アゴの状態・発音・大きさ・その他
診断用義歯装着
調整
義歯調整に留まらず、身体調整等あらゆる方法を駆使して、姿勢・体質を改善していきます
患者様検討
中止
精算
ＯＫ
診断用義歯を使って型と咬み合わせをとった後、改めて口元で前歯を並べます
3　本義歯
残金振込
細かい調整を繰り返して、ピッタリな入れ歯にします
調
整
咬合面硬質置換
本義歯を預かり、診断用義歯で帰宅
診断用義歯持参
咬合調整
終　了
保　管
検　診（半年に一度の入れ歯の里帰り）

西村式「入れ歯」ができるまで

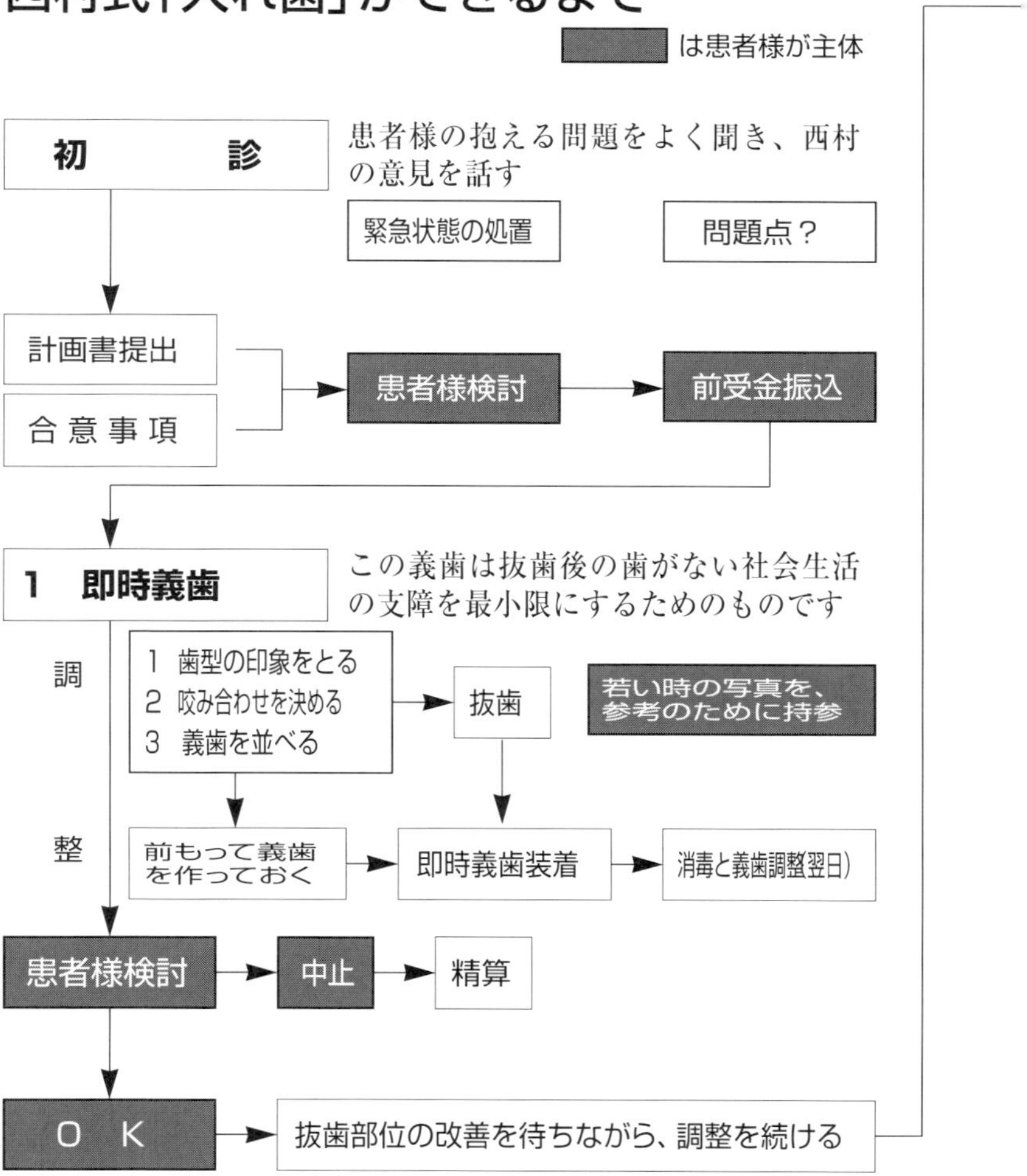

即時義歯を使用した場合は、この義歯をトレーニング義歯に代用

上の入れ歯と下の入れ歯があってはじめて〝入れ歯〟なのに……

「私の母は、あちらこちらの歯医者さんで、何個も入れ歯をつくってもらったけれども、どれ一つとして具合よくおさまる入れ歯はなかった」とおっしゃる患者さんがいました。その方のお母さんが合わない入れ歯にかけた費用は、かれこれ二百万円は下らないといいます。

その患者さんは、ご自身も入れ歯をしていて、上の歯（総入れ歯です）が調子悪いから、ちょっと診てくれといって来たのです。

見せていただくと、調子が悪いどころの騒ぎではありません。口を開いただけで、ストンと外れて落っこちてしまいます。おっといけないともう一度入れなおしても、口を開けるとまたストン。落ちてしまいます。まったく口に合わない、というより、ただあてがっているだけの状態でした。

この患者さんは、下の歯は前歯ばかりが残っていて、奥歯は欠けてなくなっています。下は入れ歯になさらなかったのかと訊ねると、つくってはもらったが、具合が悪かったので、自分で外してそれっきりだそうです。

これで上の総入れ歯が落ちてしまう理由がわかりました。下の歯が前歯だけなのです。口を閉じれば、前歯の部分は咬み合っても、相手のいない奥歯の部分は宙ぶらりんです。上の総入れ歯は前のほうは圧力を受けて沈み、奥のほうは反対に浮かび上がってしまいます。張り付いていたはずの入れ歯は、奥のほうから剥がれてしまうわけです。

咬み合わせの受け皿としての、下の入れ歯を用意しなければなりません。そう提案したのですが、「いや、上だけにしてくれ、下の歯はいらない」との返事です。この患者さんが最初に下に入れたのが、かなり痛みを感じるほど合わない入れ歯だったのでしょうね。それに懲りたこの方は、私が「下の入れ歯もいっしょにつくらなければ意味がありませんよ」といくら言っても、「いや、上だけ」の一点張りです。

はなから無意味な治療はするわけにいきません。

自分の母親のことを持ち出して、要するにお金を使って入れ歯を入れたって、たいして期待はできないと決めつけています。けれど、こうストンストン落ちるようになってしまったのでは困るから、一応くっついているだけの物をつくってくれと言う患者さんに、

「私とあなたのお母さんを診たお医者さんは違いますよ。あなたとお母さんも違うでしょう。絶対痛くないようにしますから、仮の歯を下にも入れて様子をみましょう」

と、なんとか上下をセットで入れさせてもらいました。

この患者さんの場合はすでにかなり進行していて、歯の抜けたあとの土手が低くなっています。歯ぐきがなくなっている状態です。前の歯医者さんがつくった入れ歯が、巨大な圧迫感のある物だったろうことは想像にかたくありません。しかも上の総入れ歯の様子では、咬み合わせはかなり低く、おそらくは、舌の置きどころもない感じだ

ったでしょう。

〝痛い〟といっても、要するに〝苦しかった〟のだろうと私は考えました。仮の歯もできるだけ薄くして、違和感を少なく、舌が自由に動かせるように余裕をもたせました。当座の処置ではありますが、一応は上下の歯を咬み合わせられるようになっています。

上下に仮の入れ歯（トレーニング用義歯）を入れた患者さんは、次の週は用事ができたとかで診察にみえませんでした。よくあることです。思いのほか具合がいいので、歯医者は後回しにしてもいいと考えるものです。

二週めには診察にみえたので、

「ご自分で外してみてください」

と言うと、仮の入れ歯に両手を掛けて、

「あれっ」

と。ぴたりと吸い付いて、そう簡単に外せるものではありません。

「上の入れ歯が落ちてしまうということでいらしたんでしたね。今はどうですか」

「……外れません」

「いかがですか。本格的に入れ歯をつくってみる気になりませんか?」

「ええ、ええ。もうぜひお願いします」

歯医者と患者さんの心のアプローチがきちんとできなければ、入れ歯作りはたいへんな難事業です。こうして患者さんに、その気になっていただくまでが準備段階。ここからが、入れ歯作りのスタートなのです。

入れ歯を入れるプロとは患者さんのほう

患者さんには入れ歯は作れません。何を当たり前のことをと、まあ、怒らずにお聞きください。

入れ歯を作るプロといえば、当然、私たち歯科医であり、技工師です。きちんとした入れ歯、患者さんの口に合う入れ歯を、きちんとした作り方で作り、きちんとした入れ方で入れるのは、私たちプロの務めです。

ですが、待ってください。きちんとした入れ方とは何でしょう。もちろん強引に患者さんの口をこじ開けて、作った入れ歯をねじ込むことではありません。しっくりくるように、なるべく違和感を感じないで済むように、仕上げをしたうえにさらに念入りな微調整をしてフィットさせてあげる。そんな心掛けはいつでももっています。

微調整には時間がかかります。なじむのに時間がかかるというのではなく、合わない入れ歯に我慢してもらえるようになるまで、というのでもなく、一回作ってそれを入れたからといって、おしまいではないということです。

さて、その微調整です。いったい誰の判断で、手直しをしていくのでしょうか。つくる側のプロである私たち歯科医は、手直しの方法は知っています。入れ歯にした結果がわかれば、どう手直しすればいいかもわかります。けれども、入れ歯を入れた感覚、そのために口の中がどう変わったのかは、神ならぬ身の私たちにはわからないのです。当然、どんな微調整がさらに必要なのかも、歯科医にはわかりません。

それがわかる唯一の存在は、そう、患者である皆さんです。歯科医自身が総入れ歯にしていればともかく、自分で入れ歯をしていない歯科医には、入れ歯が入った感覚を想像することさえ容易ではありません。実際に入れ歯をしている患者さんこそ、最終調整の指揮を執る、入れ歯を入れるプロなのです。

歯の治療の中でも、入れ歯というのは特別なものです。第三の歯という呼び方はご紹介しましたが、詰めもの、かぶせものとはわけが違います。部分的な修理ではなく、それこそ〝全取っ替え〟なのですから。

かぶせたものは、患者さんは自分では外せません。詰めたものも自分では取れませんから、いいも悪いもしかたありません。できばえの評価も、一発で決まってしまいます。入れ歯は違います。

充分な時間をくださいと申し上げているのはここです。

型を採ったとおりに仕上げた入れ歯を入れていただきますが、これはトレーニング義歯という名の、仮の入れ歯だと私たちは考えます。何回かは通ってきてください。そして、私たちの最終仕上げを指導してください。

仮の入れ歯を入れた時点で、満足してしまう患者さんが圧倒的に多いのです。それは実は、満足ではありません。一回の型採りで、設計図の見直しを試みることなく終わりにしていいのでしょうか。あなたはともかく、歯は、口は、そしてあなたの体は満足しているでしょうか。

歯の治療、ことに入れ歯をつくって入れるということは、患者さんと歯科医との共同作業です。つくるプロと入れるプロとの、長いおつき合いが大事なのです。

他人事ではありませんが、あの先生は入れ歯が上手だとか下手だとかおっしゃるとき、入れ歯を入れるのに充分な時間をかけてくださったかどうかも考えていただきたいと思います。どう考えても、総入れ歯にせざるをえなくなるまでには、かなり長い間、あなたの歯はないがしろにされてきているはずです。入れ歯を入れるにあたってほんの数か月、時間を割いてもいいのではありませんか。

あっという間にこしらえた入れ歯が、合うはずがない！

歯が抜けた、欠けたで隙間だらけになっている患者さんは、残っている歯にもたいへんな無理がきているのはご説明したとおりです。少なくなった自前の歯も、ぐらぐらして、ガタがきています。説得の効果があって、いよいよ総入れ歯にする決心をしていただいたとしましょう。

今度は、さあ早く入れ歯を入れてくれ、と患者さんは急ぎはじめます。なにしろ、たとえわずかでも、自分の歯が残っていることが、いわば心の支えだったわけですから、気持ちはわかります。悪い影響のある数本の歯を抜いてしまって、何にもない、歯なしの状態で何日も過ごすなんて、まっぴらご免だ、それは当然の感情です。

そんな患者さんには、仮の入れ歯を用意してあげます。まだ、型も何も採っていない段階での間に合わせの入れ歯ですけれど、口の中ががらっぽ、という事態は免れるわけです。

歯を抜いたあとは止血のために縫い合わせてあります。入れ歯作りの第一段階、次はこの糸を抜いて、いよいよ型採りです。型を採るにも、土手は高いほうがいいのか、低いほうがいいのか、患者さんのアゴの具合、いわゆる咬み合わせの状態と相談しながらになります。

技工師さんが入れ歯を作るのに、型を採ってから数日かかります。その間は、やはり仮の入れ歯で我慢してください。

さあ、あなたの口に合った入れ歯ができました。入れてみましょう。しっかり噛みしめてください。しっくりきますか。舌は充分に動かせますか。唾を飲み込んでみたり、物をくわえてみたり、入れ歯のチェックに役立ちそうなことは全部やってみましょう。

たいていの患者さんは、この段階で満足感を味わいます。ちょっと右のほうが強く当たって痛みがあるとか、細かな調整はある程度、その場でもできます。

晴れて全部の歯がそろい、これで何にも不安はない。そう喜んでいただける分には、私たち歯科医もご同慶のいたりです。

けれども、ちょっと待っていただきたいのです。

患者さんは、傷みがきて廃棄処分にした永久歯、自分の歯の代わりに、第三の歯、入れ歯が入って喜んでいます。私たちにも自信がありますから、その喜びは当然だと思います。しかし残念なことに、その入れ歯は、結局、こしらえものにすぎません。患者さんの口に、本当にフィットしているかどうかは、実際のところ、まだ、わからないのです。

これからいろいろなものを口にして試してみることです。その場では気づかない、微妙なすわりの悪さがわかってくるかもしれません。一回や二回の型採りでは、その型のとおり寸分たがわぬ入れ歯ができても、患者さんの口とは、まだズレがあるかもしれません。いや、ズレがあることのほうが多いのです。

今、入った入れ歯は、トレーニング用義歯というものです。この入れ歯の台の部分の材料は、長い時間をかけて、患者さんの口にフィットしていくように工夫してあります。新しい服をあつらえるときにも、仮縫いをして、型紙どおりで体に合うかどうかを確かめるはずです。歯にもそれくらいのことをしてあげていいでしょう。

入れ歯に対する不満が非常に多いのは、たった一回の型採りで、はい、設計図ができた、はい、そのとおりにこしらえた、これをはめれば文句はないはずだ、そういう紋切り型に作られた入れ歯を我慢して入れているのが原因です。

ピッタリ合うか、しっくりくるか、それは実は入れてみて、使ってみてはじめてわかることでもあるのです。何週間か、何か月か、できれば半年ぐらい、通ってきていただきたいと思います。その間にぴったりなじんだトレーニング義歯を使って、本当のあなたのためのオーダーメイド、第三の歯を用意させてください。

西村歯科医院へようこそ

不肖私が院長を務めております、西村歯科医院は、地下鉄東西線は葛西駅、改札を出た真正面の道を渡ったところにあります。小さなビルの三階ですが、信号の手前からでも、ニカッと笑いかける歯医者さんの絵の看板にお気付きになると思います。実は私の似顔絵なのですが。

エレベーターで三階に上がると、すぐに玄関です。真正面が受付になっています。担当の女性がふたり、出迎えてくれるはずです。電話でアポイントメントを取っていただくのが原則ですが、受付にいらっしゃったら、診察カードにお名前と来院の目的を記入してください。

受付の前のソファーで、順番が来るのを待っていただきます。

待合室の雰囲気は、何より患者さんをリラックスさせるようなものを心がけています。歯が痛むに違いありません。どうせ診察台に座るなり歯を引っこ抜かれるんだろうと脅えていらっしゃるかもしれません。あるいはどなたかの紹介で来院したものの、本格的な入れ歯を作ってもらうのがはじめてであれば、さぞかし不安でいっぱいでしょう。

少しでもくつろいでいただけるように、照明やBGMにも気をつかいます。最近ではBGVなるものも登場して、静かな波打ち際とか、おだやかな日差しと植物の緑などが目を和ませてくれます。

でも何よりも大事なのは、玄関や待合室、診察室が清潔であることです。

「歯の健康は、口の中を清潔に保つことからはじまります」

「できれば毎食後、でなくても夜寝る前には必ず、なるべく時間をかけて、ていねいにブラッシングしてください」

そんなことを患者さんに言っておきながら、自分たちの診療所が散らかっていたり汚れていては、どんな患者さんにも信用していただけなくなります。

歯医者でも一般のお医者さんでも、診療・治療がスムーズに運ぶためには、医師と患者さんの信頼関係が必要です。患者さんのことは患者さん自身が誰よりもよくわかるのですから、医師は患者さんの言われる症状を判断の拠りどころにするしかありません。患者さんが医師を無条件に信頼してくださらなければ、本当の声を聞かせてもらえなくなります。

信頼できない医師の処方箋通りに指示を守っていただけるとも思えませんし、どうせ治療もあてにならないと思われては、治るものも治らなくなってしまいます。

まずは第一印象から。医院の顔である受付に、好感をもって立ち寄っていただくのも、医師の側の役割でしょう。

私たちスタッフ一同も、さわやかな笑顔を忘れないようにして、いらした患者さんに声をかけます。

「やあ、いらっしゃい。どこが悪いようですか?」

入れ歯の患者さんに最初にうかがうことは

入れ歯をなんとかしてほしいといって来院される患者さんたち。何年か前に入れたものの、どうやらこれは〝合わない入れ歯〟だったらしい。あるいは部分的な入れ歯で長年こらえてきたけれど、残っている自前の歯もとうとう寿命らしい。あ〜あ、いよいよ総入れ歯にするしかないのか……。

不安半分、絶望半分、そしてその両方にまたがって、無数の不平の種が埋め込まれています。入れ歯に舌が当たっていやだと言ったのに相手にされなかった、前歯だけでも自分の歯を残したいと部分入れ歯にしたのに、削られたせいで前歯もグラグラするようになった、等々。

そんな患者さんの不満の中から、治療のヒントが見つかることもあります。患者さんの歯に対する考え方もわかってきます。何よりどんな入れ歯を入れてほしいのか、患者さんの望んでいることがはっきりしますし、話を聞いているうちに患者さんの歯のこれまでの経歴を教えてもらえば、これからの治療の方針も立てられるというものです。

不安がっている患者さんは、最初のうちは、自分からは話し出さないこともあります。私のほうから話を切り出して、患者さんの口を開かせるのも歯医者の腕前です。

長年にわたって口に合わない入れ歯で我慢していたり、歯の抜けたあと、あるいは入れ歯を外してしまってそのままにしていた患者さんの歯とアゴは、多くの場合、咬み合わせが悪くなっています。アゴの位置がずれてしまって、その悪影響が体のほかの部分に及んでいることもしばしばです。

診察台に座るまでの、歩く様子でそれと察することもできます。表情を見て、まぶたが重そうだとか、唇が歪んでしまっている、などといったことで症状がわかることもあります。

「ずいぶんひどい肩こりのようですね。腕が上がらないようなことはありませんか」

などと声をかけてあげると、驚いた顔をして、

「見ただけでわかるのかね。いや、実際、書きものをするのがつらくてかなわないんだよ」

と返事が返ってきます。

咬合病が引き起こす、さまざまな症状は、第三章でお話ししたとおりです。歯とアゴの咬み合わせと、表情や体のあちらこちらとの関係については、いささかなりとも心得がありますから、それが話のきっかけをつくるのに役立つのです。

それどころか、新しい入れ歯を作るにあたっても、咬合病の解決を先に考えなければならないこともあります。

入れ歯を入れるためには、何週間か何か月にわたって通院していただく必要がありますが、その間に少しずつ、咬み合わせを本来の位置に戻していく工夫をすることもあります。

アゴの位置はズレていないか——咬み合わせの点検を最初に行う

アゴの位置が大きくずれてしまっているようでは、そのままで入れ歯をつくっても話になりません。咬み合わせが狂っているのに、的確にフィットする入れ歯が入れられるはずはないでしょう。

そんなときは、スプリントといって、歯ぐきの上にはめ込む〝簡単な入れ歯・の・ようなもの〟を使って、時間をかけてズレを直していくことになります。

歯の矯正をした経験がある方ならおわかりでしょうが、何本かの歯の並び方を正すだけでも、たいへんな時間がかかるものです。ましてや下アゴ全体の位置がずれてしまっているのです。患者さんには、何回も通院してもらうことになります。

スプリントを入れて咬み合わせを調節すると、とたんに重たかった気分が晴々としてきたり、とろんとしていたまぶたがすっきり見開かれたりします。

一週間たち、一か月たち、少しずつアゴのズレを修正していくと、肩こりだ頭痛だといった不快な症状が次第に治まっていくものです。それはそうでしょう。原因になっていた不正咬合が、いまやなくなろうとしているのですから。

ただし、歯の咬み合わせが悪かったり、アゴの位置がずれていたりが原因で、頭痛やひどいこり症、腰痛などに悩むことになるといっても、反対に、骨盤のずれ、骨格の歪みがもとになって、そのしわ寄せで歯痛やアゴのズレが起きていることもあります。歯とアゴの症状と、全身に出る不快な症状とは相互作用をなしている、そのことも忘れないようにしてください。

原因がむしろ体のほうにあると判断できるときには、鍼やカイロプラクティックの治療を勧めることもあります。私たち自身もそうした方面の勉強をしています。少しでも歯の治療に役立てることができれば、と考えてのことです。

入れ歯を入れる、階段を一段ずつ昇るように

歯はたいせつな骨格の一部、その歯を支えるアゴの問題を解決しながら、入れ歯を入れるための準備がはじまります。

誰です、前の入れ歯はどうも具合が悪かったんで捨ててしまった、さっさと型を採って新しい入れ歯を用意してくれ、なんてせっかちなことをおっしゃるのは。そんなにせかして作らせるから、前の入れ歯もしっくり合うものに仕上がらなかったのではありませんか？

私たちは歯科医を志し、その道で食べさせていただいている者です。私たちにとっ

て一番の喜びは、立派な入れ歯が入って快適な歯の健康生活を取り戻した患者さんに接することです。どうかそのために、私たちの力量を存分に発揮させてください。

急場のしのぎが必要ならば、できる限りの相談に応じる用意はあります。けれどもそれは応急処置にすぎません。完成品——私たちも胸を張れる、患者さんにも心から喜んでもらえる入れ歯を作るには、どうしても時間が必要です。袖擦り合うも他生の縁、どうかしばらくの間、私たちにおつき合いください。

かと思えば、こんなことを言う患者さんも、中にはいらっしゃいます。

「部分入れ歯をしていたが、残っていた歯も使いものにならなくなったのはもうわかっている。もう総入れ歯にすることに決めたから、早く引っこ抜いて楽にしてくれ」

いいですよ。最後の一本を抜くという、その決断をしていただくのが、入れ歯作りの全工程の中でも最も難しいことなのですから。

それにしてもどうしてこんなに急ぐのでしょうか。急がば回れ、といいます。ていねいに時間をかけて、今まで数十年にわたって痛めつけられてきた口の中をリフレッシュさせてあげようではありませんか。

こんなにあります、不合格の入れ歯

患者さんが総入れ歯の経験者である場合、以前の入れ歯がどんなにひどいものだったか、ありとあらゆる憤懣《まん》をぶつけてこられるものです。

「口に入れると違和感っていうんですか、それがあって、どうしてもなじめなかったんです」

これは最初のうちはしかたがありません。なんといっても入れ歯は自前の歯とは違います。明らかに〝異物〟なのですから。

「でも、一週間、二週間と、我慢して入れていたけど違和感がなくならないから、これは合っていないんじゃないかと先生に相談したんです。先生の言うセリフは変わりませんよ。何回言っても、〝じきに慣れますよ〟としか言わないんだから」

ドキッ。身に滲みるお言葉です。このセリフ、確かに入れ歯をつくった歯医者さんの常套句。そう言うほかはないというか、口のほうでも入れ歯になじんでもらうことが必要というか。

そんなときには、どこかにしっくりこない原因があるのではないかと考えて、入れ歯の咬み合わせが高すぎやしないか、それとも低すぎるのではないか、あれこれと検討するべきなのはもちろんです。

その手間を惜しんで、患者さんに不信感を植えつけてしまう歯医者さんが実在するというのは、同業者としてお詫びするしかありません。

入れ歯を作るには時間がかかります、と言っている歯科医のほうが、自分では手間ひまをかけるのを億劫がる――本当に寂しい話です。

その〝合わない入れ歯〟を見せていただくと、ああ、悲しいことに、まことに粗雑なつくりになっていることがほとんどです。

義歯床の奥のほうは、歯を噛みしめたとき、剥がれやすい部分です。ここには〝後縁封鎖〟といって、口蓋の粘膜に沈み込むように、しかし決して不快な圧迫感を与えないように、〝蓋〟を閉じてしまう細工が必要です。

この部分に関しては、患者さんから「入れ歯の床が上アゴの奥に当たって吐き気がする」といった指摘があるからでしょう、不充分な〝封鎖〟で、いつ剥がれ落ちても不思議ではない、といった体たらく。

咬み合わせの高低もあります。美的な側面が頭に入っているのか疑いたくなるような、通りいっぺんの歯並びにしていることもあります。そして、しばしば患者さんに見捨てられてしまう〝悪い入れ歯〟に共通しているのは、台座の部分、義歯床の面積がおざなりであるところです。

歯ぐきと口蓋に吸着して離れないようにするには、充分な面積がやはり必要です。といっても、肉厚で巨大な〝床〟だと、今度は窮屈で患者さんには息苦しいだけです。広い接着面を確保しながら、舌や筋肉の動きのじゃまにならないように配慮しなければなりません。大きすぎず、小さすぎず、そんな〝中庸〟の広さがあるはずなのです。

残念ながら、患者さんからのクレームで「舌が充分に動かせない」というものが多いためでしょう、いやに小さな、人工歯の下に添え物のように床をつけただけの入れ歯が多いことは否定できません。

これではいくらなんでも、入れ歯が安定するわけがありません。まずは入れ歯の条件は、歯ぐきとその周辺をすっぽりと覆って、雪原を歩くカンジキのように、吸着面を確保することですのに。

受け入れてもらえなかった〝不合格の入れ歯〟を見せていただけた場合には、不良箇所をしっかりチェックして、新しい入れ歯作りの参考にします。もって他山の医師とすべし、同じ過ちをおかしては患者さんに笑われますものね。

患者さんの不満の声をよく聞くことが、私たち歯科医にとっても役に立つのです。診療・治療の際には、遠慮なく細かいことでも〝愚痴って〟ください。

押して痛む歯ぐきの上にも、入れ歯はのせられる

入れ歯はカンジキのようなもの、と申しました。あくまで邪魔にならない範囲ではありますが、なるべく広い面積を覆って吸着させなければ、外れて落ちる心配は御無用、といいきれません。

カンジキの譬《たと》えでもうひとついえるのは、総入れ歯経験者の方の歯ぐきの状態です。カンジキが踏みしめる雪原と同じで、アゴのほうもザクザクと歯槽骨が砕けていることが多いのです。

歯が生えていれば、支える歯槽骨もまだ元気。歯槽膿漏のために溶けて流れて後退

しても、まだその盛り上がりは充分、入れ歯をかぶせるための手がかりになります。ところが支える相手の歯がなくなると、気が抜けてしまうのでしょうか、歯槽骨の溶解はスピードを早めます。ひどいときには、何の手がかりもないところに、義歯床を吸着させせなければならないことになりかねません。

始末の悪いことに、歯を失った歯槽骨はしばしば、ギザギザにささくれだって歯肉の下に残っています。歯ぐきの下の歯槽骨がどんな状態か、それを調べておくのも入れ歯作りの最初のプロセスです。

歯ぐきをグイグイと指で押さえて痛むかどうか、チェックします。おっと、やはり痛みますか。ちょっと力を入れすぎたかもしれません。

この検査を簡単に済ませるわけにはいきません。指で押しても痛むぐらいですもの、そこに入れ歯がのっかれば、当然もっと痛いはずです。歯槽骨の具合が悪い箇所には、噛んでも圧力があまりかからないように入れ歯を調整します。痛い箇所が多いようだと、困りましたね、入れ歯をもっぱら支える役割は、どこに請け負ってもらいましょうか。場合によってはメスを入れて、歯槽骨をあえて削ることもあります。

部分的な入れ歯は危険です

部分的に入れ歯にしてある患者さんが来院されるとき、そろそろ総入れ歯に、との心づもりでいらっしゃるわけではありません。

その部分床義《しょう》歯（部分入れ歯）――パーシャル・デンチャーなどと称しますが――を、ちょっと手直ししてもらいたいというケース。あるいは残っている自前の歯のほうがトラブルを抱え込んだようだ、その歯だけを治療してくれればいいという患者さん。

自前の歯と部分入れ歯との間には、汚れがたまりやすいものです。当然、虫歯や歯槽膿漏にもなりやすく、結局、一本減り、二本減りして最後は総入れ歯に落ち着くものです。私の経験からいって、奥歯のほうから〝ダメ〟になっていって部分床義歯を作った場合は、ほとんど一〇〇パーセント、遠からぬ将来、総入れ歯を作ることになります。

時間がたてばたつほど、入れ歯を支えてくれる歯槽骨の吸収は進んでしまいます。どうせいつかは総入れ歯になるのなら、鉄は熱いうちに打て、まだ若い間に入れたほうがいいとお勧めする所以です。

部分床義歯もブリッジを渡して支える方法は、特に注意しなければなりません。

ブリッジの周りにもまた汚れや食べカスがたまりやすいことはいうまでもなく、おまけに部分床義歯を支えるという大任を任されていますから傷んでぐらつきやすくなります。

俗に〝ゆっくり抜歯〟といって、ブリッジがじわりじわりと、残っている歯を引き抜いていくのです。

総入れ歯へ
——でもやっぱり残っている歯を抜きたくない方には

部分床義歯の患者さんを診察して、これは思い切って総入れ歯にしたほうがいいと勧めることになりました。そのままでは、咬み合わせをはじめとするトラブルが続出するであろうこと、残されている自前の歯がすでに老朽化がはげしいことなどを説いて患者さんに納得していただきます。

自前の歯に、実際の問題点がある場合は説得しやすいのですが、今のところはその歯でも役に立つ、部分床義歯のほうの手直しで当座の処置は終わるような場合には、説得も容易ではありません。

すっきり総入れ歯にした場合の咬み合わせ調整で、どんなに快適な状態になれるのかを説明します。部分床義歯のままでいることが、どんな負担を患者さん自身にかけることになるかも説明します。

決して無理じいするようなことはありません。自分自身の歯がまだあるという心強さは、ある程度の不快な症状を我慢してでも捨てたくはないものです。

不都合を感じて歯科医の門をくぐり、診療台に座らされて気分はマナイタの上の鯉、医師の言うなりになるしかなくて、いやおうなく歯を抜かれて総入れ歯にされてしまった――間違っても、そんな被害者意識をもたれてしまうようなことがあってはいけません。

部分床義歯のままで、自前の歯には手をつけないでくれと患者さんが要望された場合には、総入れ歯感覚で部分床義歯を作り直すことになります。

さきほども申しましたように、支えの少ないブリッジは歯に対する負担が大きすぎてあまりいい方法ではなかろうと私は考えます。部分床義歯を支えて安定させるのは、総入れ歯同様ていねいな型を採ってこしらえた義歯床の役割だと思うのです。

こんな方法で抜歯するから痛くないのです

自分自身のことをお話ししたいと思います。実は私の歯もすべて人工の歯なのです。といっても、総入れ歯ではありません。

私自身が咬合病で苦しんだこともあり、さまざまな咬み合わせと体に現れる症状との関係を調べるために、歯をすべて削ってしまったのです。高低、左右、いろいろに咬み合わせを変えた人工の歯をその上にのせて、自分を実験台にして研究を進めたのです。

歯の咬み合わせに関してなら多少は発言する資格があると自負しているのも、そうした研究の積み重ねがあるからです。

その過程で、鍼麻酔とかツボといった東洋医学の奥深い世界にも触れることができました。この知識と経験は、診療・治療の際にも大いに活用されています。

メンタルな部分が肉体の機能にどれほど影響を与えるかといった、心と愛の問題にも注意を払うようになりました。非常に卑近な例ですが、患者さんに接する際の気持ちです。よく「相手の身になって」ということをいいますが、麻酔の注射をうつとき、抜歯するとき、自分が患者だったらどんな態度で接してほしいかを考えるのです。笑顔を絶やしてほしくないだろうな、気持ちを落ち着かせるひと言がほしいな……実に簡単なことですが、やるかやらないかでは本当に大違いです。

さあ、総入れ歯にする決断をした患者さんの抜歯です。

普通の虫歯でも、歯を抜かれるときは痛みを想像して恐怖と不安でいっぱいになることでしょう。ましてや自分自身の歯とのお別れです。せめて痛みだけでも、ほとんど感じないようにしてあげたいものです。

腹式呼吸でリラックスする方法を教えてあげます。低周波振動器や鍼を使って、ツボを刺激することによって、より気持ちが楽になったり、麻酔の注射も必要ないほどの鎮痛・鎮静効果が上げられます。

私たちの医院の患者さんで、治療で痛い思いをしたという方はいらっしゃらないのではないか、とひそかに自負している次第です。

歯を抜いたら普通にそのあとを糸で縫い、その日はこれでお帰り願います。歯が一本もなくなって、それだけで不安な気持ちにさいなまれるという方もあるかと思います。前もって相談していただければ、仮の歯を入れて帰っていただけることもあります。

即時義歯――一応の完成品ができるまで、これからしばらくの間はトレーニング用義歯という仮の歯をつけていただくことになります。ですから、抜歯直後に用立てるのは〝仮・仮の歯〟ということになるでしょうか。

この次は、二、三日後の都合のいい時間にいらしてください。抜糸して、今度はそのトレーニング用義歯というものを用意することにしましょう。

あなたの歯ぐきの型を採ります。口の中の細かな部分まで

歯を抜いたあとは、どんな具合ですか？　もう、痛んだり疼いたりすることはありませんね。触ってみることにしましょう。指で押さえても、平気ですね。歯槽骨のほうも大丈夫なようです。これなら、きっと満足のいく入れ歯ができますよ。

今日は、トレーニング用義歯のための型を採ります。

さあ、これを口にはさんで、ぐっと噛んでみてください。このU字型（V字型といったほうがいいですかね）の金属製の型枠は、日大型Wトレーといって、ほとんどの歯医者さんで使われているものです。その型枠に、白い練り物——樹脂のセメントと

でもいったらいいのでしょうか、それが盛ってあります。

あなたの歯ぐきの型を採るのです。この型を使って、トレーニング用義歯を作ります。トレーニング用義歯は何か月かの間、あなたの歯ぐきと口蓋の粘膜を刺激して総義歯を受け入れられるように訓練します。同時に細密な部分まで口の中の型を採る役割もあります。

最後に、トレーニングと型採りがこれで充分となったら、いよいよ本義歯――完成品を作ることになります。

これから長いおつき合いです。あらためて、どうぞよろしく。

そうそう、アゴを中心にしたあなたの顔のサイズを測定させてください。トレーニング用義歯にしろ本義歯にしろ、収まる場所の広さがわからないことには、こしらえようがありませんものね。

妙な金尺のようなものが出てきましたが、これで寸法を測るのです。オーダーメイドの服と同じです。きちんと正面を向いてくださいますか……。

はい、これで次回からはトレーニング用義歯が登場します。

〝ドクター・ホワイト〟が再びあなたを美人にする

先日の診察のとき採った型をもとにしてつくったのが、トレーニング用義歯です。入れ歯の台座をつくるために採る型のことを、私たちは〝印象〟と呼んでいます。「正確な印象を採ることが総義歯作成のすべてである」なんていうわけです。で、今の段階では先日一回採った印象だけしかないわけです。これからトレーニング用義歯を使って、口の中の微妙な凹凸や、筋肉と舌の動きの影響を、何度も何度も印象に採り、修正して、微調整を加えて、最後は完成品——本義歯のための最終印象を採ります。印象というのは、英語で〝イメージ〟といったほうがわかりやすいかもしれませんね。

さあ、その最終印象を採るまでは、新しい総入れ歯が入るための準備を口の中の粘膜にしてもらわなければなりません。受け入れ準備ですね。

総入れ歯が入るということは、下アゴは歯ぐき全体を、上は歯ぐきと口蓋の大半を覆ってしまうのですから、口の中だって準備が必要でしょう。それに、あなたがこの間まで使われていた部分床義歯だと、咬み合わせがちょっと低かったような気がしませんか？　歯を噛みしめようにも力が入らなかったでしょう。

なんだかずいぶん口のあたりがクチャっとした、つぶれた感じだなあって思えたんですよ。まだお若いのに。あなたは本当はもうちょっと咬み合わせが高かったはずですよ。ちゃんとした入れ歯が入れば、絶対元どおりの美人になりますよ。それにもっと力が込められるようになります。ということは、歯ぐきや口蓋の部分にも圧力がしっかりかかるということです。

今までは何のプレッシャーも感じていなかったようなものですからね。そういう圧力にも耐えられるように〝体力〟をつけていただかなければ。

体力と同時に、歯ぐきとか、口蓋とかの粘膜の〝健康〟も取り戻していただきますよ。入れ歯をかぶせちゃうんですからね。その下の粘膜が、今は荒れた状態です。トレーニング用義歯にティッシュ・コンディショナーという薬剤を塗って装着しますが、これにはそういった粘膜をケアする働きがあります。

もうひとつ、トレーニング用義歯の〝印象〟は、まだ粗雑なものです。これから何回も印象を採りなおすと申し上げたのを覚えていますか？　そのために、この間印象を採ったシリコンと同じような印象剤を塗っておきます。今、助手の人が練ってくれています。この印象剤は、通称ドクター・ホワイトというんですが、時間をかけてゆっくりと固まっていくんです。その間に舌も動かすし、お喋りをしたり食事をしたりで筋肉が動きますよね、そんな動きの影響も教えてくれるんです。

さあて、トレーニング用義歯を入れるとしましょう。噛んでみてください。どうですか。冷っこいでしょうけれど、ほかに変な感じはしませんか。少し咬み合わせを高くしておきましたから、口の中がゆったりしているでしょう？　う〜ん、やっぱり素敵な唇をしていますよ。

血圧も思いのまま!!

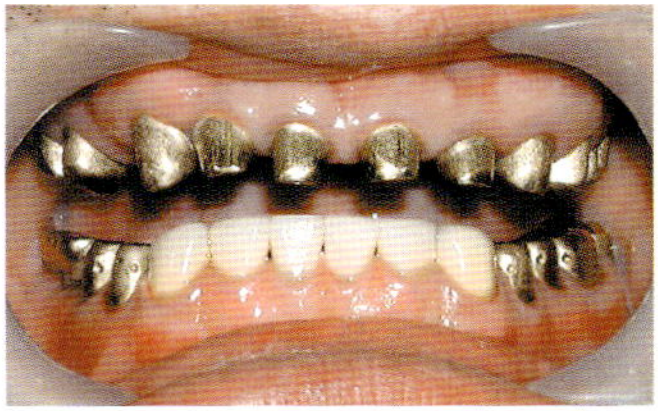

削った歯にさまざまなタイプの歯（右）をかぶせて、咬合と体の関係を体験・研究。

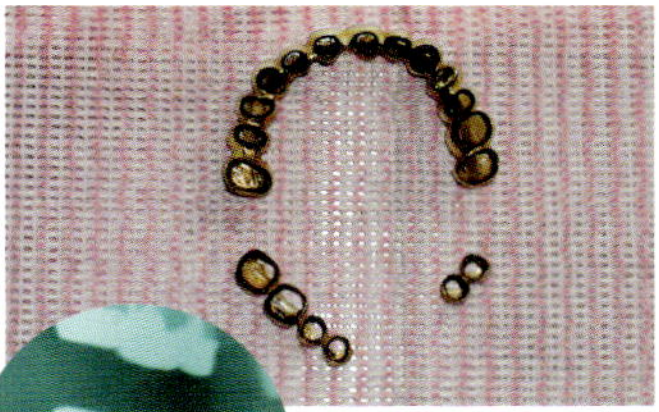

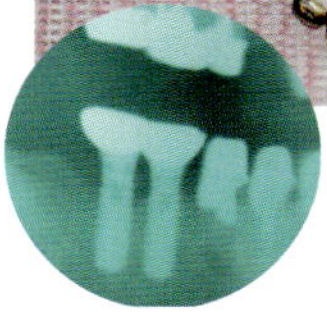

体験のため右下の奥歯は5年前にインプラントに。

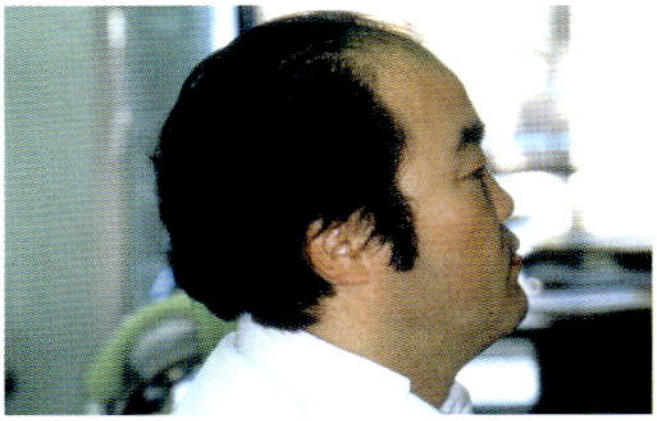

咬合と顎の位置を変えただけで、首がつまって血圧が上昇。手のシビレ、不眠症に…。

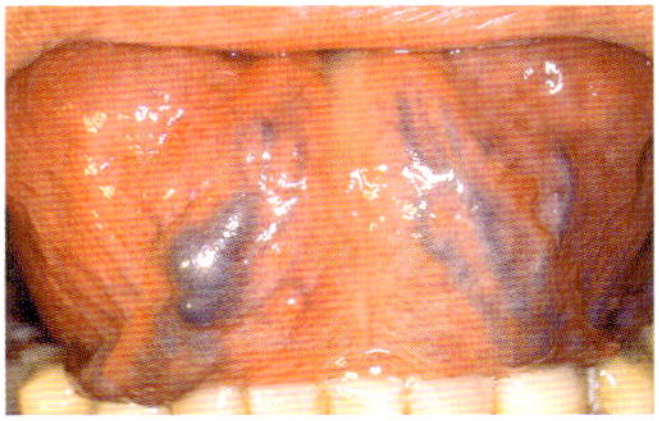

この写真のために一週間私自身の体で実験。舌の裏の血管が怒張しています。

自分自身の歯を削り、さまざまなタイプの歯をかぶせて実験・研究したから、血圧の上げ下げも思いのまま。
こんな状態でも、約一時間くらいで治せます。

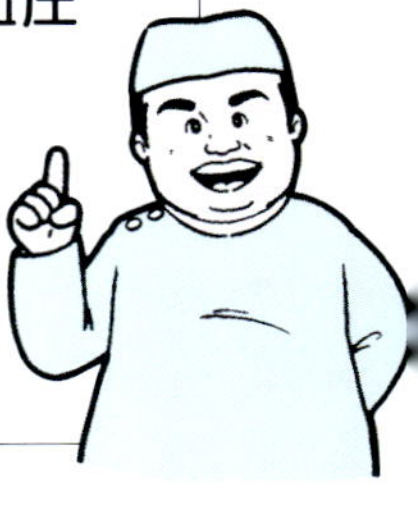

入れ歯で卒中を予防!!

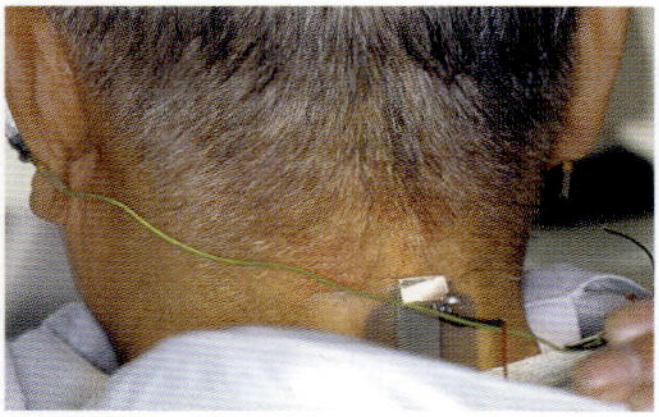

奥歯が両方ともない人の首。硬く凝っているうえ、項頸部に紅斑が見られます。

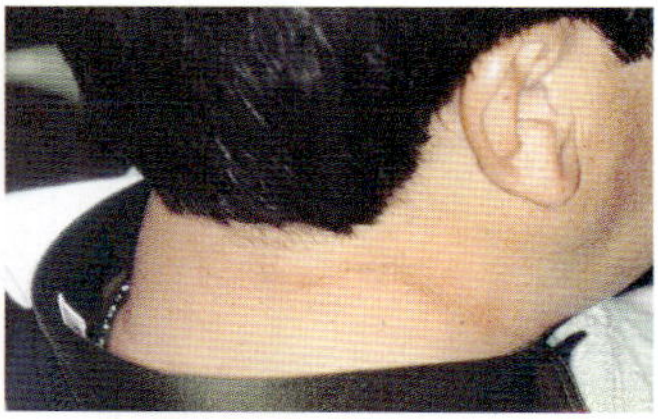

この凝りは非常に危険。このまま放置すれば、60代で卒中になる恐れが…。

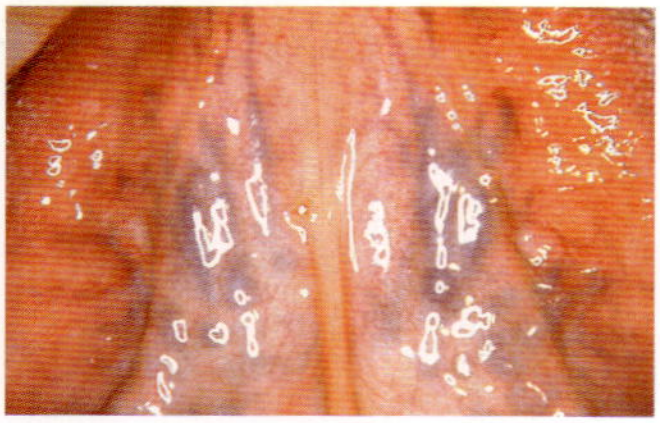

薬を飲んでも160mmHgより下がらなかった血圧が、135mmHgになったときの舌。

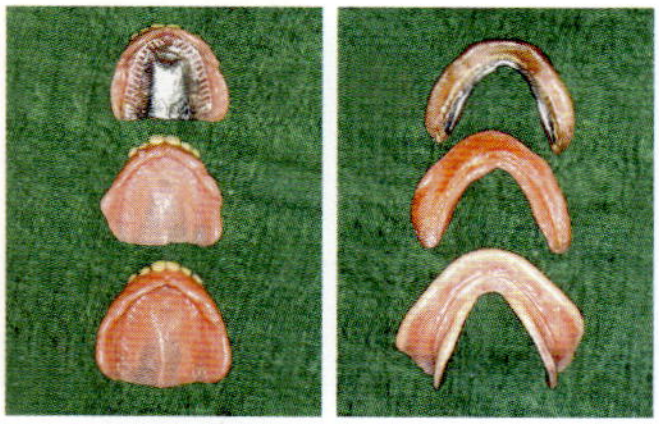

左の人が昔入れていた入れ歯（上と中）。下は私が作った入れ歯。違いを見てください。

「卒中窒息説」があるように、首の凝りは、諸悪の根源。
でも、入れ歯でそれが解消するとしたら…。

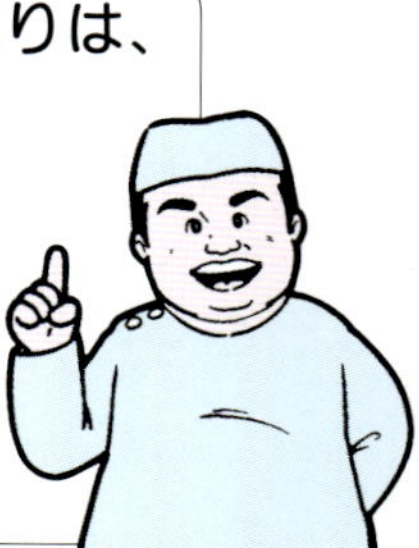

体のゆがみが正常に!!

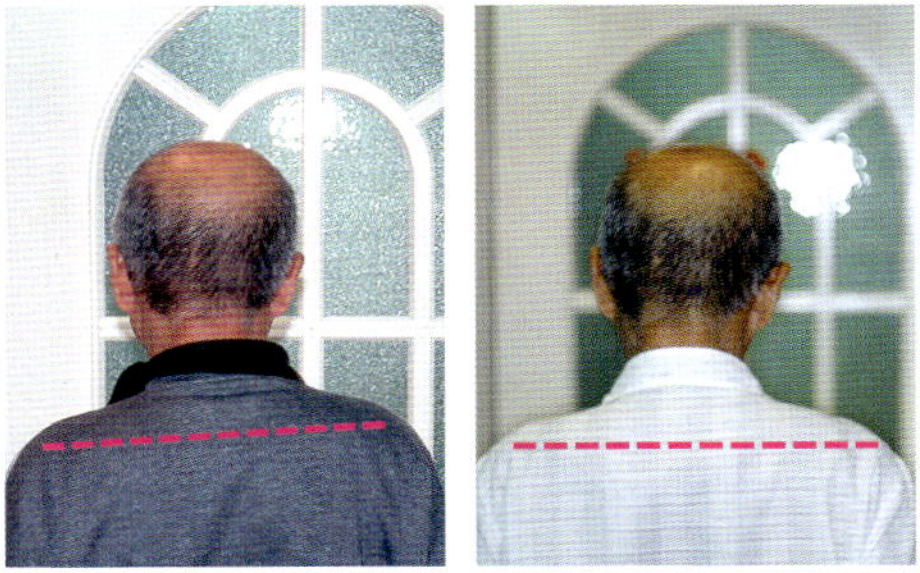

義歯の咬み合わせを調整して約10カ月で、首の凝りも消えて、肩の高さが揃ってきました(右)。

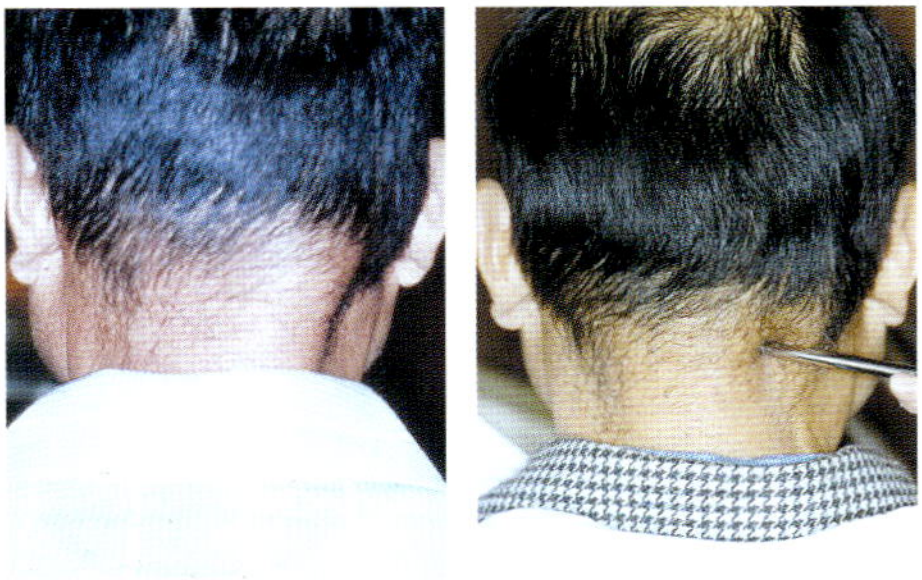

右でしかかめなかった人の首筋には異常な凝りが…。総義歯にしたところ、凝りも消えて180mmHgの血圧が135mmHg程度にまで下がりました。

体は寄せ木細工のようなもの。
一つが狂えば、その影響はやがて
全身にまで
及びます。

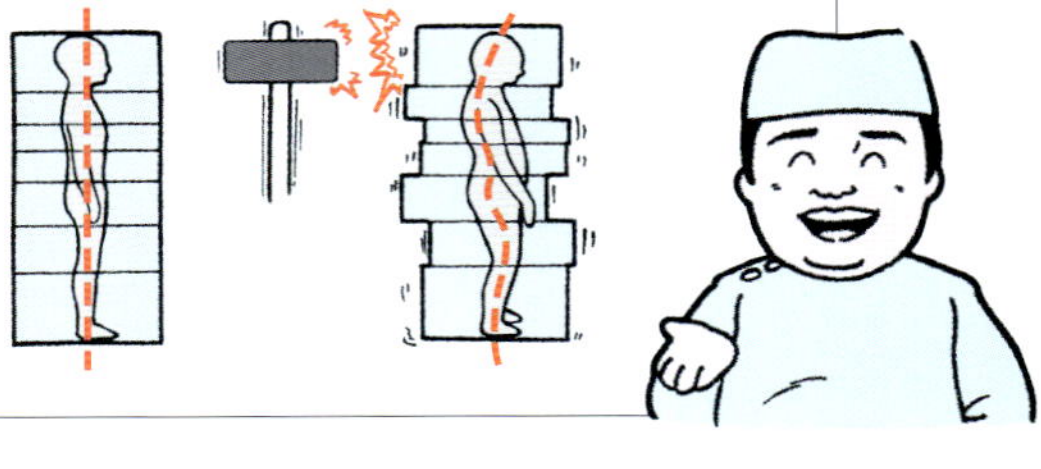

15年来の耳鳴りも解消!!

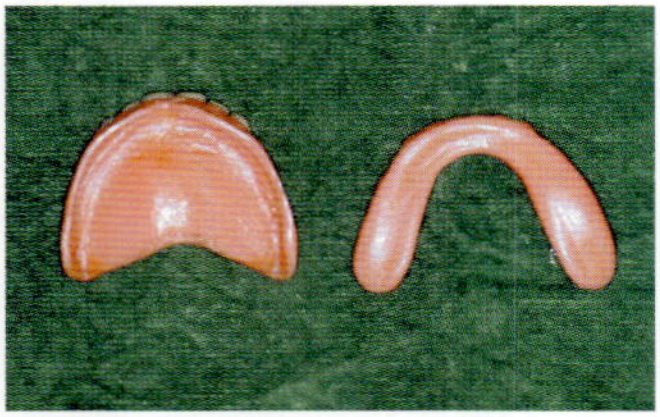

心臓の手術でかなり痩せていた82歳のおばあちゃんが入れていた入れ歯。

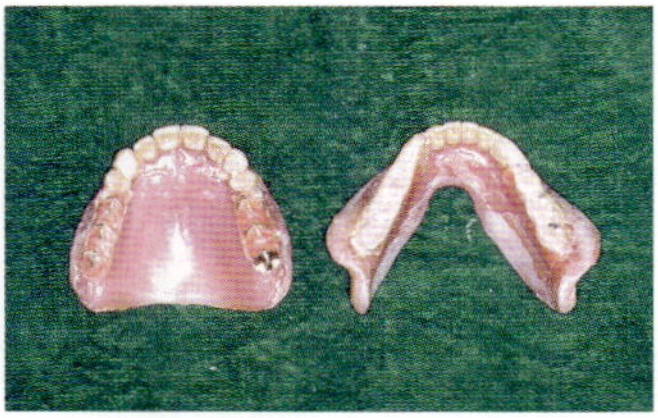

左の他にも、これまでに作った入れ歯が15組もあるそうです。上は西村式の調整用入れ歯。

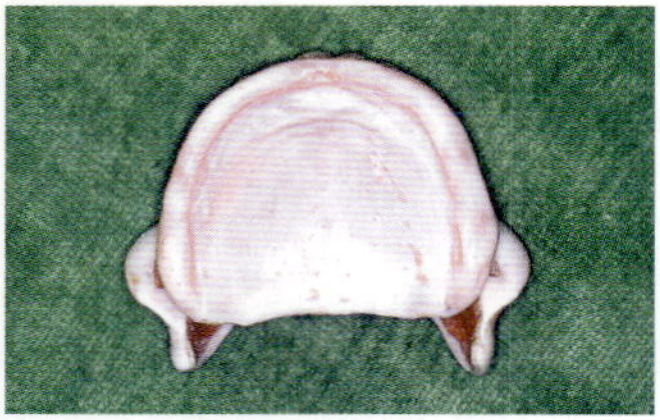

顎の位置が改善され、目も大きく開き、足腰がしっかりしてきたころの調整用入れ歯。

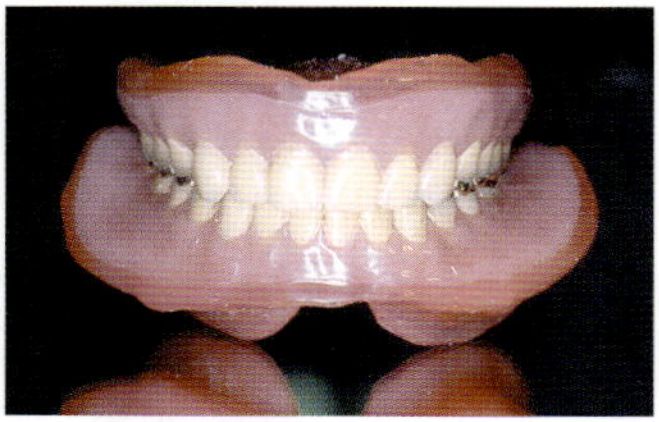

最終的に完成した西村式入れ歯。

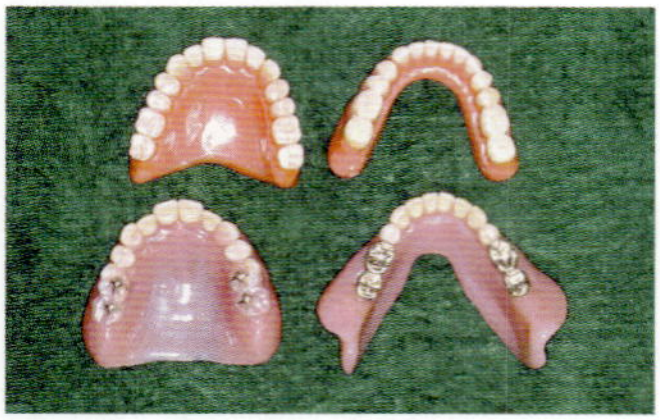

昔の入れ歯（上）とこれだけ違う調整用入れ歯（下）。右は15年来の耳鳴りも解消した87歳の顔。

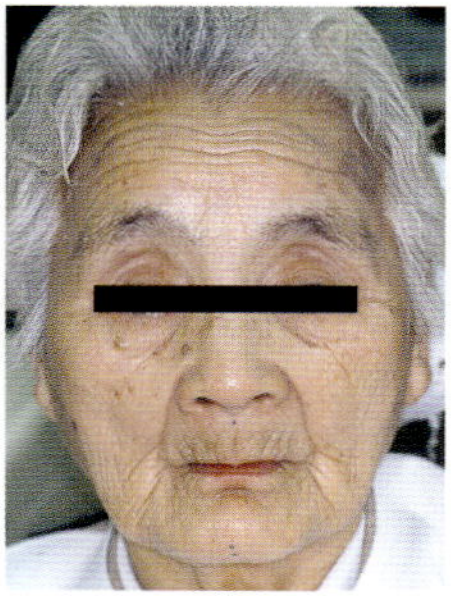

入れ歯で10歳若返る!!

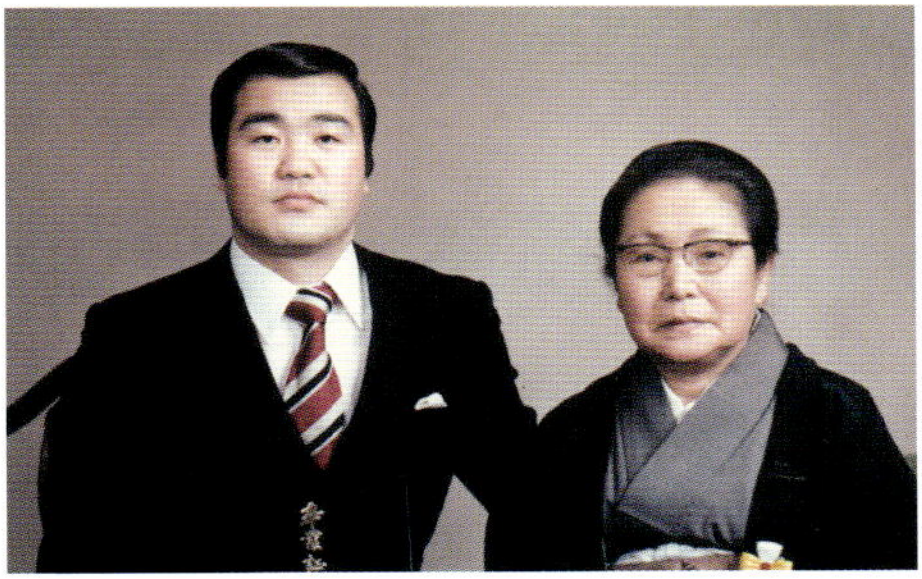

左の写真は、筆者が歯科大を卒業したときの記念に、68歳の母と一緒に撮影したもの。

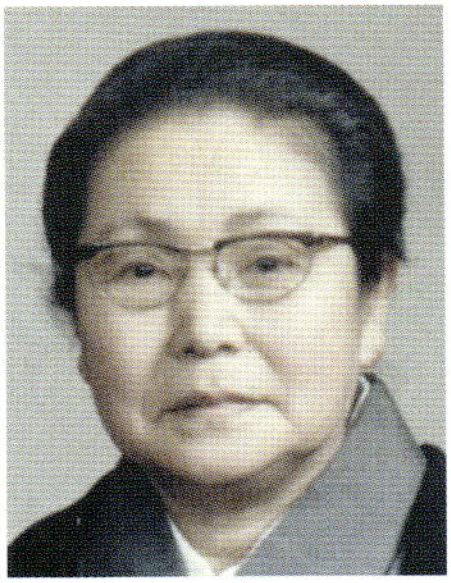

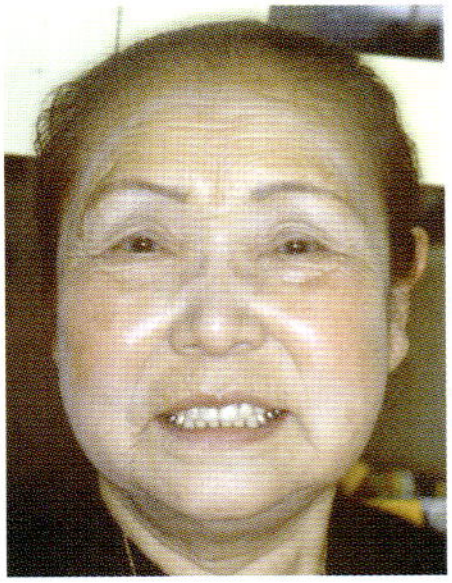

右の写真は78歳の母。68歳（左）のときと比べるとどちらが若く見えますか？そしてこの違いが、入れ歯にあるとすれば!?

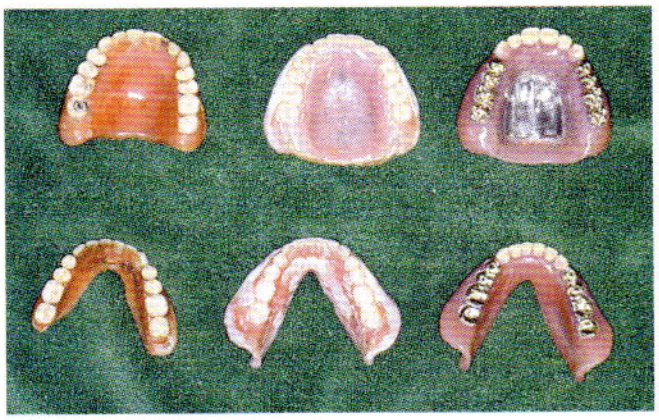

左は以前母が入れていた入れ歯。中は調整用の入れ歯。右が西村式入れ歯。

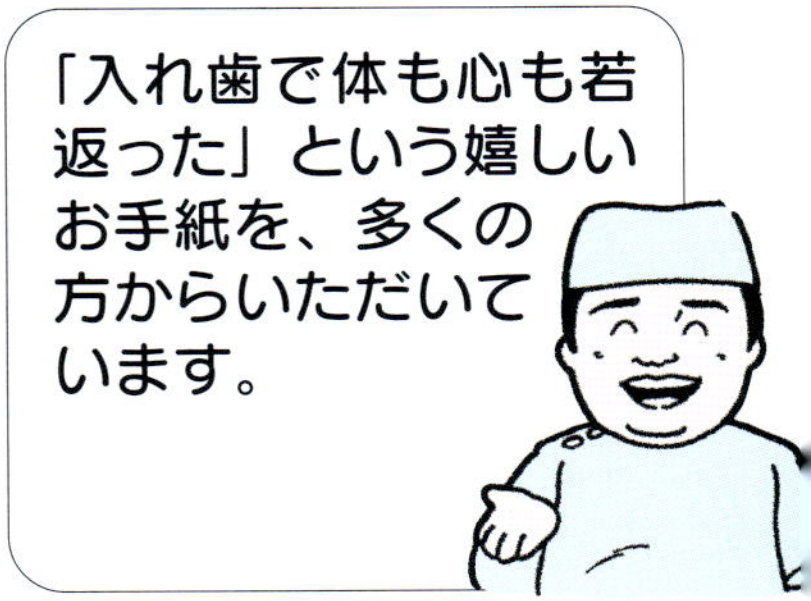
「入れ歯で体も心も若返った」という嬉しいお手紙を、多くの方からいただいています。

目元パッチリ、首筋スッキリ!!

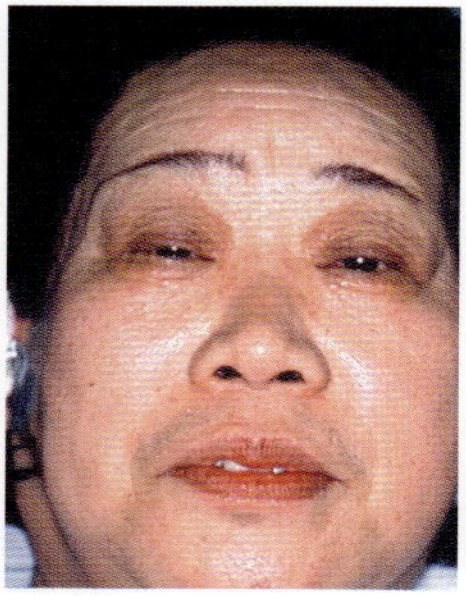
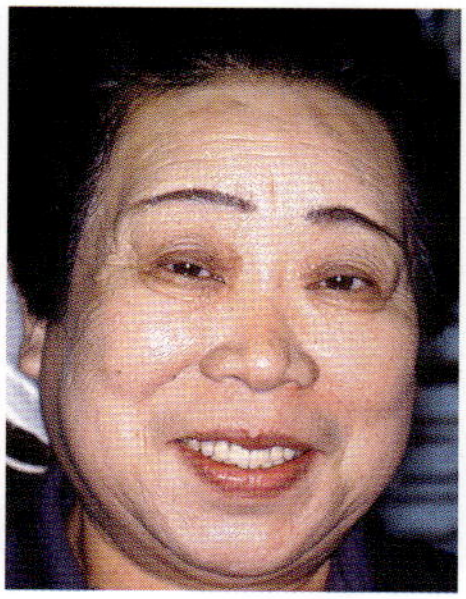

口元はしっかりとし、目元はパッチリ開き、何より首筋がスッキリして顔全体の鬱血が消えました（左）。

以前、治療した方に、10年振りに会ったときは、手入れが悪く、虫歯と歯槽膿漏が進行し、咬み合わせは壊滅状態。その結果、首・肩が異常に凝り、高血圧で降圧剤を多量に服用していますが、いつ倒れても不思議ではない状態でした。

総入れ歯で咬み合わせを完成させると、見違えるような顔貌になりました。

一番心配だった高血圧症も治り、「内科の先生にお薬の必要はないですよと首をかしげながら言われた」と笑いながら報告されました。

それから10年、来院された娘さんは「他界した母は、自慢の入れ歯を作っていただいたことを最後まで感謝していました」と話されました。

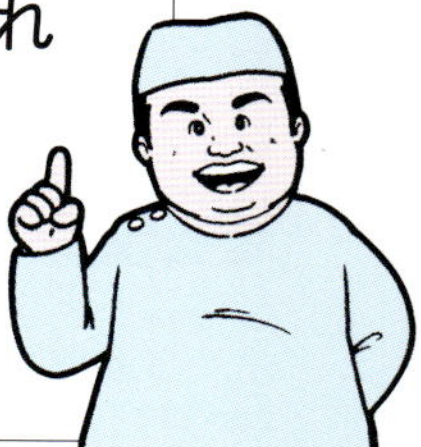

入れ歯にしたら毛がはえてきた!!

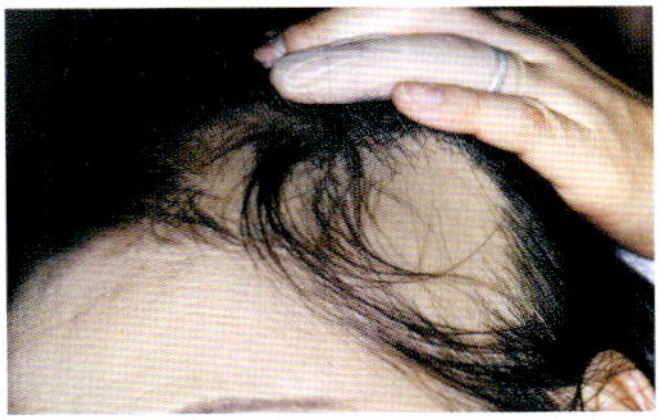

抗がん剤の影響なのか、ひどい抜け毛に悩まされていた女性。

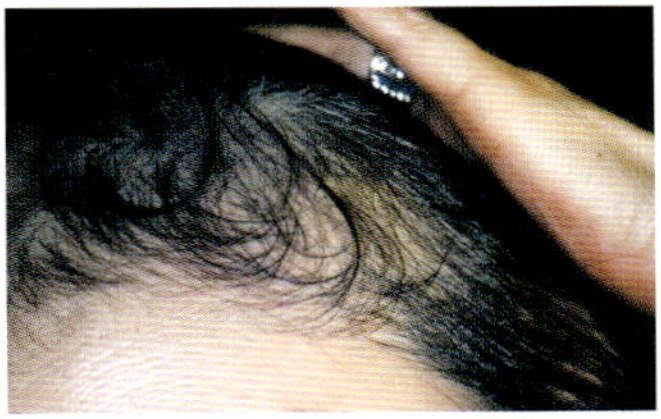

総入れ歯にしたら、血液の循環がよくなって、抜け毛も改善。

以前治療させていただいた社長さんの紹介で来院された女性。ガンの手術を受けたあとも抗ガン剤を服用されているそうですが、指が曲がらずに困っているとのことでした。

それはともかく、歯の状態がひどい状態なので、ご本人の希望で総入れ歯にすることにしました。

治療を始めて初期の段階で、指が曲がるようになり、「これも治りますか？」と見せられたのが左上の写真。

「髪の毛を生えさせることができれば、私はこんなに禿げてはいないけどね」と言いましたが、治療が終わる頃「先生、ホラ」と笑顔で見せてくださったのが右上の写真です。

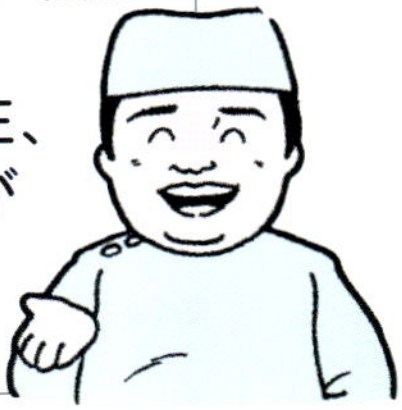

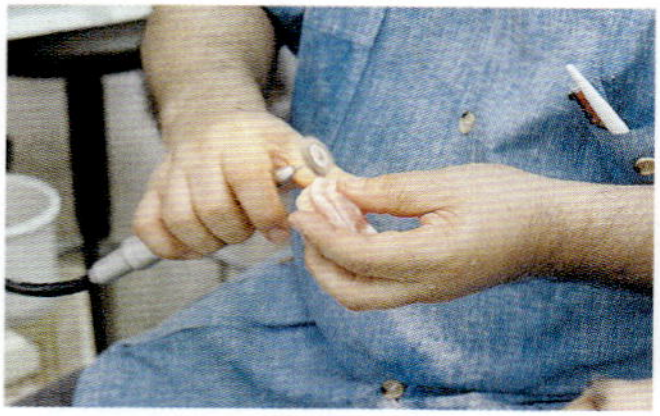

7　歯茎に当たる部分を何度も調整します。根気がいりますが、とても大切な作業です。

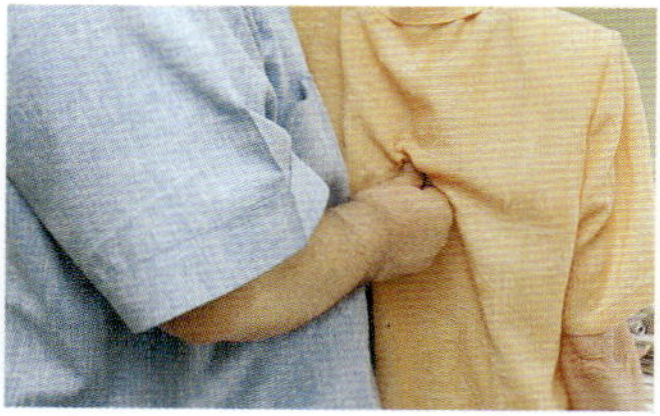

8　場合によっては整体の技術を応用して、あなたの顎を本来のあるべき位置に戻します。

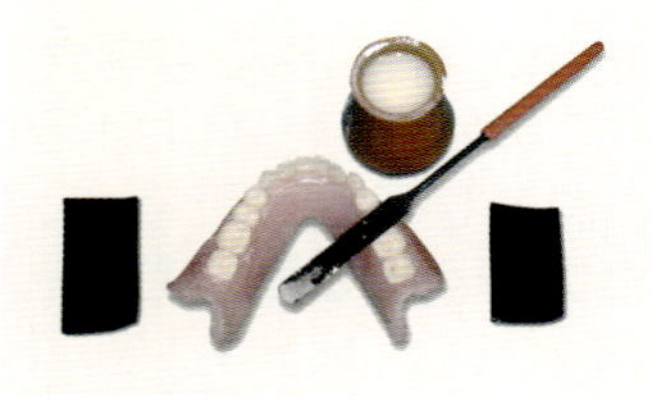

9　仮義歯にプラスティックを少しずつ足して、かみ合わせの調整をします。

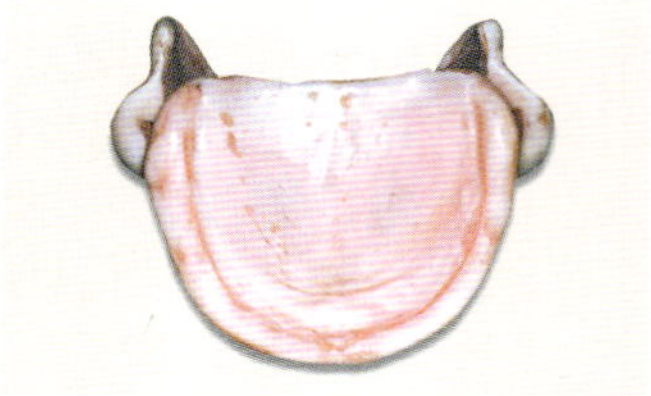

10　調整がかなり進んだ仮義歯。まだ顎が左に食い込んでいる状態です。

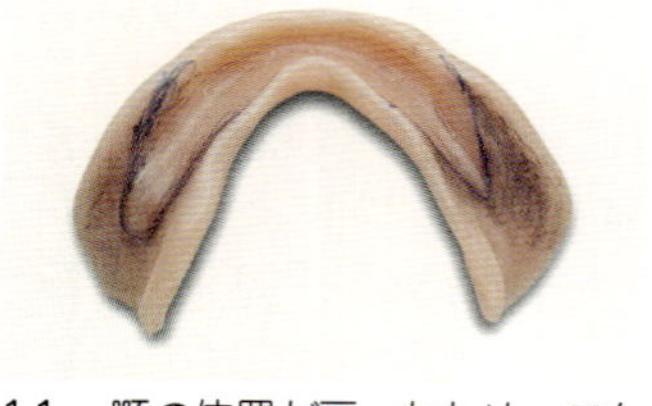

11　顎の位置が戻ったため、こんなに大きな入れ歯が入るようになりました。黒い線は従来のライン。

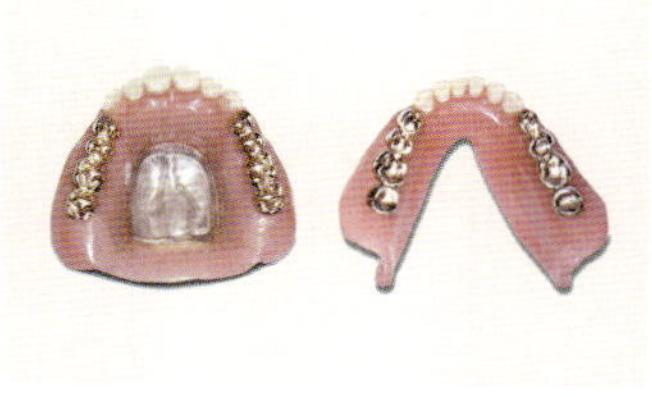

12　何度も何度も超背を繰り返して、いよいよ西村式入れ歯の完成です。（オプション使用）

西村式「入れ

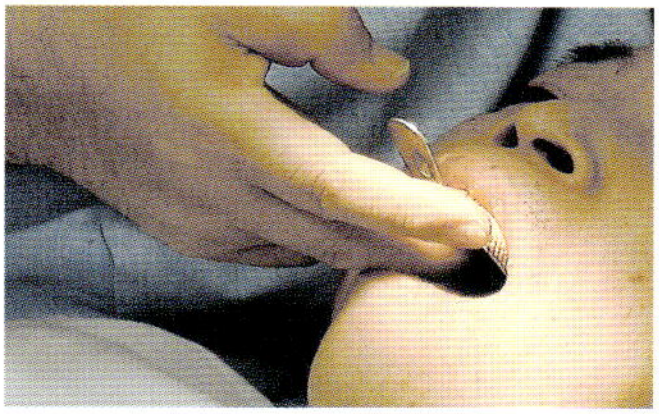

1　柔らかい網でできたトレーに印象材を盛って歯茎の型（スナップ印象）を採ります。

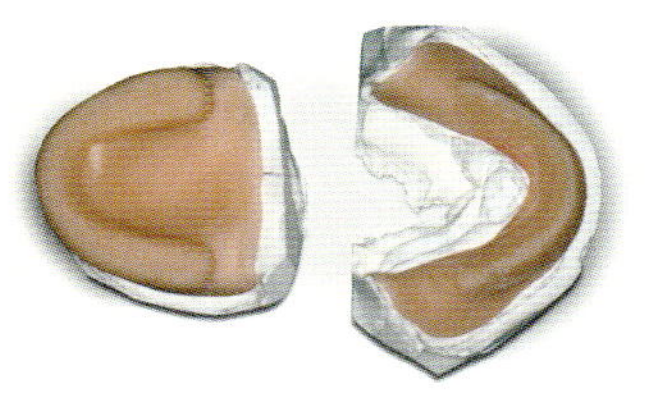

2　スナップ印象を元にして石膏で模型（各個トレー）をつくります。

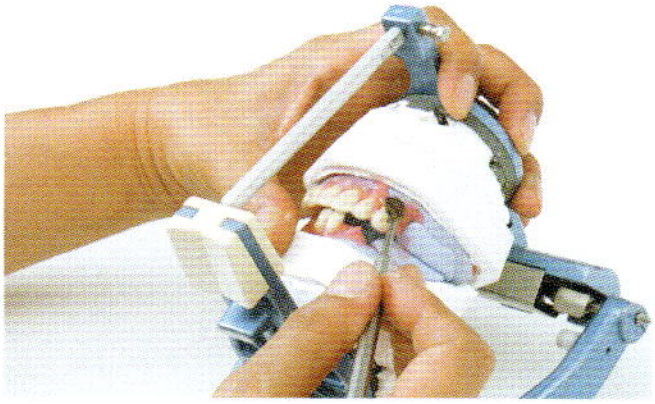

3　あなたの現在と若いときの顔を参考にして、義歯を一本一本並べていきます。

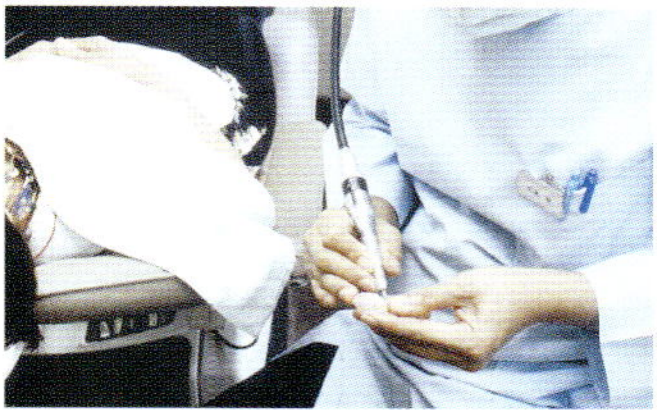

4　歯並びは重要なポイント。あなたの顔に合わせて何度も調整を繰り返します。

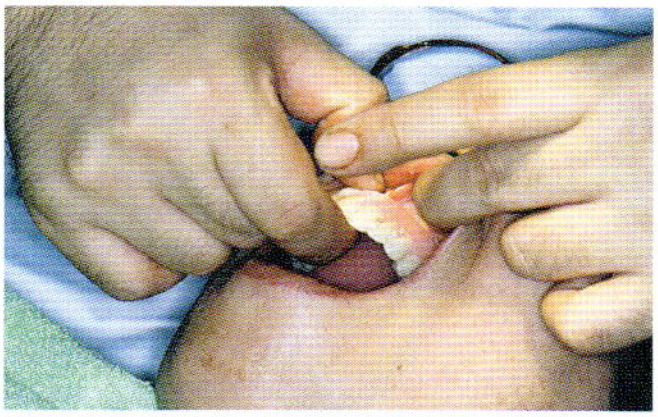

5　仮義歯を入れます。これだけで症状が消えたと喜ばれますが、これからが本番。

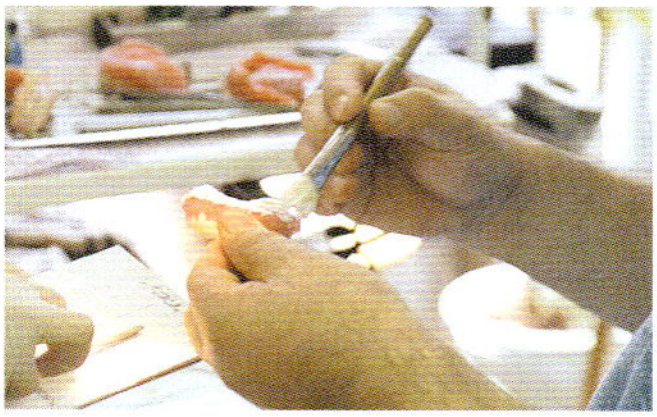

6　仮義歯に粘膜調整材を塗って口の中に入れ、歯茎とのすき間を調べます。

第二の永久歯、インプラント!!

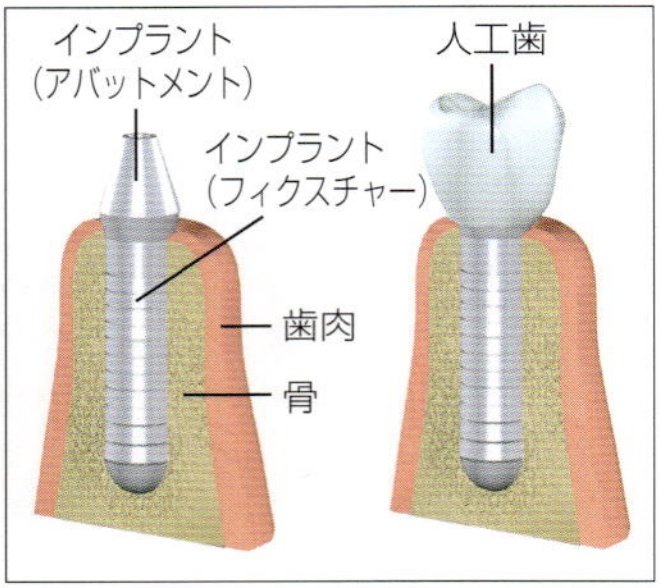
インプラント
（アバットメント）
人工歯
インプラント
（フィクスチャー）
歯肉
骨

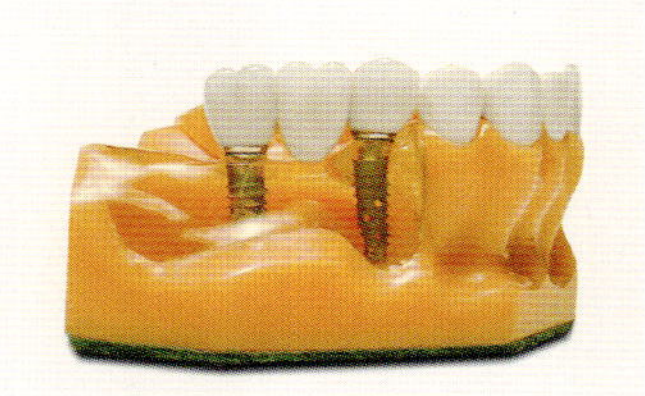

インプラントとは植えるという意味。人工歯根で新しい歯をつくります。

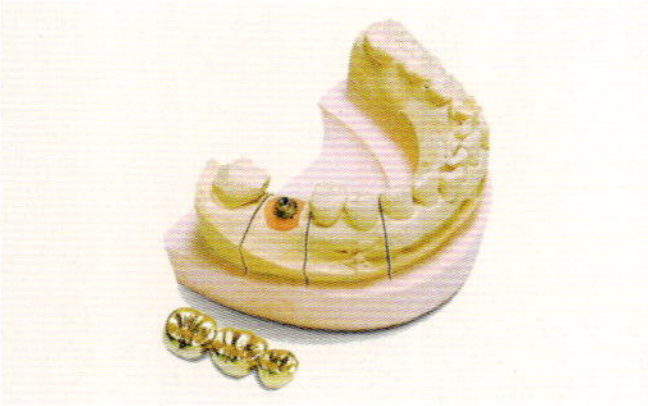

ブリッジのように健康な歯を削る必要のないインプラント。

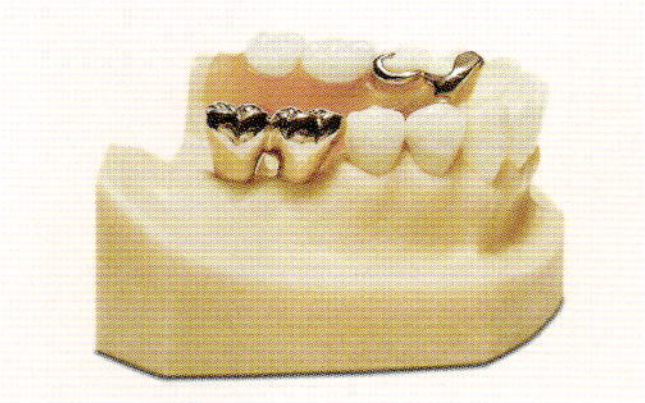

部分入れ歯とインプラントの違い。もちろん、天然歯に近い義歯にすることもできます。

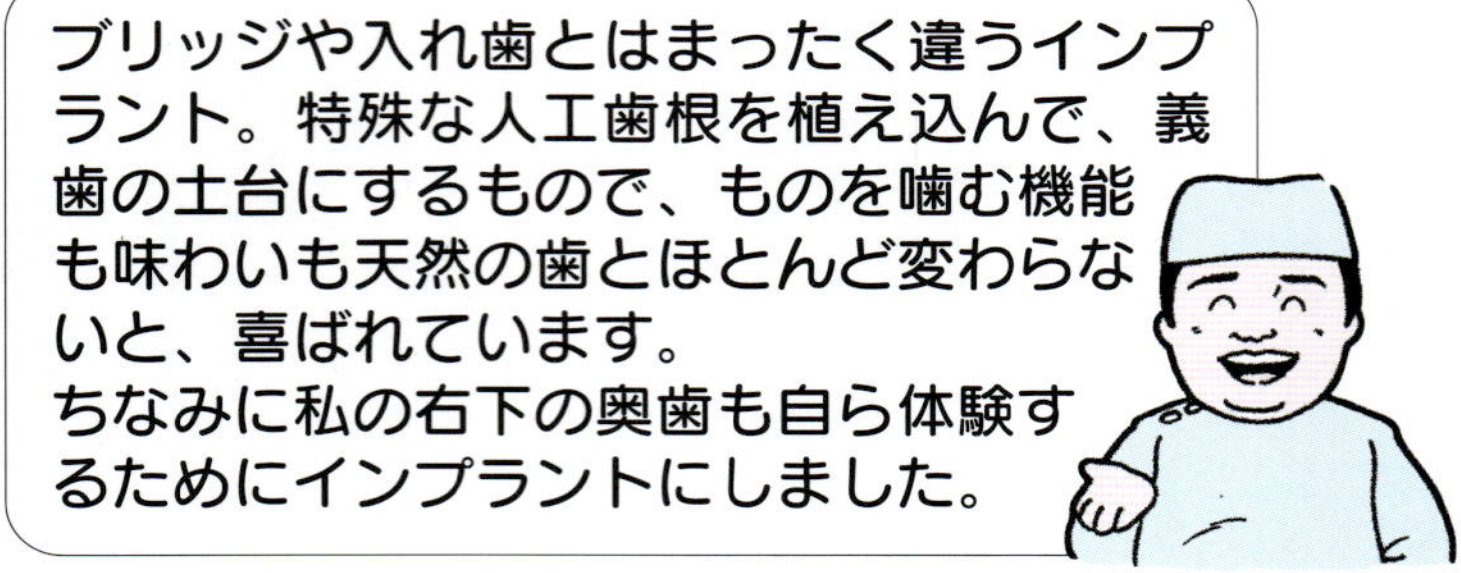
ブリッジや入れ歯とはまったく違うインプラント。特殊な人工歯根を植え込んで、義歯の土台にするもので、ものを噛む機能も味わいも天然の歯とほとんど変わらないと、喜ばれています。
ちなみに私の右下の奥歯も自ら体験するためにインプラントにしました。

進化する総入れ歯!!

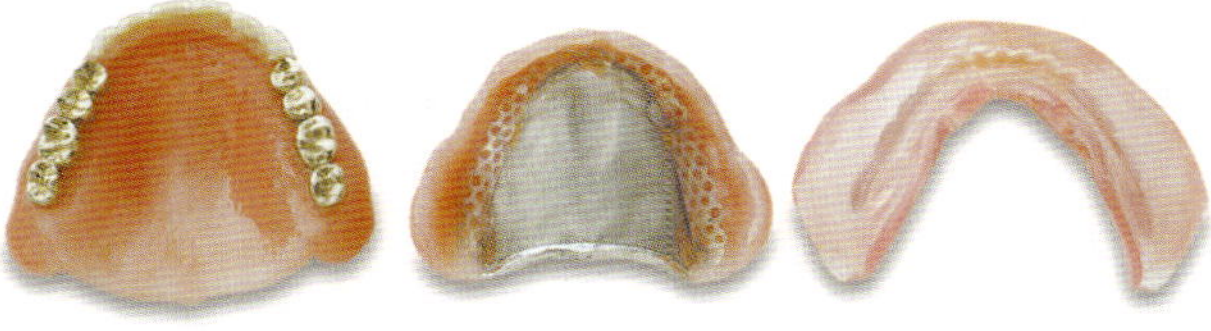

左はよく噛めるように奥歯を金属にしたもの。中はメッシュの入れ歯。右は違和感を少なくするため、歯茎に当たる部分に柔らかいプラスティックを使用したもの。(いずれもオプション)

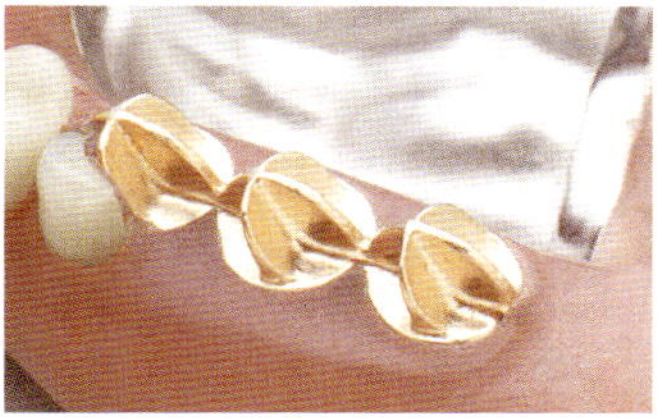

硬いものでも楽に切れるように、奥歯に金属のブレードを使った総入れ歯。(オプション)

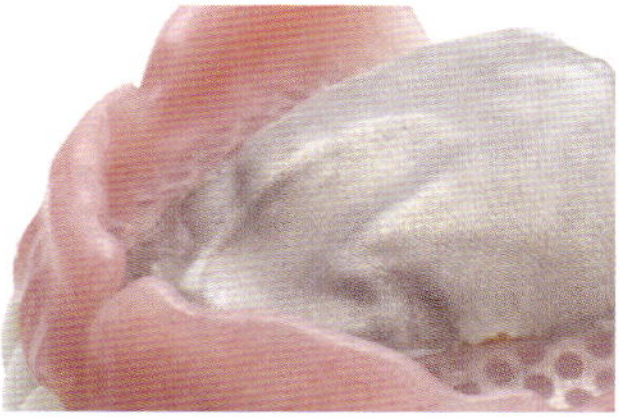

食べ物の味や温度が感じやすいように、メッシュの床には細かいすき間があります。(オプション)

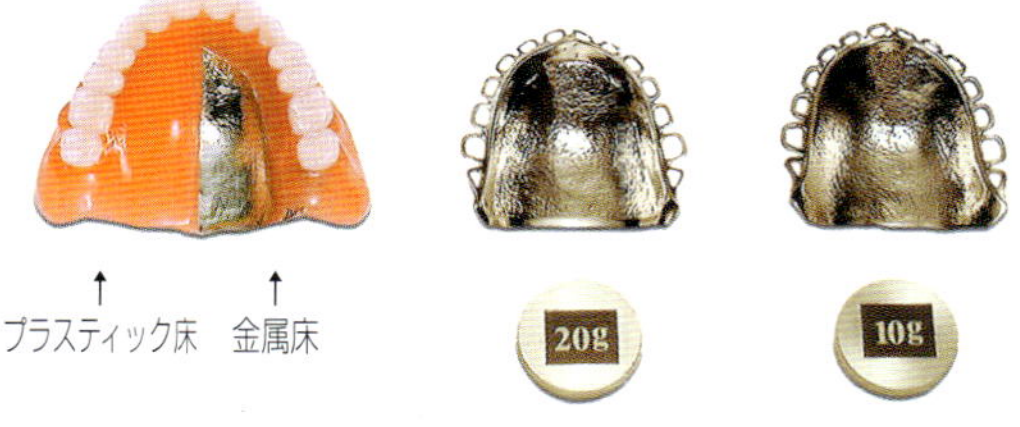

薄くて軽い金属床。中はクロム、右はチタンの床。金属床の厚さは、プラスティック床の約1/5。(いずれもオプション)

デンタル・エステでより美しく!!

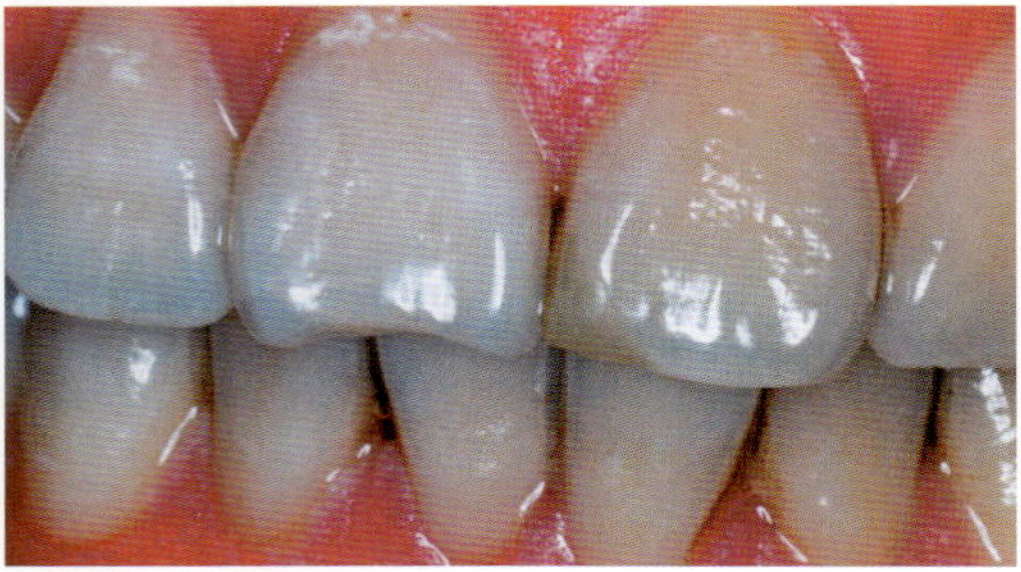

歯を白くする『カーサブライト』の具体例。わかりやすいように上の右側だけをホワイトニングしてあります。

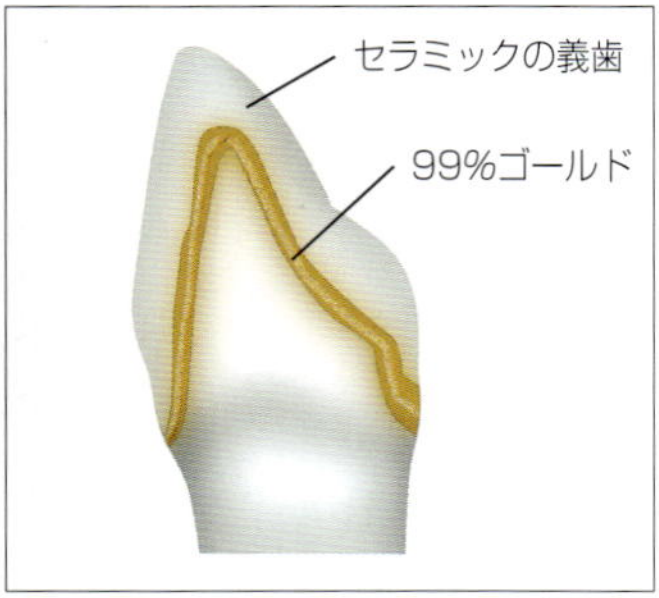

むし歯部分を削ったあとに99%ゴールドをかぶせて、その上にセラミックなどの義歯を装着する『ガルバノクラウン』。生体親和性が高いので、金属アレルギーの心配がなく、さらに従来のレジンなどのように歯茎が黒くならないので、特に女優さんなどに人気が高い審美治療です。

『より健康に・より快適に・より美しく』が、歯科治療のテーマ。なかでも美しさを求めるデンタル・エステは、女性ばかりでなく人と会う機会の多いビジネスマンや就職活動を控えた学生さんにも大人気です。

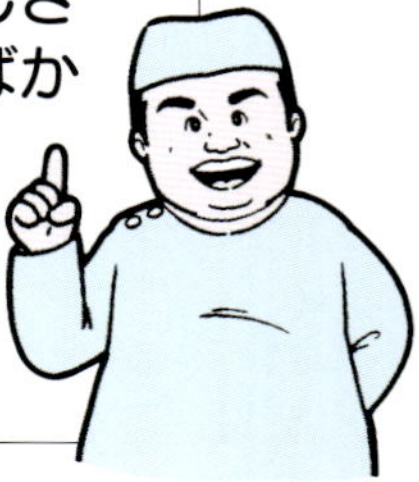

自然な口元が甦る!!

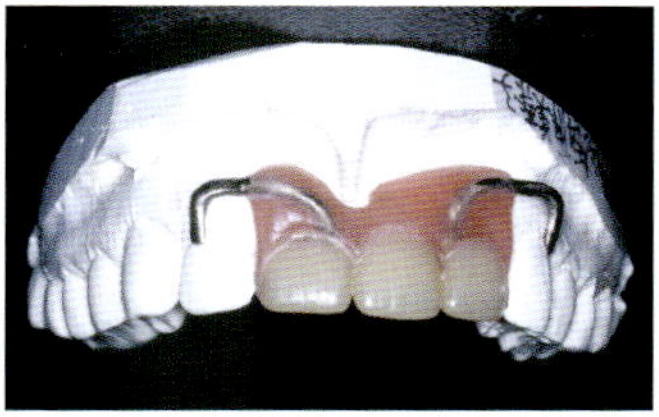

入れ歯が気になって人前で笑うこともできないという悩みを抱えた50代の女性。

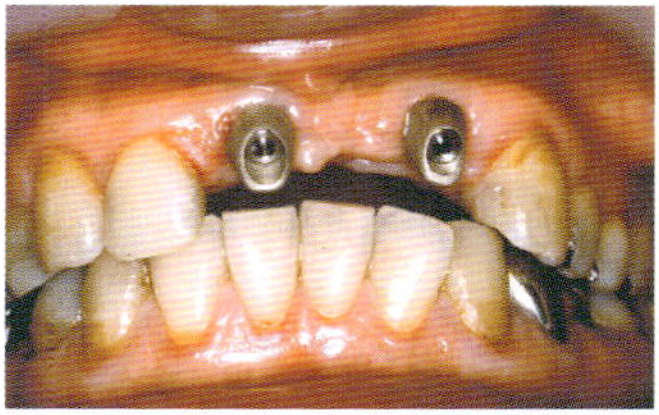

インプラントにするために、プラチナ製の土台を入れたところ。

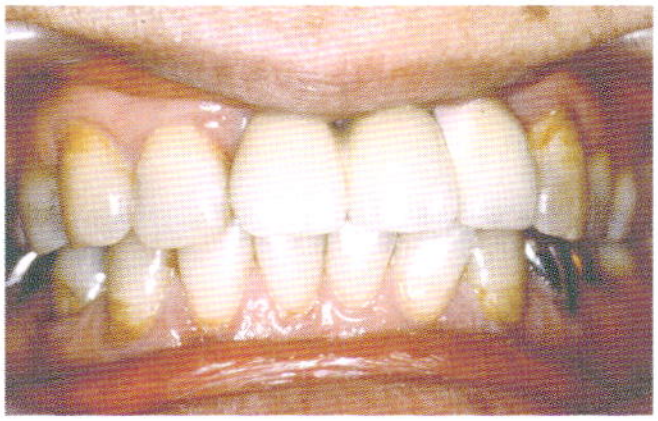

最終的なセラミックの義歯が入ったところ。

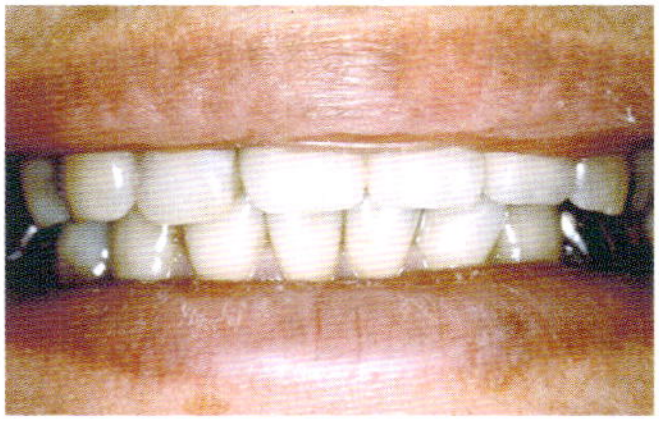

術後2年が経過。とても自然な口元で、素敵な笑顔が戻りました。

前歯など、目に付きやすい場所には早く歯を入れたいという人にお勧めするのは、サルゴン・インプラント。
これなら抜歯したその日のうちに新しい義歯が入ります。

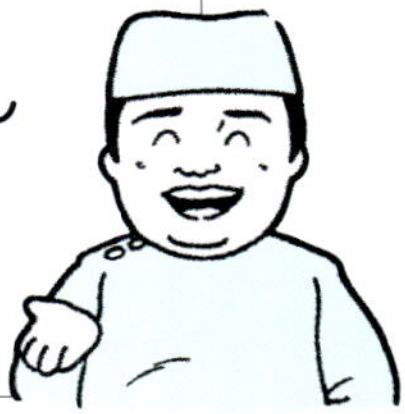

信頼され、愛される歯科医院を目指して!!

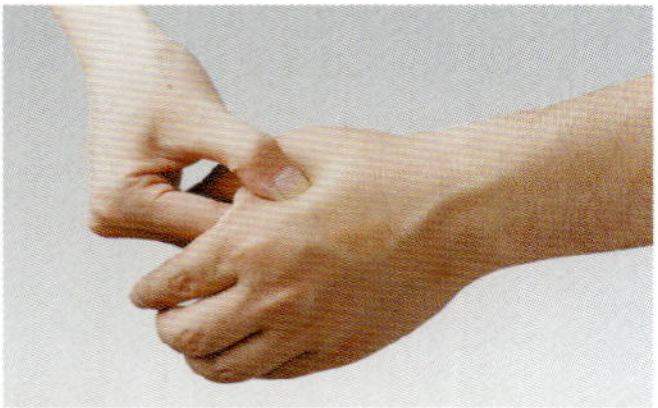

まず当面痛みをやわらげること。そのために『合谷』のツボを刺激します。

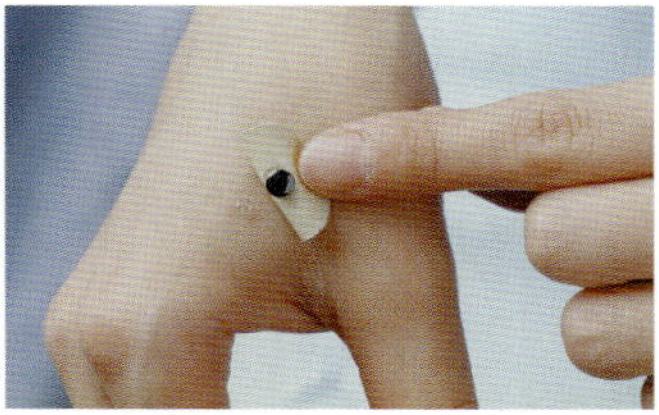

ツボに小さな針と磁石を貼る、東洋医学の応用で抜歯後の痛みも緩和されます。

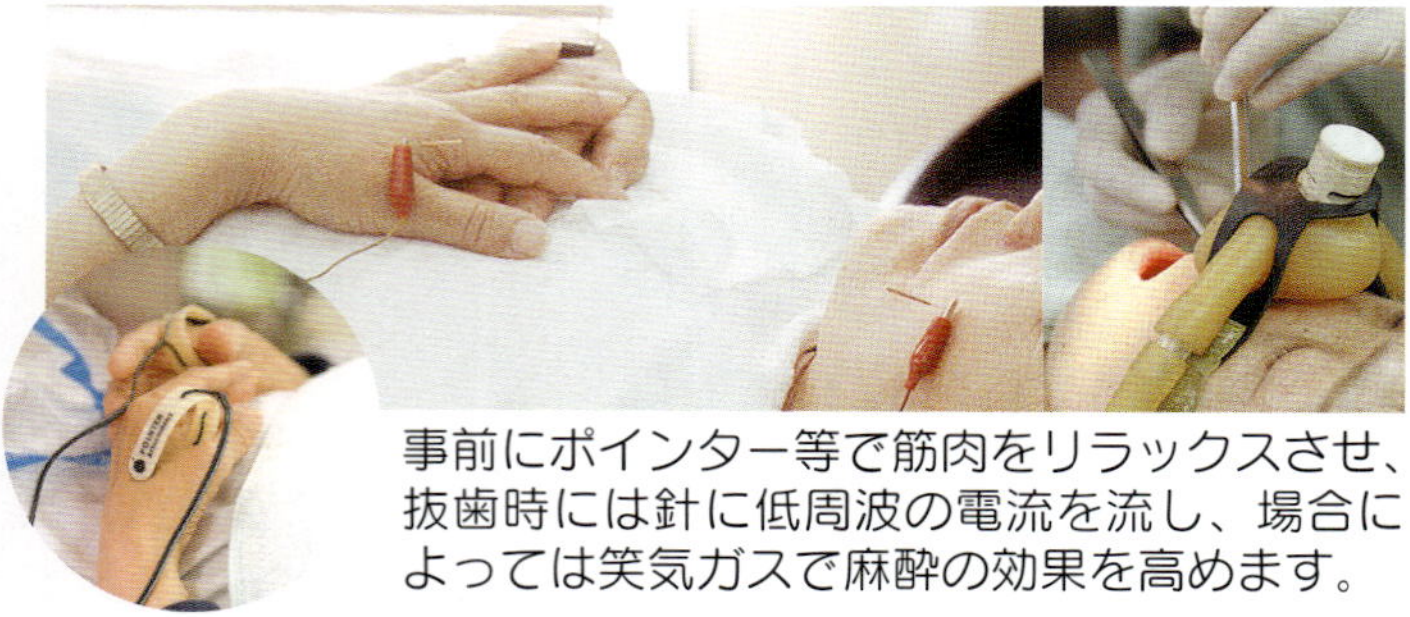

事前にポインター等で筋肉をリラックスさせ、抜歯時には針に低周波の電流を流し、場合によっては笑気ガスで麻酔の効果を高めます。

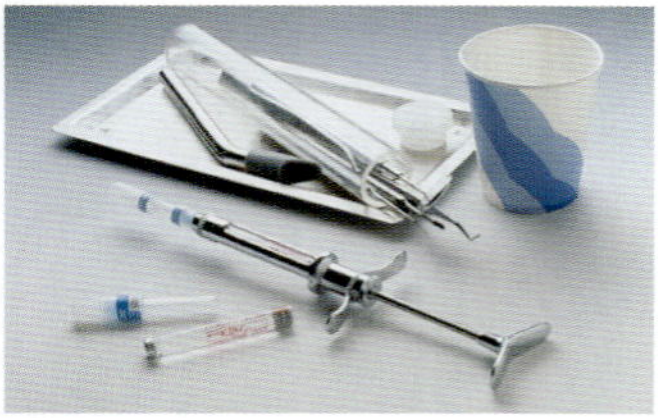

治療に使われる器具は完全消毒されたクリスタルのケースに入っています。

白い歯でコンプレックス解消!!

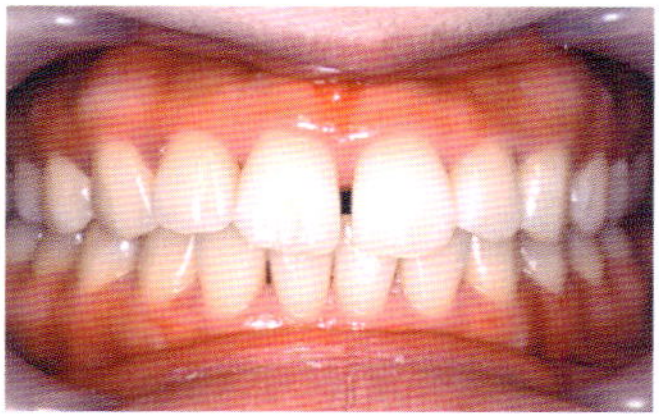

「前歯のすき間が気になって人前に出るのがイヤ」という18歳の学生さん。

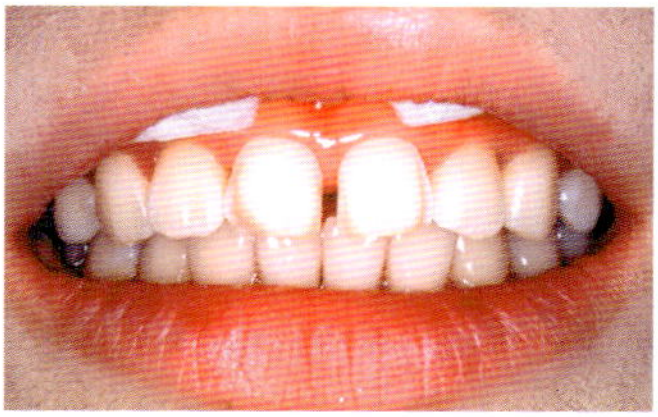

ベニアをするために前歯を削ったところ。

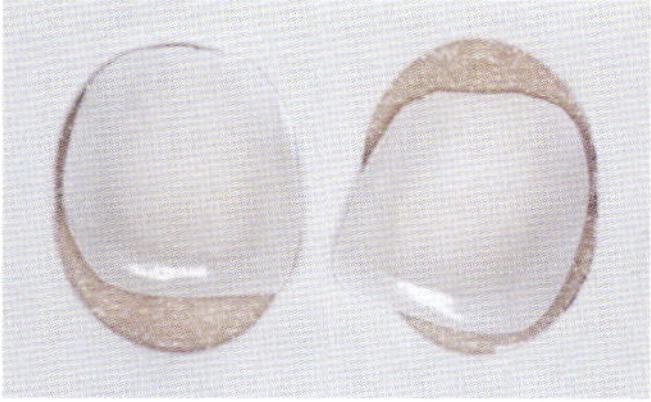

できあがったラミネートベニア。自然に見えるように色調をちょうせいしてあります。

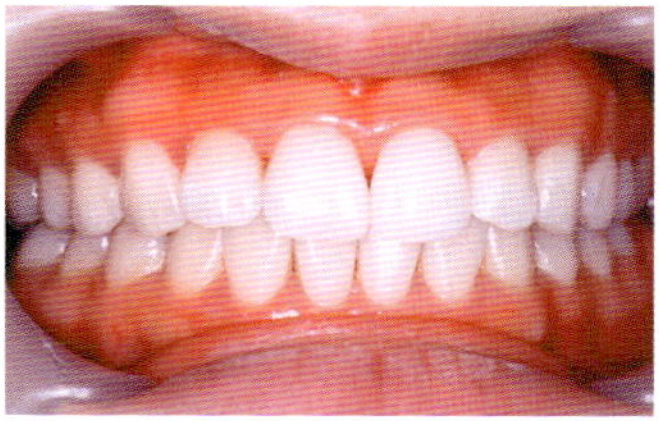

ラミネートベニアが終了。歯科検診でも気づかれなかったというくらい自然です。

美しさばかりでなく、性格まで変えるデンタル・エステ。歯に対するコンプレックスが解消して、明るく活動的になったという方が増えています。
この学生さんの場合も、キレイな前歯で新しい大学生活をエンジョイされています。

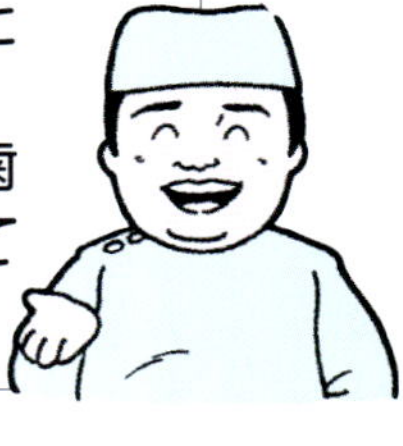

信頼され、愛される歯科医院を目指して!!

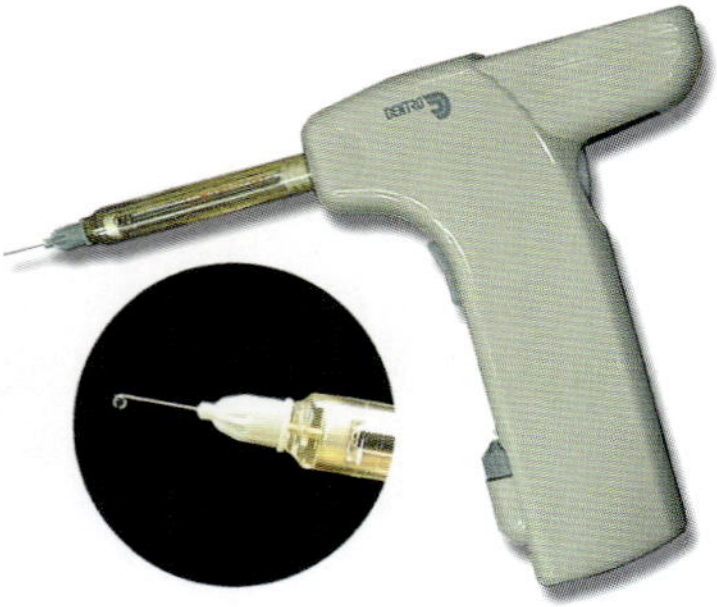

麻酔をする前には、事前に注射をする場所に麻酔薬を塗ります。これによって針がささるときのチクリとする痛みがなくなります。また、ごく細い針を使った電動注射器は、麻酔薬が少量ずつ押し出されるので、組織間隙を押し広げる痛みがかなり減少します。

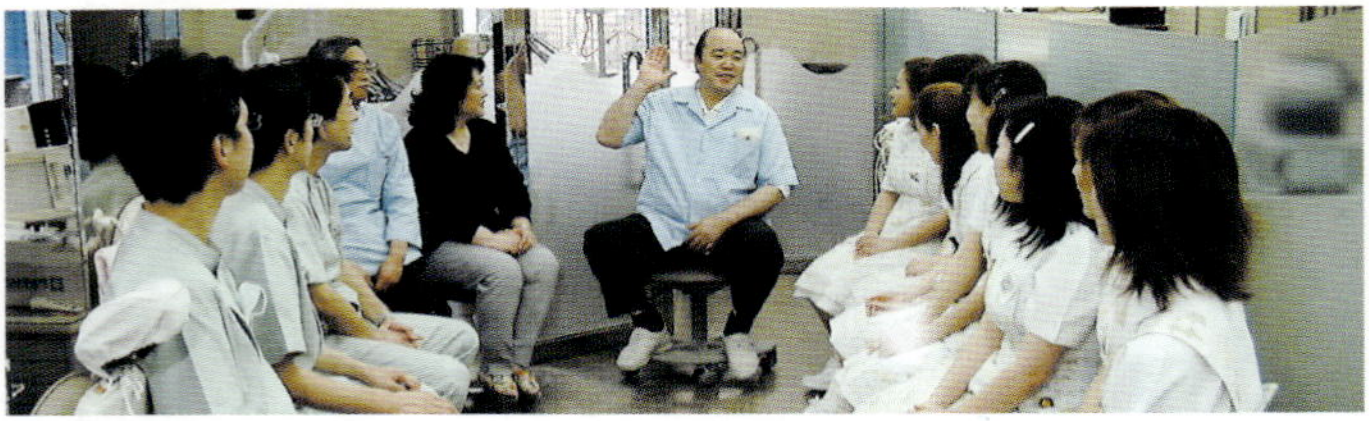

「歯医者はコワイ」という患者さんの不安を取り除き、リラックスして治療を受けていただくために、西村歯科医院では定期的にミーティングが開かれています。

西村歯科医院では愛される歯科医院を目指して、あらゆる努力を惜しみません。

だから、あとはあなたの気持ち次第です。

自分自身をもっと愛したいと思われた方には、スタッフ全員が力を合わせてサポートします。

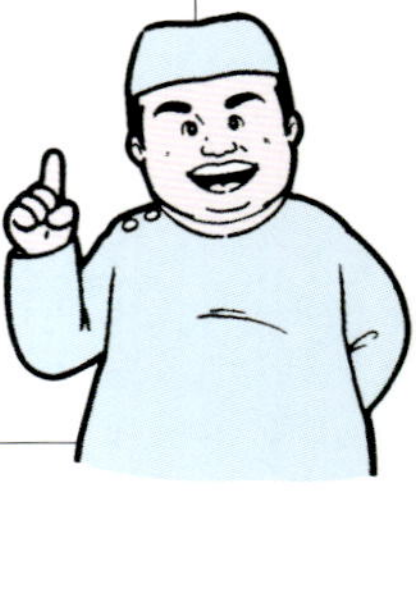

咬み合わせがちょっと高くなっただけなのに！

おはようございます。やあ、ずいぶん涼やかな顔をなさっていますね。何かいいことでもありましたか。ああ、まぶたが違うんだな。

ほら、前はなんだか重たそうにしてらしたでしょう。それもあれですよ、咬み合わせを変えたから。体全体に窮屈な感じがなくなったんではありませんか。すっきりと上を向いて、まぶたもパッチリして。

ところで先週はどうなすったんです？　おみえにならないから心配しましたよ。何か急用ができましたか。あれあれ。そんなに飛び回っていいんですか。ずいぶんな変わりようですねえ。月に一度の集まりにも億劫で出かける気になれないとおっしゃっていたのに。

ねえ、咬み合わせがちょっと高くなっただけで全然違うでしょう？

実はけっこう多いんですよ。まだ本当の入れ歯ができたわけではありませんよ、と言ってるのに、具合がいいものだから、もうこれでいいや、と思うんでしょうねえ、来なくなっちゃう患者さん。

はい、入れ歯を外してくださいますか？　あなたの場合は左右のズレはなさそうですね。これ、トレーニング用義歯といっていますけれど、治療用義歯というい方もあるんです。咬合病がひどくなってしまって、アゴの位置までずれてしまっているとたいへんなんですよ。それを治すための調整をしなければなりませんから。

右側の後ろのほうに少しアゴがずれているから、こういう仮の歯で支えながら、ちょっとずつ元の位置に戻していくんですよ。そういうのをスプリント――バネ仕掛けの挟むもの、というんですがね。

印象剤を塗りなおしますから、しばらくお待ちください。

歯とアゴと舌のすべてを監視してくれる仮の入れ歯

ちょっとここの部分を見てください。白いところと赤いところがありますね。最初のころは赤だらけだったと思いませんか。あれは強い圧力がかかっている部分なんです。だいたい入れ歯の場合は、上アゴでは右と左と真ん中の三か所に力を集中させます。下アゴでは左右の二か所ですね。

あなたの場合は右上の小臼歯の跡がちょっと痛むんでしたね。八重歯を抜くのに失敗したんだと思いますけど、歯を支えている骨がおかしな砕け方をしていて、押さえると刺《とげ》が刺さったようなことになって痛むのです。

このトレーニング用義歯のほうも少しだけ削っておきますが、本義歯を入れるときには極力そこには、圧力がかからないようにしますから安心してください。

さあ、あとは二か所ほどの調整が残っているだけですね。

上アゴの奥のほう、ここはポスト・ダムといって、入れ歯にとっていちばん大切なところなんです。ちょうど入れ歯の奥の端で、ここがしっかりくっつかないと、上の入れ歯は落ちてきかねません。

もうひとつは舌の置き場所ですね。人間の顔は左右対称じゃないっていうお話はしましたっけ？　それに利き腕や利き足と同じで、物を噛むときも右側の歯で噛む人と左側で噛む人と、はっきりした個人差があります。舌も、普通にじっとしているとき、口の中のどこに収まっているか、ホーム・ポジションが決まっているものです。

口の中の主のような存在である舌が、不自由を感じないことが最後の条件です。

さあ、これで完成です

やあ、四か月間、よくがんばりましたね。とうとう完成しましたよ。

早速入れてみますか。口を開けてください。ちょっと力を入れて押さえますから耐えてください。右上の痛いところはどうですか。当たったりはしませんね。

痛む箇所が多い患者さんのときは、本義歯と粘膜の間にクッション――ショック・アブソーバー（緩衝剤）をはさむこともあるんですよ。

さあ、噛んでみてください。ギュウッとありったけの力を込めて。

ぴったりはまりましたか。浮いた感じのする箇所はありませんね。左右のバランスはどうでしょうか。咬み合わせの高さはトレーニング用義歯のときと変わりありませんか。それではいっぺん外してみてください。

どうです、ちょっとやそっとじゃ外せないでしょう。もう完全にスッポンか、タコの足のように離れません。外すにはコツがいりますよ。

ああこれは失礼しました。鏡をどうぞごらんください。歯並びのほうはいかがでしょう。先週、いっぺんはお見せしましたが、自分の顔の一部として見ると印象が違うかもしれません。――けっこうです。充分チャーミングですね。

先刻ご承知のこととは思いますが、どうか入れ歯にも歯磨きをすることを忘れないでください。ごく普通のブラッシングでかまいません。口の粘膜のブラッシングも是非お願いします。

それでは明日、一日たってどんな具合か、見せに来てください。

第4章

入れ歯と長く上手につき合うために

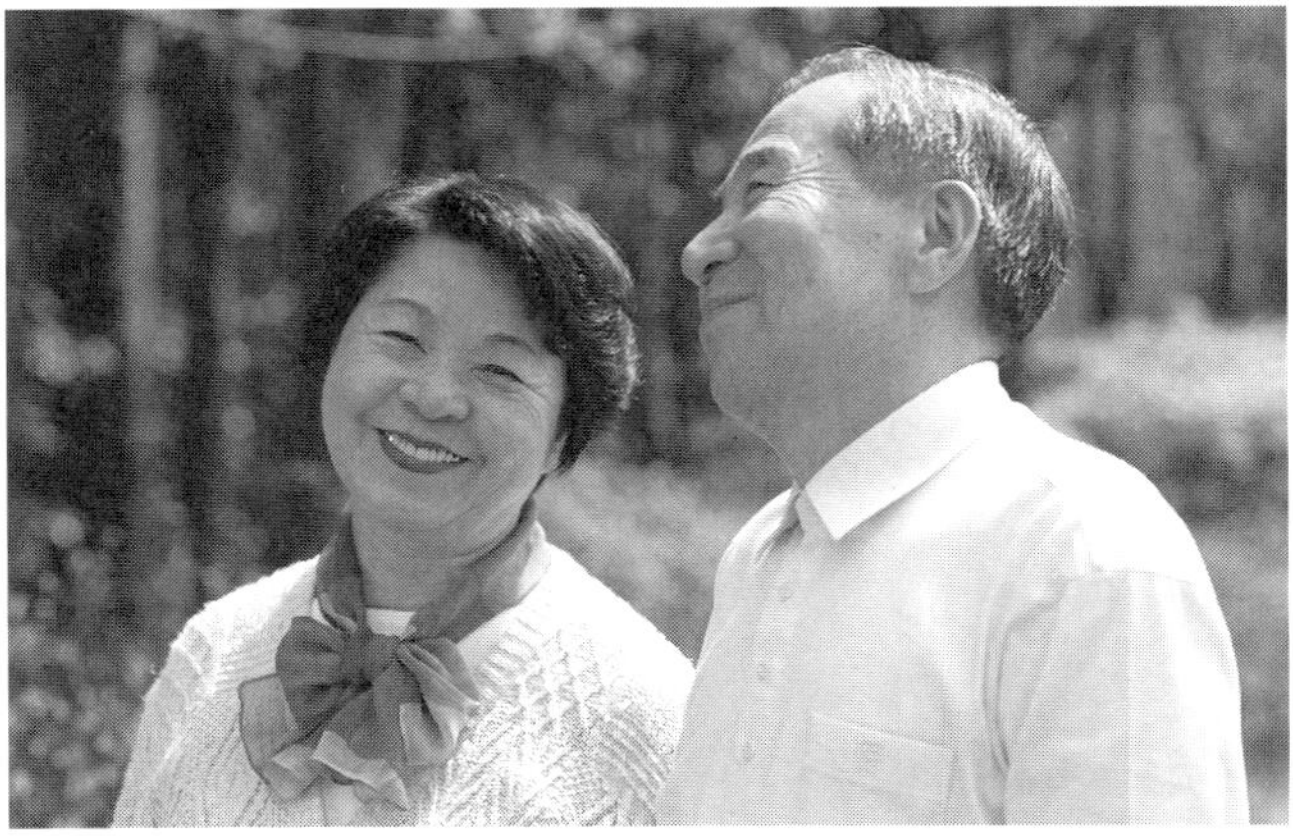

上の歯と下の歯はどこで咬み合うか

あなたはご自分の顔の、右側が好きですか、それとも左側に自信がありますか？ブロマイド写真を撮影するタレントじゃあるまいしって？　確かに右だろうが左だろうが、どちらも自分の顔、等しく責任をもつべきですね。

それにしても同じひとりの人間なのに、左右の風貌は気をつけて見るとずいぶん違っているものです。自分でなくてもかまいません。正面から人の顔を撮った写真があったら、真ん中に鏡を立てて見てごらんなさい。ちょっと不謹慎ですが、けっこう面白いものですよ。

左右が極端に違っている場合、例によって不正咬合が原因で歪んでいる場合もあります。わずかな咬み合わせの狂いが、顔面の筋肉数百本に影響を与えるのです。それでなくても、右側と左側が完全な対称形という人は、世界広しといえど、まずいません。歯の問題はデリケートだと繰り返させていただきますが、歯も、もちろん左右対称ではありません。

さて、入れ歯づくりのポイントのひとつに、どこで上下の歯を噛み合わせるかという問題があります。口を閉じたとき、物を噛んだときに、上の歯と下の歯の接触する部分、そこに上下のアゴの力は集中します。

ひと昔前は、ちょっとむずかしい字を書きますが、歯槽頂間線法則という理論にしたがって咬み合う位置を決めていました。歯ぐきの根っこの、本来なら歯を支えているはずの骨の部分、それが歯槽骨です。その歯槽骨の、上下を結んだ線の上で、歯と歯が咬み合うように入れ歯を作ろうという方法です。

けれども、総入れ歯にするくらいですから、患者さんの歯ぐきも相当悪くなっています。歯槽膿漏が進行していることがほとんどで、歯ぐきの中の骨の部分は、カルシウムが溶け出して小さくなっているのです。いわば、山が崩れてわずかに盛り上がっているだけです。

そんなところへ義歯床をのっけなければなりません。かつては咬み合わせの高さを具合のいいように復元しようという意識も乏しかったようです。例の法則にしたがって、上下の歯の向きをねじまげてでも、咬み合う場所を均一にしようと努力しました。今でもときどき、このやり方で作った入れ歯の患者さんにお目にかかります。

この法則で入れ歯を作れば、上下の歯はどれもこれも真正面から咬み合うことになります。昔は入れ歯の型を採る技術も未発達でしたから、咬んだときには上下の歯どうしで支え合うようにしようという考えでもあったかもしれません。

さあ、ここで最初の話に戻ります。人間の歯というものは、そもそも真向から咬み合うようにできているでしょうか。どの歯もどの歯も同じように。

決してそうではないと私は考えます。歪みというのとは違います。右の奥歯も少しだけずれて咬み合い、左の奥歯も少しだけずれて咬み合っているものです。

現在では、型を採る技術も発達して、入れ歯の安定は義歯床と口蓋の接触面だけで充分しっかりしたものができます。吸盤の原理で、ぴたりと吸い付いてびくともしません。上下の歯はもともと少しずつずれて咬み合うもの。だったら入れ歯を安定させるために、無理して正面から衝突するような植え方をしなくてもいいでしょう。

歯槽骨はすり減って、あるいはなくなってしまっているかもしれませんが、義歯床によって本来の咬み合わせの高さを確保し、歯の植え方も、ちゃんと歯槽骨があったときと同じように復元するのがベストなのです。つまり、元あった歯肉の大きさ、元あった歯の位置に整えるということなのです。

歯槽頂間線法則に従うと……

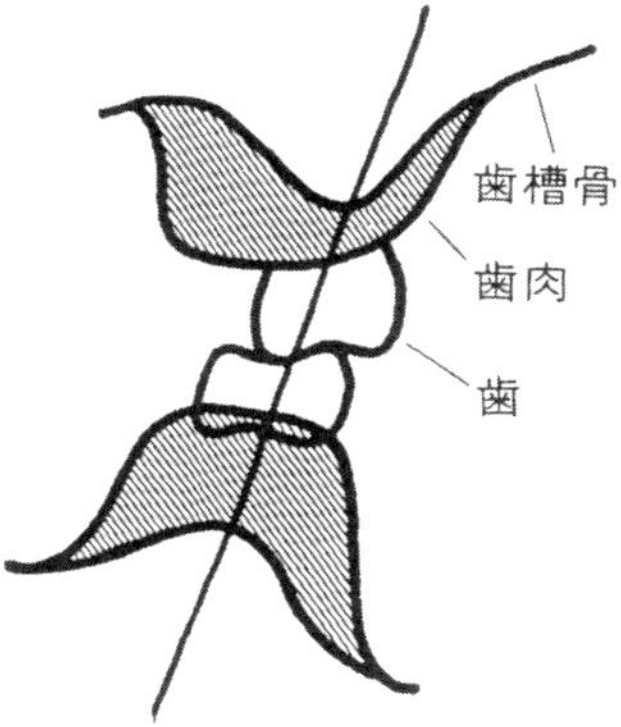

本来の位置とはこんなに違う

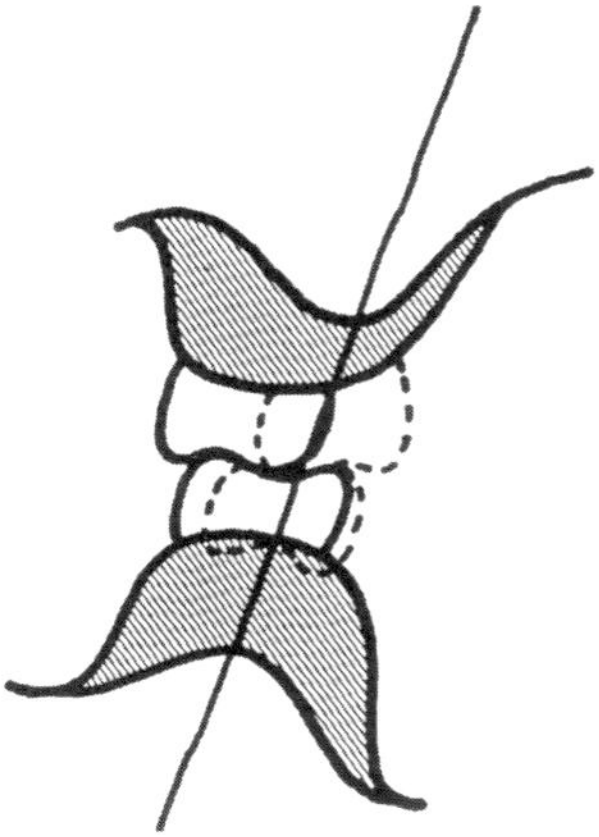

どうしてそこまで我慢できるのですか?

自分の口に合わない入れ歯を、我慢して入れ続けている人が多いのは、まったく驚くべきことだといわざるをえません。貴重な時間を診療と治療に費やし、費用を支払っておきながら、手に入ったものが満足できる商品ではなかったのです。

デンタル・ケア、歯に関する注目・関心度以前の問題です。権利と義務（この場合は対価）の意識がしっかりしている欧米人なら、裁判ざたは必定の成り行きです。牛や馬にだって同じことをしたら、たちどころに吐き出していることでしょう。合わない入れ歯を使い続けたあげく、今度は耳まで悪くなったのでは、まさに、泣きっ面に蜂とはこのことではありませんか。

物を噛む、食べるという原始的な欲望さえ満たされれば、あとは多少のことには目をつむろうという考えなのでしょうか。つまりは歯なんてその程度のものだという意識の低さの現れでしょうか。

私たちが腹立たしく思ってしまうのは、不備や手落ちがあったら手直し・改善をするチャンスをいただきたいと考えるからです。思うようにならなかったけれど、騒ぎ立てるのは恥ずかしい、だから黙って我慢をした——それで困るのは私たち歯科医です。歯科医は確かに入れ歯をつくるプロですが、入れ歯が合うか合わないかは患者さんにしかわからない問題です。

確かに歯科医の治療は、金属を入れたり、虫歯を抜いたり、入れ歯を作ったりという具体的な結果が必ず出る点、一般医療とは趣が違います。しかし、治療するのは医師と患者の二人三脚であることに変わりはないのです。

入れ歯づくりという高度な〝実務〟は私たちに任せてくださっても結構ですから、自分の歯を治すのは自分なのだという意識をもっていただきたいとお願いします。

いつまでもあると思うな、歯と……

以前、来日したアメリカの時の大統領ブッシュさんが、晩餐会の最中に嘔吐して倒れたニュースには、ずいぶんハラハラさせられたものです。

どんな職業でも苦労はあるでしょうが、政治家というのもたいへんで、不眠不休で閣議をこなさなければならなかったり、休日をとることもできずにスケジュールに追いまくられたり、体を酷使することでは〝女工哀史〟と変わりないかもしれません。

ましてや大統領ともなれば、そのストレスたるや余人にはうかがい知ることもできないほどでしょう。

ブッシュ大統領は体に相当無理が重なっていたようですが、諸外国の要人をテレビなどで見ていて、わが日本との違いに気づくことがあります。

一概には言えませんが、日本の政治家に比べて欧米の代表者はかなりお若いようです。少なくとも、体の健康にもかなり気を配っている様子が見受けられます。

歯医者である私としては、口元も気になるところです。最近は目立たなくなっているとも聞きますが、年齢のせいもあるでしょうか、日本の政治家の方々は、えてして歯には無頓着なようです。

黄色く汚れた乱ぐい歯でカッカと大笑いしてみたり、しわくちゃな口で発言が不明瞭だったり。ありゃ、これは入れ歯が合っていないのではないだろうか、そう思うこともしばしばです。

無理もありません。歯をないがしろにしてきたのは、政界のトップの方々だけではなく、日本人全員の問題なのですから。

歯も体の大事な〝臓器〟のひとつであるという考えが、欧米では浸透しています。歯の健康を保つために、一般の医者と同じようにかかりつけの歯医者を決めていることが多いものです。体のほかの部分と同じように、出し惜しみせず、歯に対しても時間とお金を割いています。もちろん検診や治療が納得できなければ、その旨、歯科医に伝えて検討してもらいますし、それでもだめなら納得できる歯科医を自分で捜し出してしまいます。

今までの私たち日本人は、とかく歯のことは後回しにしてきました。時間がないから、お金がないから、とりあえず何とか間に合っているから——。歯も臓器のひとつだ、などというと、エッという訝《いぶか》しげな眼差しが返ってきたものです。

物を食べる第一段階である口の中にあるのに、臓器といわずして何というのでしょうか。歯の神経は、数ミクロンの薄さの糸クズが触れてもそれを感じることができます。噛んだときの歯応え、歯触りは、三叉神経を通って脳に伝えられ、味覚の重要な一因となります。そんな〝感覚器官〟をほかに何と呼ぶのでしょうか。

最近、若者たちを中心に、きれいな歯、健康な歯の価値が認められてきているのは、とても喜ばしいことです。中高年の方々の間でも、咬合病としての体の変調が起こり得るということが理解されはじめています。

――虫歯で痛みがひどくなったら治療に行こう。削るときは痛いけれど金でも銀でもかぶせてもらえばいいや。いざとなったら抜いてしまえばいい。たかが歯の一本や二本、なくなっても差し支えはないや……。

そんな考え方はもう時代遅れといっていいでしょう。ほうっておけば、咬み合わせがどんどん狂って、アゴの位置までずれてしまい、全身にさまざまな悪影響を与えることは何度もご紹介しました。

一般の医療と同じで、どんな治療よりも予防のほうがたいせつです。痛い目に遭わなくても済むように、歯医者さんはアドバイスをしてくれます。予防の重要性を強調するためもあって、こうなったらもう手遅れ、そんな言い方をすることもあります。けれど、症状がどこまで進展していても、そこから対処する方法がないわけではありません。痛みや苦痛や不快をこらえて、歯医者に行くのを後回しにする、それをやめればいいのです。

歯に対する意識を変えるときは今なのです。もう、歯を後回しにする時代は終わったのです。

食べるため、喋るためだけの道具ではない入れ歯

人類がサルから進化した、などと申し上げるつもりはありませんが、魚類、両生類、爬虫類、哺乳類と枝分かれしてきた、霊長類――サルの仲間であることは間違いなさそうです。何十万年か何百万年かさかのぼった私たちの祖先は、獣と同じ牙を持ち、肉を食らい、木の実を噛み砕いていていました。

文明を発達させた人間は、ほかの動物とは違うやり方で食生活を営むようになります。生《なま》ではなく火を通して、あるいは煮炊きして食べるようになったのです。

歯とアゴにとっては負担の少ない食べ方です。それまでに比べて、アゴの力は少な

くて済むようになります。そうして何千年か経つうちに、人間のアゴは次第に小さくなっていきました。

アゴが小さくなったのなら、歯も小さくなってしかるべきですが、こちらのほうは進化に手間取っているようです。現代人の歯は、アゴの大きさに対して、いささか大きすぎるきらいがあります。歯並びが悪い人が多いのは、これが原因です。アゴに並びきれずに、列を乱してしまうのです。

私たち歯科医が入れ歯をつくるときには、義歯床に植える人工の歯を、患者さんの自前の歯より、少しだけ小さめにしています。もちろん、咬み合わせに不都合のないように、細心の注意は怠りません。

入れ歯は物を食べ、あるいは喋るための道具というだけではありません。たいせつな顔の一部として、美的にも満足の行くものであって当然です。せっかくの〝第三の歯〟ですもの、ちょっとだけ進化させてみましょう、ね。

入れて寝るか、外して寝るか

簡便な入れ歯の洗浄剤が市販されています。コップ一杯分の水溶性の薬剤に、外した入れ歯をつけておくだけで、汚れがすっかりとれてピカピカ、というキャッチフレーズ。その効果のほどはともかくとして、洗濯物でもつけおき洗いは汚れがよく落ちるといいますから、無用のものではないのでしょう。

ところで、入れ歯の患者さんから、寝るときには外したほうがいいのでしょうか、と質問されることがあります。たいていの場合、その患者さんは外して寝たいと考えていらっしゃるようです。

もちろん、その患者さんは、入れ歯にしっくりこないものを感じているのです。できれば外してしまいたいが、外すと見てくれも悪いし物も食べられない、しかたがないから入れてはいる。でも、寝るときぐらいは外したいのだが……。

本当は反対なのです。夜、眠っている間にも、口は動かしています。どんな夢をみているのかムニャムニャいうときには噛む動作です。ときにはグッと奥歯を噛みしめるようなこともあります。そんなときに、せっかく入れておいた入れ歯がなければ、噛んだつもりが空振りとなって、歯とアゴの咬み合わせは正常な関係を保てません。いい入れ歯なら、外さないほうがベターです。

問題は、合わない入れ歯を無理して入れている場合です。極端な例では入れているだけで歯ぐきが痛かったりする。咬み合わせが高すぎて、普通に口を閉じているのも負担に感じるケースもあります。入れ歯が合っていないために、肩がこったり、首がこったりすることが実に多いのですから。

そんな圧迫感のある入れ歯なら、外して寝たほうがいいでしょう。特に夜中に歯を食いしばるような癖のある方は、そのほうが無難です。

ただし、入れ歯はもともと口の中という湿度一〇〇パーセントの環境用につくってあります。ですから外すのはかまいませんが、そのままほうりっぱなしというのはいけません。どこの歯医者さんでも注意してくださることですが、コップの水の中に入れておくことです。冒頭にお話しした、市販の洗浄剤と同じ要領ですね。

歯医者をしておりますと、入れ歯の方でも本当にいろいろな方がいらっしゃいます。中にはせっかく作った入れ歯を、人前に出るときにしかつけないという方もいます。総入れ歯ではないので、外しても、喋ったり、物を食べるのには不自由しないというのです。人前に出るときだけは、歯が欠けているとみっともないので入れ歯を入れるわけです。

そんなに入れ歯がいやなのは、合わない入れ歯を我慢しているからなのです。きちんとした入れ歯をつくったほうが、あとあときっとためになると思いますが。

入れ歯を外したがる方、ややもするとほうりっぱなしにしてしまう方には、えてして無頓着な人が多いようです。物が噛めればいい、人前で恰好がつけばいい、という考え方です。残念なことに、歯の重要性など考えたこともないし、ご自分の体の一部だという理解もないように見受けられます。

この間、入れたのはいつだったっけ、なんていう方が、久しぶりに入れてみたら、これがもう全然合わなくてびっくり、合わないどころか入れることもできない、と大騒ぎでかけつけていらっしゃることもあります。長い間、外していたので、入れ歯が変形してしまったのです。歯ぐきのほうが変わっている場合もあります。

入れ歯の台は金属部分を除いてプラスチックの樹脂成分ですから、こうして変形する可能性はおおありです。熱にも弱いので注意が必要です。極端な寒さもよくありません。

水につけておけばいいといっても、三日も四日もつけっぱなしにしていては、細菌とかアメーバが発生しますから、衛生上もお勧めできません。

口に合った入れ歯をつくり、食後に掃除するときだけは外して少し休ませてあげる、それが入れ歯との上手なつき合い方です。

道具は良くても手入れを怠っては宝の持ち腐れ

歯そのものの大きさ、形、その並び、咬み合わせということが入れ歯の要件なのは言うまでもありません。そのうえで、さらに歯を植え込んである台座の部分（床）を工夫したトゥルーティッシュという新型の入れ歯が開発されたことは、「お酒がおいしく感じられる入れ歯」の項でご紹介しました。

どういう仕掛けかもう少し詳しく説明しましょう。

ご存知のようにコンピュータでおなじみの半導体産業のハイテク技術の進歩は目覚ましく、現在では超精密な加工が可能になっています。

そんなミクロの加工技術の成果で、目にも見えない細かな網の目の金属製メッシュを使った入れ歯の床、それがトゥルーティッシュです。メッシュの三段重ねでも、きわめて薄いために食べ物の温かさや冷たさがはっきり伝わります。

そんな高性能のトゥルーティッシュですが、どんな道具でも同じこと、手入れを怠れば性能を発揮できなくなります。初めは大変喜んでくださいますが、人間、感謝感激は最初のうちだけで、すぐに横着をして必要な手入れをさぼりはじめるのです。

普通の入れ歯なら最初から味がわかりづらいため、我慢して使いこなそうと自覚することができますが、トゥルーティッシュの場合、今までと変わりなくお酒や料理を楽しむことができます。まるで入れ歯にしたとは思えないほど使い心地がいいものですから、つい入れ歯をしていることを忘れ（？）、入れっぱなしにしたり掃除はしているというものの通りいっぺんのおざなりな手入れで済ませたりするのです。

いくらハイテクのトゥルーティッシュでも使っているうちには汚れがたまってきます。むしろ微細なマッシュ構造だからこそ、目詰まりは起きやすいと言えるでしょう。本気で掃除しなければ、歯石のように食べ物のカスが固まってしまいます。

普通の入れ歯とさして違うことをしろと言うのではありません。キッチンハイターのような洗剤を溶かした少し熱めのお湯につけておいて、洗浄器で十分くらい超音波をかけてやるだけのこと。毎日の歯磨きと同じ手間に過ぎないでしょう。

このように普段の手入れさえしっかりしておけば、大丈夫ですが、それでも汚れがひどくなってしまい、機能が落ちてきたというときには、歯科医に一時預けてきれいにリフレッシュしてもらいましょう。

それにしても人間というものは、いろいろな物に対するありがたみを忘れがちなものです。生活がどんどん便利になったうえ、寿命まで格段に長くなっているというのに、それに反比例して感謝の気持ちを失っていくように思えます。

便利な世の中で、トゥルーティッシュのようなものを使えば、入れ歯でも食生活の豊かな味わいを失わずに済むのですから、せめて手入れくらいは怠りなくしたいものです。

一言で言えば、やはり愛情。大切な自分の体の一部である歯なのですから、せめてその代用品である入れ歯にも、充分な愛情を注いでいただくことをお願いします。

第5章

素晴らしい人生を手に入れた人たち

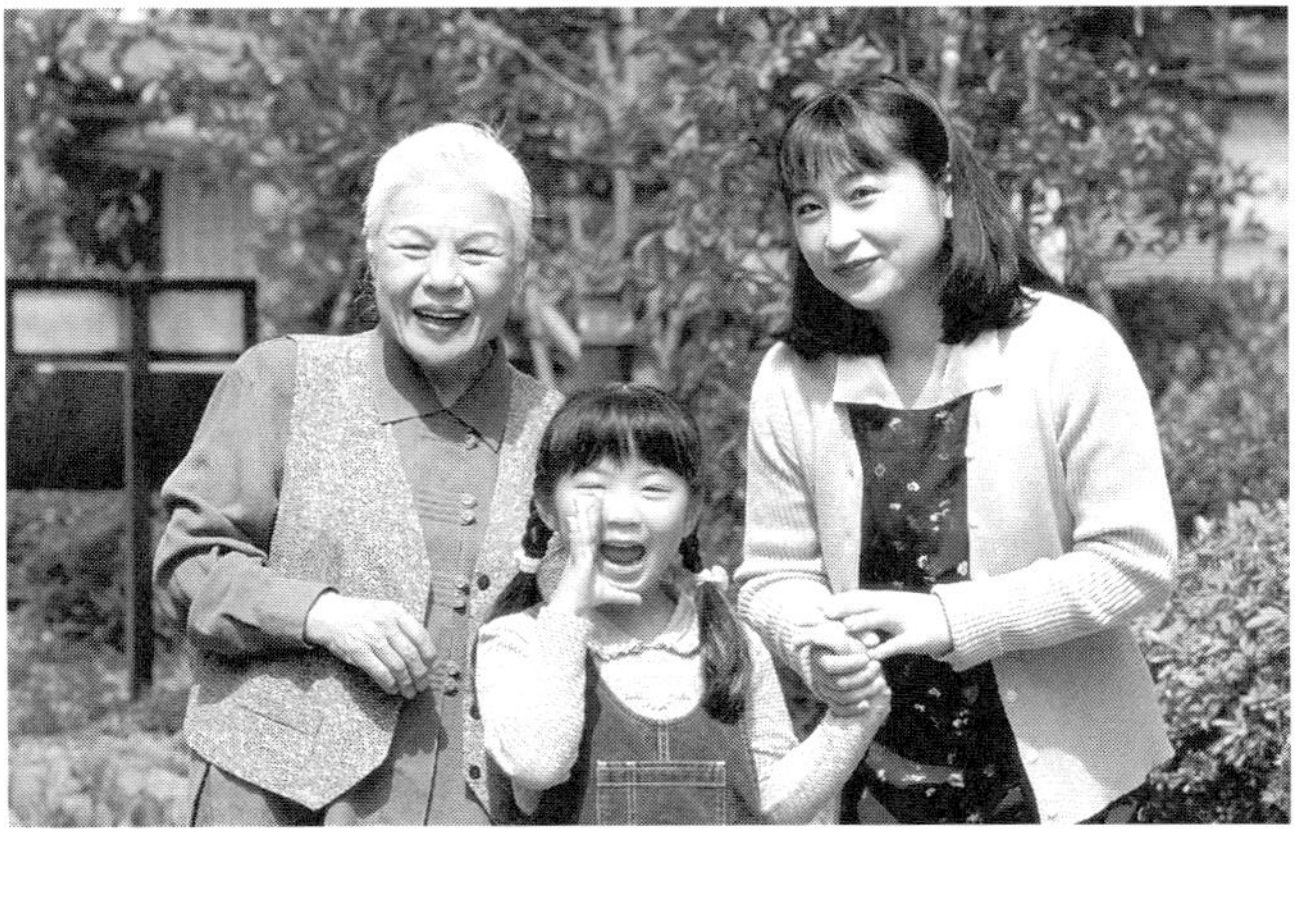

奇跡のかげに、不思議な縁が…

「長期に渡り、懇切な治療をしていただき感謝しております。そのうえ今日は孫までお世話になり、ありがとうございました。

先生の本との出会い、〈葛西〉という場所、これらすべてに語り尽くせない思いと因縁。偶然というよりも、不思議な縁を感ぜずにはいられません。

私の歯を案じて治療費までおいて逝った母が、一番喜んでいるような気がします。いつの日か、思いっきりの笑顔で母に逢えたらと、思いを馳せております。

最近、子供達におばあちゃん（母）に似てきたと言われます。とても嬉しいです。

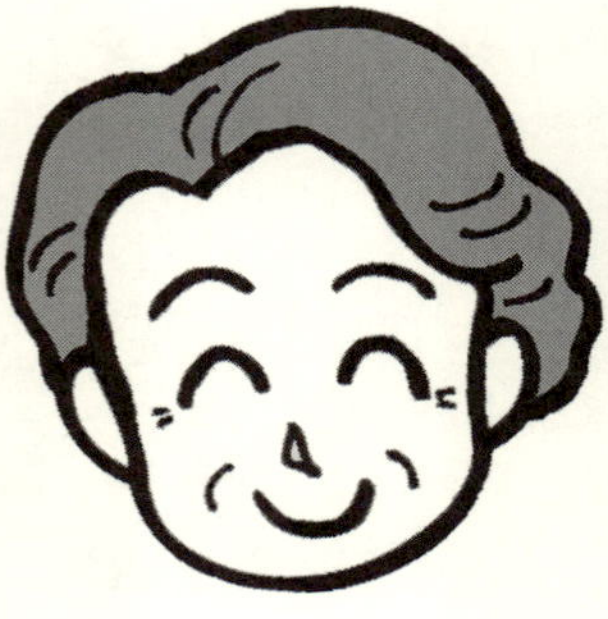

なつかしき　人に逢うたる　我が顔に　はるか彼岸の　母偲びおり
ありがとうございました」

山梨から通院され続けた方からのお手紙です。

子供たちの中でこの方だけ歯が悪いので、お母さんはいつも「あなただけ歯で苦労させて、ごめんね」と謝っておられたそうです。

心配のあまり、歯の治療費まで残して逝かれたそうですが、どんなに作っても、いつも入れ歯が落ちてしまうため、人前で話しもできず、集まりで食事をするときも一番隅に座っていたそうです。それが最近、真ん中に座っている自分に気がついて驚いたと言われました。

話しは戻りますが、ある日、お母さんが夢に出てきて「あなたの歯をしっかり治してくれる歯医者さんがすぐ現れる」と言われた翌朝、新聞で私の本の広告を見て、これだと閃いたそうです。「母の導きと感謝しています」と話されました。

歯槽骨（入れ歯の土手）がほとんどなく、今までの歯科医も一生懸命作られたのですが、手に負えなかったのです。私しか知らない特殊な治療方法を駆使して、やっと治せる難症例でした。

まず姿勢を変え、頚椎を伸ばし、特別な処置によって顎関節の可動域を最大化し、アゴの動きを正常にしました。

一組目から、二組目の入れ歯に変えた頃には、若かったときの顔貌を快復されました。それまでは小さな入れ歯のために二十歳以上老けて見える顔をされていましたが、西村式入れ歯にすると、歯が丈夫だったお母さんの顔に似てきたのです。

「遠い所から通った甲斐がありました」と感謝されました。

そして、さらに不思議な縁が…。

この方のお孫さんが葛西に住んでおられたのです。そして、同じ葛西にある西村歯科医院で歯を治療することになりました。

お手紙の中の〈葛西〉というくだりは、そのような縁を強く感じておられるからでしょう。

本人の意識こそが、治療成果を上げる!!

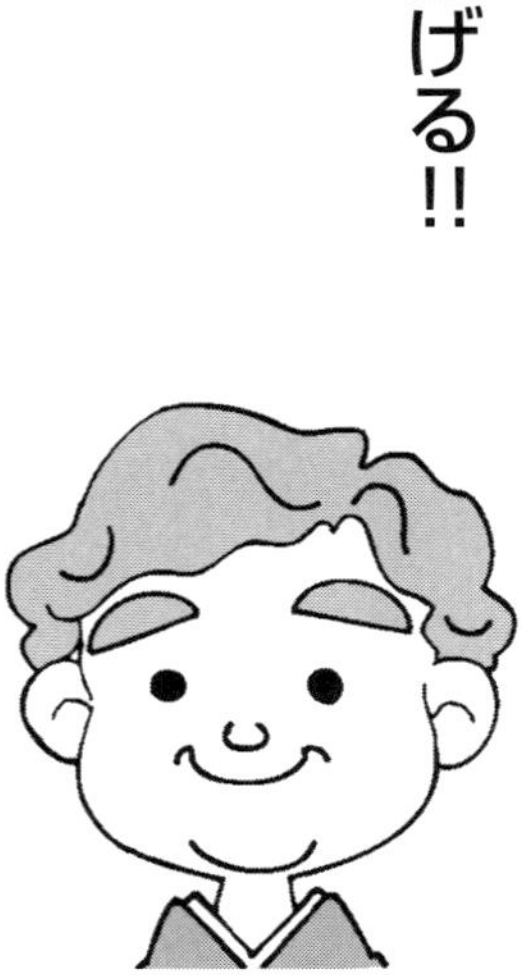

「西村先生。すっかりご沙汰してしまいましたが、先生はじめスタッフの皆様お変わりなく、ご活躍の事と存じます。

先生のご本にめぐり会えたとき『素晴らしい先生に一刻も早くお目にかかりたい』と気持ちがはやったこと、はたして東京まで通いきれるかと思い悩んだこと、回をかさねる毎に『こんなはずではない』と帰りの電車の中で泣いたこと…。懐かしく思えるのも、義歯であることを忘れてしまうほど、日々愉しく過ごせているからです。

すべて先生のおかげと感謝しております。本当にありがとうございました。先生のやさしい笑顔をときどき思いおこしております。

三月下旬には検診にお伺いします。その節はよろしくお願い申し上げます」


一年かけての治療が終わった方からいただいたメールです。

私はこの方に「本人の強烈な意識こそが、治療成果を上げる」ということを、改めて教えていただきました。

歯科医の私がどんなに頑張っても半分しか治せない。あとの半分は、ご本人自身が本気で自分を治す気持ちになることです。そのうちの二五％は人生に対する意識の変革、残り二五％は私の指導に従って体をほぐす努力をすることです。

もともと誰もが振り返るほどの美貌の持ち主だった方が、アゴの関節が壊れて骨も八十歳以上の人のようになっている状態を診て、ある期間大変な人生を経てこられたと感じました。しかし過去の生き方を変えないとアゴの関節の状態は変化しません。

これが大問題でした。

幸い、私の言葉に耳を傾け、私の本（『もっと劇的にもっとラクにあなたは変われる』）をよく読んで実践され、体をほぐすことにも本気で取り組まれました。ここまでされる方は少ないのです。私も欲得抜きで必死で治療にあたりました。

こうしてでき上がった義歯は、「二人の意識の結晶体」です。

最初は歯科医と患者様の関係でしたが、次第にパートナーシップが芽生え、やがて「命と人生を甦らせる芸術作品」の共同製作者になったのですから……。

その結果、この女性は支払った金額とは比較にならない「命」と「人生の価値」を手に入れ、私はいただいた金額とは比べようのない「歯科医としての満足感」と「幸せ」を手に入れさせていただきました。

これからも、その義歯を保ち続けましょう。私もいつまでもあなたの義歯のケアーができるように、健康で長生きしたいと使命感に燃えています。

静岡から東京まで、遠い距離を一年間かけて通院されたあなたの「自分をもっと愛したい、大切にしたい」というその熱意に乾杯！

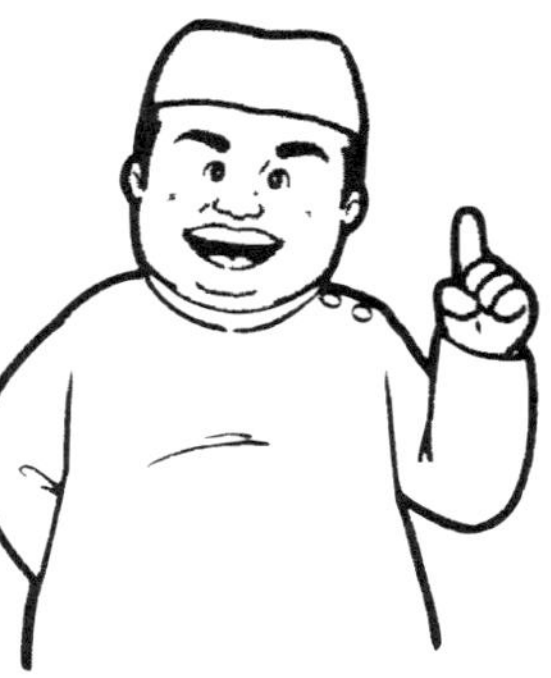

いつも口元を隠していたのが、ウソみたい!!

「朝晩めっきり寒くなりました。

先生にお世話になり、早く礼状を書かなければと思った矢先に、八十二歳の父が骨折。仕事帰りに毎日病院に行っておりましたので、今になってしまいました。

改めまして、長い間治療していただき、本当にありがとうございました。

思えば去年の春、先生の本に出会い、どうしようかと迷い悩みましたが、思いきって出かけました。びっくりすることだらけの治療方法、上の入れ歯が落ちない不思議に驚き、信じられませんでした。また先生の大きな体、大きな手（失礼）で、行う繊細な技術の素晴らしさに、頭が下がりました。

先生が出した本はすべて読ませていただき、治療に安心感を覚えました。スタッフの笑顔、暖かい接し方、すべて先生の『愛情』がしっかり入っているのでしょうね。

今は笑顔も変わり、いつも口元に手を当てていたのがウソのように自然に笑うことができます。また、食べることがとても楽しみになり、人前に出ることが好きになりました。仕事に、趣味のダンスそしてピアノと毎日忙しく動いております。

たかが「歯」と言いますが、「歯」「口元」のことで、長い間コンプレックスを持っていた者でなければ、この嬉しさはわかりません。

先生の本の中に書かれてある◆歯は全体を支える骨格の一部。◆悪い咬み合わせとアゴの位置のズレが及ぼす体への悪影響。◆歯をいたわることは、自分の命への愛情の証。◆歯が健康を左右する。等々を、本当に実感しました。

治療終了日、『これから長いつき合いが始まりますよ』と言われましたが、なるほどと思いました。

何かあったらすぐ伺います。これからもよろしくお願いします」

群馬の月夜野町から来院された女性からのお手紙です。同じ月夜野から数回来られて、遠いからと中止された方もいます。

距離は、人によって近くも遠くもなるということです。

昨年の春から九月までですから、約一年半かかって仕上げたことになります。半年以上かかると、いただく費用を手間が越えて赤字になります。

その手間に対して感謝の気持ちを言える人、逆に期間がかかったことを怒る人、これはその人の生き方です。

この方と対照的な例があります。

最近、あるお医者さんを治療しました。同じ一年半かかって、大変な手間とストレスを感じながらやっと何とかなるところまできました。

私しかこの人を救えないと思い、必死でやったから何とかできたのです。しかし、最後の日に凄い剣幕で次のように言われました。

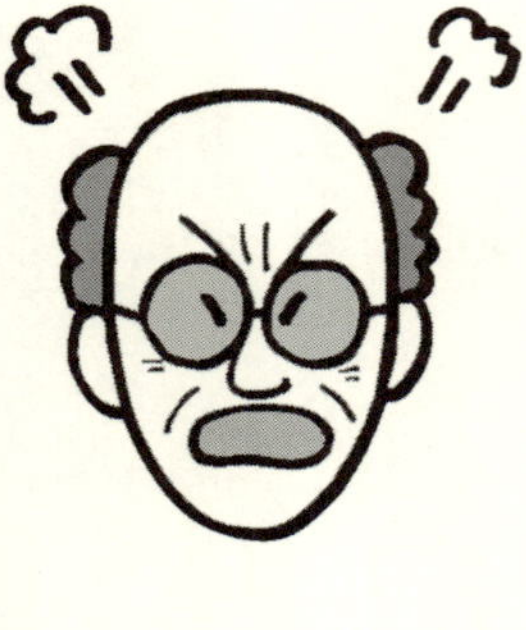

「半年でできると言ったのに、一年半もダラダラ治療して、そのことへの謝りの言葉もなかった」　他の人の何倍もの手間をかけた方の言葉です。

私は「何て自分は馬鹿なのだろう！こんな人を救おうとしていたなんて…」と自分の浅はかさに呆れ果てて泣きました。そして、いろいろと考えた末に、「治せる人を治さないでいることはいけないが、治療を受ける心の準備ができていない人の治療はしない」という結論に達しました。

さて、後日談があります。

このお医者さんには、今まで作った三組の入れ歯を返してもらい、全額をお返ししました。廃人同様のところから救われたことを忘れて、体を支えている入れ歯をお金と引き換えに私に返したこの方は、残念ながら数年後には左の卒中で倒れ、半身不随となられることでしょう。

そうならないように身体的バランスを確保するために、他の人の三倍もの手間をかけました。しかし、それを逆にダラダラ治療したと言うのです。

ご紹介したお手紙の方との違いを、あなたはどう感じられますか？

頑固な肩凝りが、見事に消えた!!

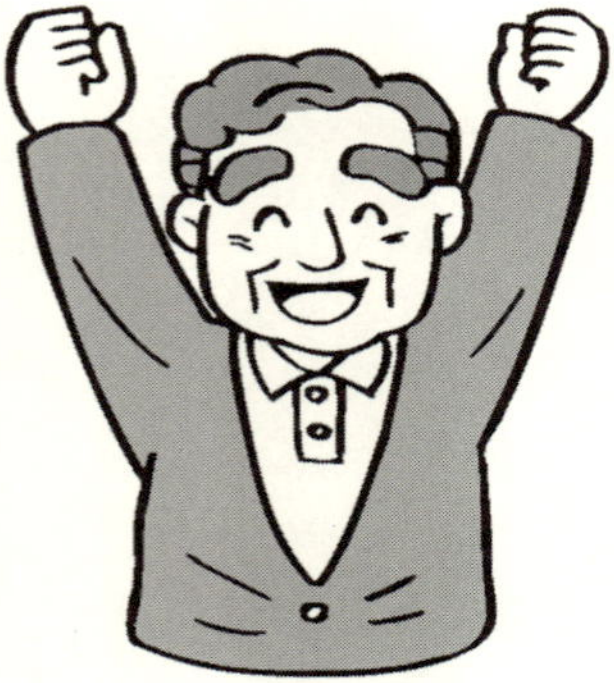

「前略　先日は最終調整をありがとうございました。

おかげ様でその夜から快適な食事を楽しむことができました。その後も快調で、異物感はまったくありません。そのこと自体が大きな驚きの私にとって、驚きがやがて例えようもない感動へと移っていきます。

あの特殊処置の効果には一驚しました。ありがたいことに、二か月ほど続いていた執拗な肩凝りが見事に消え失せました。

この小さい星の上にほぼ時を同じうして先生と生まれ合わすことができ、しかも巡り合うことができましたのは、我が人生の大きな喜びであります。

さて、処置後もいささか残りしは、後頭部の重さともつかぬ、おかしな頭痛？です。特に朝の起床時に感じる痛みで、あの肩凝りに伴うようにしてほぼ同時に発生したものです。しかし、これとても一種の凝りや筋肉痛なのかもしれません。後頭部の首筋を指で触ってみますと、それらしい感触がしないでもないからです。

いずれにせよ、あの特殊処置の届かぬ部位に原因が潜んでいるのではないでしょうか。凝りにせよ頭痛にせよ、その要因はさまざまであって、単一の原因に帰することなどはできないでありましょうから。

とはいえ、寝床を離れてしまいますと、頭痛の自覚は消えてしまい、以後一日中、痛みを覚えることがありません。その程度のものです。

以上、ご報告かたがたお礼まで」

西村の技量・知識・研究は、日々進化しています。

かつて母親に作った入れ歯も、今の技量と知識があれば、少し違った形になったと思います。最近発見した凄い処置を母の入れ歯にしておれば、もう十年は長生きしてくれたのではと、今でも悔しい思いで一杯です。

入れ歯の患者様が検診で来院される度に、その発見した情報を与えると、「首も軽くなり、目までスッキリした！」と感激されます。

この発見は歯科医の意識を越えたところにヒントがあり、歯科医でなければそれを使えないという「最高の秘伝」です。

今回、それに相当する患者さんからのお手紙が届きました。

随分前に上下の総入れ歯を作った方ですが、久しぶりの検診のとき、右の後頭痛と右の首の痛み、さらに右の肩が動かず、寝ていても右手が痛くなる症状があるとのことでした。

翻訳の仕事をされていてワープロの使用にも不便を感じておられましたので、私の凄い発見の話をしますと、ぜひお願いしたいということでした。

最初の処置の後、次の一週間目の処置が終わった時点でのお手紙です。

この後、もう少し処置をしましたところ、完全に残りの症状も消えました。

調整を重ねて、自分の顔を取り戻す!!

「この度は素晴らしい先生にお世話になれ、本当にうれしく思っております。一年半ぶりに食事がおいしく自分で噛むことができ、夜もぐっすり眠れました。十一月に七十八歳になりますが、人生最後の姿を自分で責任を持って終わりたいと願っておりました。終わりよければすべて良しと申しますから、幸せであったと喜んでおります。

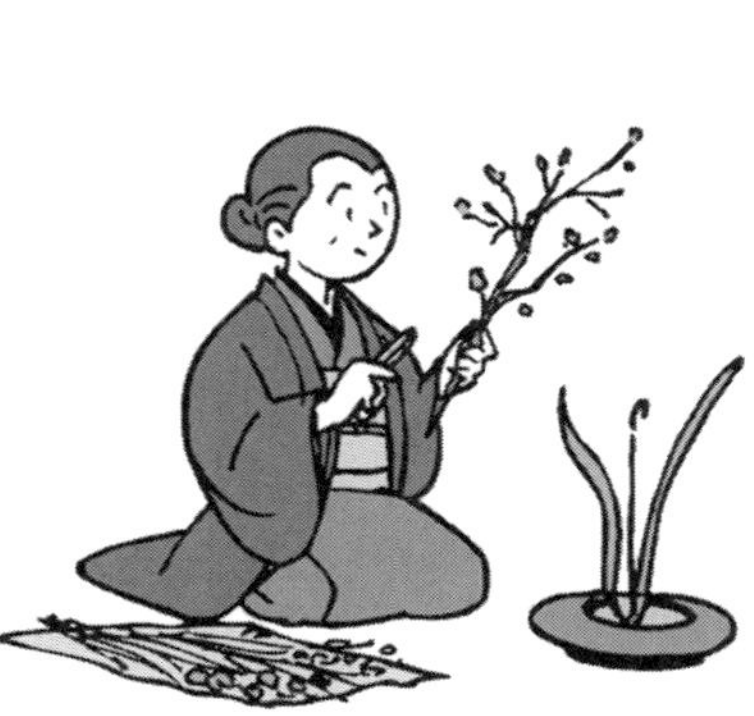

すべての公職を終わり、平成十一年の九月から歯の治療を始めましたが、なかなか思うような結果が出ずに不安に思っておりましたところ、先生の著書を拝読し、ぜひ

お伺いしたいと考えておりました。

今回は好機に恵まれ、歯の治療をしていただくことになり、大変感謝いたしております。

まだ華道教授は現役でございますので、火、水、木は時間がとれません。治療時間には勝手を申しますがお許しください。今後ともよろしく申し上げます」


この方が最初に来院された時は入れ歯が惨憺たる状況で、そのために言語がはっきりせず、気力もなく、陰が薄い印象でした。

うまく噛むことができないと首が凝り、頭に血液が充分に回らなくなるからです。アゴの関節は亜脱臼していてうまく可動せず、口の回りの筋肉もカチンカチン。当然、首の筋肉も凝り固まっていました。

このような体の状況では、脳が鬱血して思考がぼんやりとし、舌の裏の静脈も鬱血するため舌が充分に回らなくなります。

このままの状態が続けば、やがてぼけ症状か、卒中、脳梗塞のような、命に関わる大事が起きます。

西村はこのような人を放ってはおけません。

まず肩と首を鍼でほぐしてから、口の回りと顎関節を特殊なマッサージでほぐして、口が開くようにしました。

それから上の入れ歯がビクともしないようにして、下の入れ歯の調整を始めました。来院されたのは十二時頃、それから昼休み抜きで三時間調整するうちに首筋は伸び、目はパッチリ開き、口も大きく開くようになりました。下の入れ歯も安定し、何とか救急状態を脱したと思いました。

お帰りになる時は十歳ぐらい若返った感じになったので、ご本人もびっくりされていました。

お手紙はこの日の感激を書かれたものです。

久々に自分で噛めるようになり、その夜ぐっすり眠れたと書かれているのは、アゴの関節が落ち着き、脳の鬱血がとれてよく眠れたのです。

それから本格的な治療が始まり、三段階の変遷を経て最高の西村式入れ歯ができ上がりました。

性格や人柄・物腰・お話の仕方に合わせて品よく歯を並べ、最高の顔つきにできたと思ったのですが、ご本人はもっと歯を出してくれとせがまれます。

これ以上歯を出せば、品のいい顔を崩してしまうという抵抗感がありましたが、昔の写真を見せてもらうと、なるほどかなり出ているのです。

そこで、少しずつ出歯にしていきました。するとその度に喜ばれて帰られますが、次回にはもう少し出してくれと言われます。これを何回か繰り返しました。

そして本当に納得された歯並びで終わった時、ニコニコとして、感謝の言葉をいただきました。

歯科医から見て美的にいいものも、やはりご本人は昔懐かしい自分の顔の回復を望まれているのだと教えられました。

文面からもわかるように、この方はしっかりとした人生観の持ち主です。

このような方はどんなに難しそうでも、必ず入れ歯は仕上がります。

素晴らしい人柄が、難病を克服!!

「先生の『本当によい入れ歯のつくり方』を読ませていただきました。

この先生こそ、私の求めていた歯医者さんだとうれしい悲鳴をあげました。私はあと三か月で六十歳になる主婦です。

三十代より歯周病が始まり、四十代には一本一本と抜いてきましたが、今から五年前、娘の結婚式の後で突然歯茎が痛くなり、何も噛めなくなってしまいました。

近所の歯医者さんでかなり多くの歯を抜いて義歯を作りましたが、痛くて物を噛むどころではありませんでした。一か月以上調整いたしましたが、らちがあかず、先生には「試行錯誤やなあ」と言われる始末。

友人に紹介してもらった別の歯医者さんに変わりましたが、抜いた所に歯の根っこが残っており、膿がたまっておりました。

結局、ここで下の歯全部と上の歯三分の一を抜いて、入れ歯を作っていただきました。この先生はじっくり調整してくださり痛みはなくなりましたが、物を噛みくだく力はほとんどありません。痛くないのが何よりとあきらめて、柔らかい物ばかりを食して現在に至っております。

子供達も独立し、夫婦で旅行などにも出かけますが、何しろ硬い物はいっさいダメときているので、主人に文句ばかり言われ、口惜しい思いをしております。

先生の本を読み、どうしても今治療しておかなければ、これからの人生が台なしになると感じました。東京まで通院するは大変だと思うのですが、幸い主人が費用を出してやると言ってくれますので、この際がんばってみようと決心しました。

私は現在、月に二度ほどパッチワークを教えております。慕ってくださる生徒さんたちにあまり長い間ご迷惑をかけることもできませんので、とりあえず二か月間まとめて休みたいと考えております。

西村先生が姫路の出身であることも、私にとってはうれしい要素の一つです。

是非、治療に行きたいと思います。よろしくお願い申し上げます」


このお手紙をいただいた時、差し出されたご住所を見て驚きました。何と私の実家のすぐそばなのです。これも不思議な縁だと思いながら、改めてお手紙を開いて、しっかりした文章と文字の奇麗さをもう一度眺めました。そしてこの方は上手くいくと思いました。

ところが、実際に来院されてお顔を拝見した途端、これは困ったと思ったのです。上アゴに比べて下アゴが小さく、しかも後ろに下がった顔貌だったからです。

この顔つきの方は、ほとんど間違いなく難症例なのです。

顔貌と性格はかなり一致しており、この顔つきに特有の几帳面な人、気難しい人であることも、治療を難しくさせる原因の一つです。

しかし、お話をしていくとお手紙から受けた第一印象と同じで、言葉も品がよく、全体的に柔らかい雰囲気の方でした。そのため最初は「これは…」と思った西村の心も緩んだのです。

治療に入ると、私が最初に感じた通り、構造的に非常に難しく、逃げ出したい程の悪条件でしたが、実は彼女の優れた性格がそれを上回る好条件を筋肉の緩みとして与えていることがわかりました。

遠く姫路からアポイントをきっちりと守って来院され、回を重ねるごとによくなり、最終の西村式入れ歯が入った時は「昔の顔に戻りました」と大喜びされました。

入れ歯が入ったら娘さんのいるサンフランシスコに行きたいと言っておられましたが、終了して間もなく、無事娘さんの所へ行き、そこで美味しいものを一杯食べられたとのお手紙をいただきました。

その後の検診も定期的に受けられており、入れ歯はほとんど調整の必要がないぐらいに、しっかりと彼女の命を支えています。

初めて来院された時に、顔貌とアゴの状態、さらに上アゴと下アゴのバランス等から観て、間違いなく難症例と思われたのが、全く問題なくスムーズに進んだのは、この方の心の柔らかさ、心の穏やかさに加えて、自分はここで入れ歯を作るという明確な意識があったからだと思います。

何事においても一番重要なのは、「心」だとつくづく思いました。

入れ歯が完成するたびに、西村はいつも技工士さんと話をします。

「どんなに我々が頑張っても、結局のところ、患者さんの人柄を越えた入れ歯は作れないなあ…。あの人柄だからこそ、あそこまで完成度の高い工芸品ができたのだなあ！　今回も素晴らしい人柄、生き方、意識の持ち主に出会えたなあ…。あの人柄のおかげで、素晴らしい仕事をさせていただいたなあ！」

歯科医冥利に尽きる時間です。

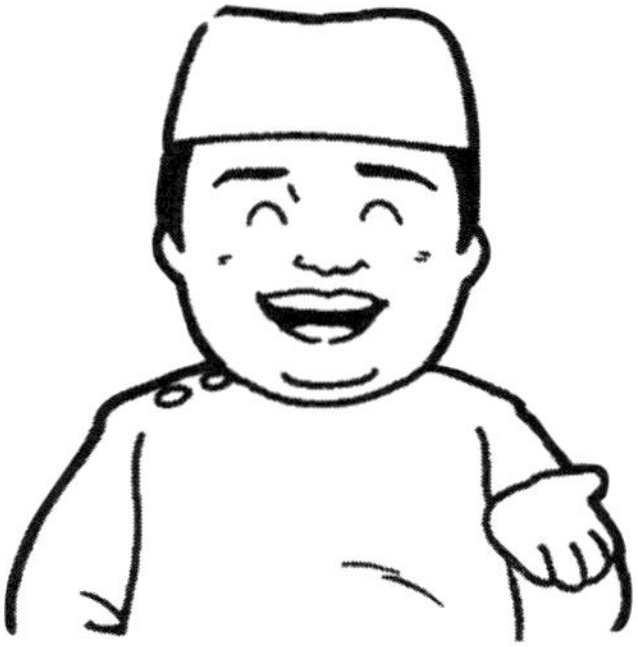

ご夫婦の愛があれば、うまくいく!!

私達（西村）夫婦の体の気の流れを整体していただいているS先生が言いました。

「私の所に来られる方のうち、ご夫婦で来られる方は段々健康になっていきます。片方しかお出でにならない方は、一進一退で時にはそのまま病気になってしまう方もいます。よいことを配偶者に勧めない、つまり自分だけがよければいいという根性で、健康になるわけがありません。病気はマイナスの感情の寄せ集めの結果ですから、自分だけよければいいでは、神様が許してはくださいませんよ」

入れ歯の治療も、全くその通りです。

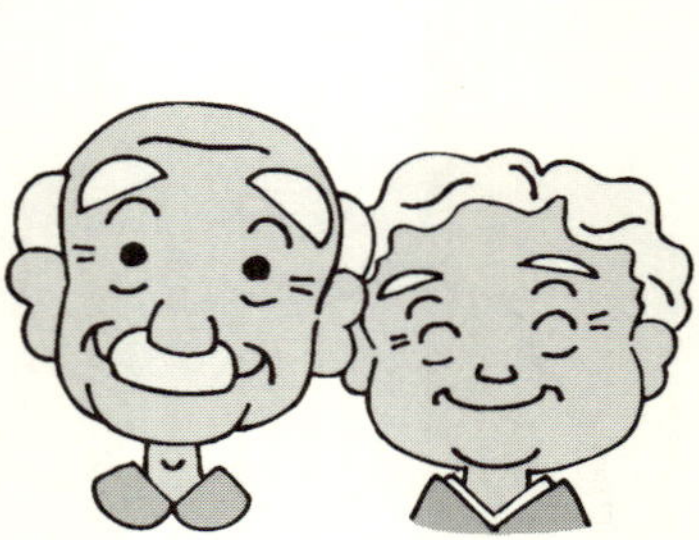

群馬県の有名な温泉地から、ご夫婦が来院されました。

ご主人の歯が壊滅状態なのです。工夫された入れ歯も入っていますが、何ともならないうえ、かなり猫背で顔色も悪く、自分の体に自信をなくされていました。

下アゴが少し後退して咬み合わせも低く、一見するところ難症例でした。

しかし、診断用の歯型をとってみると、スンナリ型がとれるのです。一見難しそうですが、人柄のよさと誠実なものの考え方が筋肉の緩みとなっています。

三時間以上かけて入れ歯を調整すると、顔に血の気が戻り人相がしっかりとしてきました。咬み合わせもよくなり、これなら食事ができそうと喜ばれました。

私は、奥様を驚かそうと思い、治療のついでにご主人の背筋も伸ばしました。

そして次に、緩かった奥様の入れ歯をしっかりさせました。お二人は大喜びされて、今後は夫婦で治療を受けたいと希望されました。

ここまでが、初診の話です。

来院されるたびに、お二人は見違えるように元気になりました。

特にご主人は背筋が伸び、何でも噛めるようになったので胃腸の調子もよくなったと言われました。その地区のかなり偉い役職を引き受けられるかどうか、体のせいで不安だったそうですが、これで二度目のお勤めができると大喜びでした。

もともとミス○○温泉と言われたぐらいの奥様も、入れ歯の改善で目がパッチリとして口元も若返り尚一層、美人になられました。

今も仲良くお二人でしっかりと半年ごとに検診に来られます。

名古屋から来られたご夫婦の場合は、最初はご主人が一人で来られましたが、「今まで何組作ったかわからないが、この入れ歯は作り方が違うし、形が違う。これなら噛めるわけだ！　どうせ墓場までお金を持ってはいかれないのだから、六十過ぎたら自分にお金をかけないとね」と言われたように、あまりにも調子がよいので、奥様を連れて来られるようになりました。

そして、お二人ともしっかりとした西村式入れ歯が完成した時は大喜びでした。

ご夫婦で来院される方は、幸せそうです。

その仲のよさは、とてもほほ笑ましく、私の見本でもあります。

そしてこのような場合、入れ歯は上手くいくものです。

■西村雅興のデンタル・ヒーリング

十五年曲がっていた背筋が、一日で伸びた!!

これまで何軒もの歯科医院で何組も入れ歯を作ったけれど、「どれもうまく口に合わない」とあきらめておられた七十六歳のおばあちゃんが、私の本を読んで来院されました。

昨日、ある特殊処置をしました。少し骨を削ってアゴの動きをよくする手術です。

今日、消毒に来られて言われました。

「私はこの十五年間、上を向いて寝たことがないんです。ラクダのように背中が曲がってしまって、いつもエビのようにして寝ていました。上を向いて寝ようとしても、二時間もすると痛くて我慢できないんです。ところが、昨日は気がついたら朝まで上を向いて寝ていたんです。先生が背筋を伸ばしてあげると言ったけど、本当に伸びて、まるで奇跡みたい！　それに足もヒザも軽くなって、歩くのが楽しくなりました。これまではお友達から誘われてもほとんど断っていたのに、今は待ち遠しいくらい。気持ちがとっても明るくなり、家族も驚いています。どうかこれから入れ歯も体もよろしくお願いします」

そこで、さらなる仕上げをしました。すると、さらに背筋が伸びたので、おばあちゃんは大喜び。

これが、西村マジック！

世界で西村のみができる、デンタル・ミラクルです！

私はこれを「デンタル・ヒーリング」と呼んでいます。

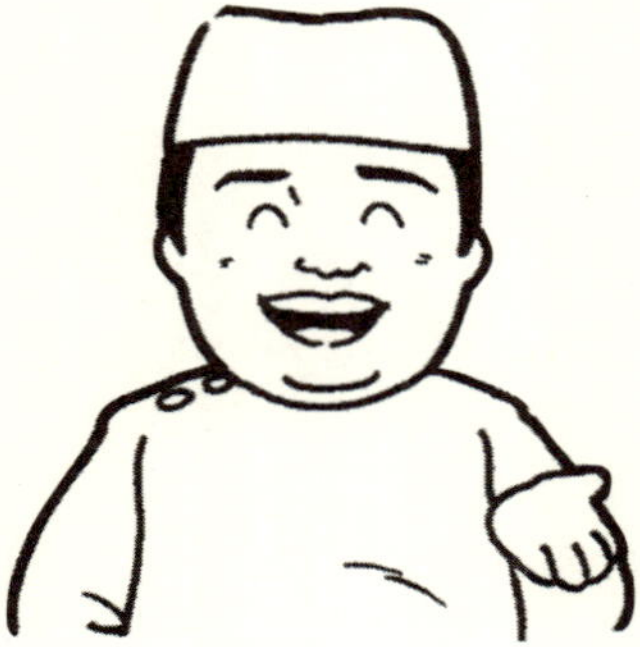

■西村雅興のデンタル・ヒーリング
忘れし愛が、再び咲けとごとくに…!!

先日、広島の福山から娘さんがお母さんを連れて来院されました。私の本を読んで感激したので、ぜひ母を診てもらいたいとのことです。

そのお母さんは開口一番、「私には仕事があります。何回くらいでできますか」。

娘さんとお母さんの態度が全く違います。

よくあるケースですが、高齢なので娘さんについて来てもらう場合は本人が主体です。逆に、娘さんが高齢の親を連れて来られる場合の主体は娘さんです。

次のようなことわざがあります。

「水飲み場に馬を連れて行くことはできるが、水を飲ますことはできない」

さて、お母さんの口を診ると惨憺たる状態です。

下アゴの前歯四本がグラグラでカリエスと歯周病がひどく、上アゴも似たようなものです。口を開ければ上の入れ歯は落ち、下の入れ歯は浮き上がるので、普段は入れていないということです。

いい加減に仕事を辞めて自分の体に気をつけてほしいと娘さんは願っているのに、六十三歳になっても休まずに仕事をされていると言われます。

娘さんが心配するのもよくわかります。白目の部分には血の気がなく、貧血状態。体もやせ細って精気がありません。

状況を説明しているのに、しきりに費用と回数、期間を聞きたがり、回数を聞くと「それでは無理です。あきらめます」と簡単に言われました。「そんなに仕事を休めません」が理由です。

私がこの方にできる親切は一つ。「忘れし愛を呼び起こす」。それしかありません。

娘さんに状況を説明し、お母さんの反応を伝えました。

「母は仕事一筋で、こんな状態でも会社を休んで歯医者へ行きません。そこで、何としても先生に一度診てもらおうと連れて来ました。でも、羽田に着くと歩けないぐらい気分が悪くなり、やっぱり東京まで治療に来るのは無理かと話をしてたんです」

「このお口の状態では気圧が変化する飛行機は大変です。通院が無理と思われるのもわかります。でも、親孝行のあなたに、今度はお母さんが『子孝行』をしないといけませんね。それはいつまでも元気で長生きすること。娘さんの育て方も仕事も立派にやってこられたでしょうが、大きな忘れ物がありますよ。自分の命、体に対する愛情です。元気で長生きしてほしいと思っているあなたの気持ちが、お母さんにはわかっていないのですね。残念ですが、自分を見捨てた結果が今のお口の状態です」

「ここまで来られただけでも満足しましたから、これで帰らせていただきます」

「ちょっと待ってください！入れ歯をしっかりいれたら、どのくらい体が変化をするか、その一端をお目にかけます。四～五分でそれがわかりますよ」

それから、入れ歯がないために緊張しているお母さんの筋肉をほぐすと、見る見るうちに精気を取り戻し、目がパッチリ開きました。

まず、娘さんが仰天。それから、鏡を見たお母さんが仰天して言われました。

「先生、よくわかりました。娘もこんなに心配してくれています。会社を辞めて歯を治します！」

「広島からは少し距離がありますから、地元で評判のいい先生に総入れ歯を作ってもらってください。そして、もっとよくなりたいと思ったら東京までお出でください。その時は、身も心もピカピカにしてあげますよ」

「母がやっと勤めを辞める決心をしてくれました。本当にありがとうございます。必ず母の治療に来ますから、その時はよろしくお願いします」

お二人はお互いの愛情を確信されました。入れ歯をしっかり入れれば、あと二十年は健康で幸せにやっていかれます。

今回は歯を具体的に治療したわけではありません。しかし、一番大切なところを治療しました。

「忘れし愛が咲けと如くに！」

これが、西村の「デンタル・ヒーリング」です。

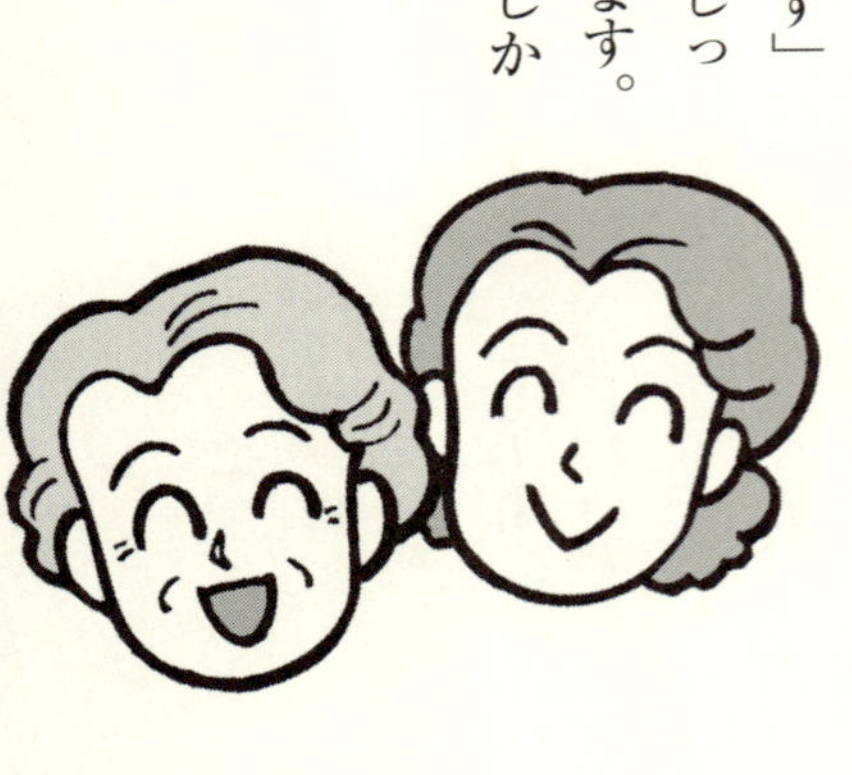

■西村雅興のデンタル・ヒーリング
ゴリラのような顔が、昔の容貌に!!

大阪から来院された女性のお口には、まるでゴリラのような入れ歯が入っていました。

前に治療された先生が、虫歯になっていた上の前歯の根を抜かずに、そのままの状態で入れ歯を作ったのです。そのため、長い間に上の歯が出歯になり、それにつれて歯槽骨も増骨していました。そこに入れ歯をいれているのですから、ゴリラのような顔になるのは当然です。

その先生がなぜ虫歯の根を抜かなかったのか、ちょっと理解に苦しみます。

いろいろな歯科医院に相談されたそうですが、思うような返事が返って来なかったそうです。美容整形では、出っ張った骨を削るのに一週間ぐらい入院して手術料が百八十万円ぐらい、さらに入れ歯の代金が同額ぐらいはかかると言われたそうで、世をはかなんでとても悩んでおられました。

昔の自分の顔に戻りたい一心で、東京の西村歯科医院まで来られたのです。なるほど増骨した量は半端ではなく、咬み合わせもかなり低くなってしまっていました。

西村が上の入れ歯（三組）で治す費用は、美容整形で言われた手術料より少し安い金額でした。そのことをお話すると納得されたので、上アゴの手術をして、入れて来た入れ歯をとりあえず使えるようにして終了したのは、始めてから四時間後でした。

翌日は消毒をし、入れ歯の痛みのある所を少し調整して帰っていただき、一週間後、抜歯に来院された時にさらに入れ歯の調整を行いました。

トレーニング用の入れ歯にした頃から昔の顔の輪郭に戻り、診断用の入れ歯を作りあげた頃にはすっかりキレイな口元になったので大喜びでした。

「先生、今までいろいろなところに電話をしたり、出かけたりしたのよ。でも、ここに来て本当によかった！　次はお金を貯めて、下の部分入れ歯をインプラントにしたい」と言ってくれました。

下の歯の色が少し黄色いのでブリーチング（歯の漂白）をしました。上の入れ歯に白いキレイな歯をいれるためで、上だけ白いと入れ歯とわかってしまうからです。

そして、仕上げです。

本義歯は色白の彼女の肌に合った、白いキレイな歯を植えて仕上げよう。こんな仕事は、ご本人も大阪から来ることが楽しいし、治療している私も、相手が次第に美人になっていくので楽しいものです。

そういえば、私が中学生の頃、歯医者から帰ってきた父をみて、ゴリラになったと家中で大騒ぎをしたことがありました。

父はそれほど気にしてはいなかったのですが、皆がうるさく言うのでまたその歯科へ行きました。そうすると、今度は十歳以上老けた老人顔になって帰ってきました。それを見て家中がまたまた大騒ぎとなったことを覚えています。

西村が入れ歯を作る場合は原則的に、三組作り、調整を繰り返しながら次第に壮年期の顔の輪郭に戻していきます。

まるで出世魚のように、本義歯までの進行とともに縮んでいた背筋が伸びて健康になり、その人が自分の歯であったらこうであろうという顔にまで戻すのです。また、その間には心理療法のアプローチで内面に抱える諸問題をほぐすことも忘れません。

時間も手間もかけますが、完成品はやはりそれだけの物になるのです。

西村式入れ歯は単なる道具ではありません。よく噛める、食事が楽しくなる、健康になると同時に、表情に輝きが戻り、これまでの引っ込み思案がウソのように前向きの明るい性格になるのです。その意味でも、入れ歯をいれた時の容貌は不可欠の要素です。

「歯科医は美容整形医も兼ねる」。これは、西村歯科医院の合言葉です。

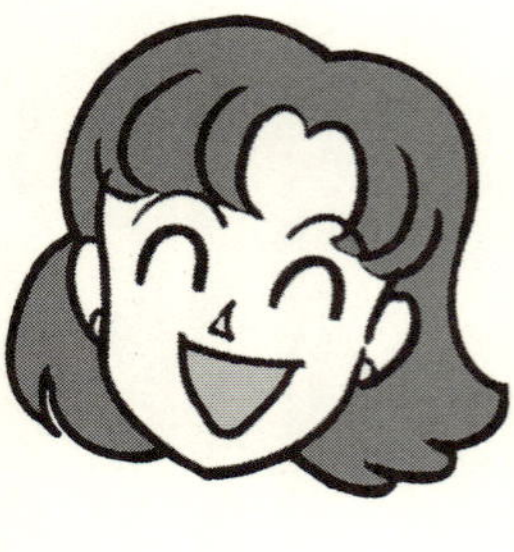

■西村雅興のデンタル・ヒーリング
自分のためにお金をかけよう!!

あなたは、般若心経を聞いたことがありますか。

仏教のお経の原点です。

人間が抱える「生老病死」「四苦八苦」等の辛い人生を、幸せに生きるための方法を説いたお経です。

基本的には、「偏らない心、捕われない心、執着のない心」を持つことで、それが手に入るという教えです。

人間は「見栄や権力、お金」を手に入れながら、「不幸と病気」を手に入れます。

ある人がお寺に大きな山門を寄贈しました。

和尚さんは檀家の人達が持ってきた野菜などに、いつも大変丁寧にお礼を言っています。しかし、莫大なお金をかけて寄付をした山門なのに、この人には感謝のお礼を一言も言ってくれないのです。

とうとう頭に来て、彼は言いました。

「あんな野菜にお礼を言って、自分が寄付した大きな山門にお礼の一言もないのはけしからん」

和尚さんは言いました。

「あの山門は、幸せになりたいあなたが、お金に対する執着や捕われを捨てるためにした行為だよ。つまり、あなたの行為は自分の幸せを得るためにしたお布施なのだよ。あなたが自分自身の幸せのためにしたお布施に、何で私がお礼を言うのですか。もし、私がお礼を言ったら、あなたの行為は寄付になってしまう。せっかくのお布施が寄付になってしまったら、あなたが救われないではないか」

おわかりでしょうか?

今のあなたの病気やお口の悲惨な状況は、自分の命より別の何か、他のことに心を捕われ、奪われていた結果なのです。

人間も齢六十を過ぎれば、過去の心の捕われから解放されたいものです。

確かに、生きるために、子供を育てるために、お金を手に入れるために、命を切り売りしながら頑張って来られたことは称賛に値します。

しかしその結果が、今のあなたの悲惨なお口の状況です。

一時代前なら六十過ぎでお墓に入りました。その時代は、そのような悲惨な口でも何とかなりました。

今は八十歳九十歳が普通の時代です。これから二十年三十年の長い年月を生きていくのです。その悲惨なお口で生きていく自信はありますか。

医師・歯科医・薬・補助食品にお金をかけるのは、そのものへお金をかけるのではありません。自分のお金を医師・歯科医・薬などを通して、自分の命・健康・幸せへ転換する行為なのです。

それは、あの山門を作ってお布施をした行為と同じなのです。

治療費がかかった、高かったという話を聞きますが、それは心得違いで、自分が幸せになるために、自分へそれだけの愛を注いだと考えてみてください。

ここの心の転換がないかぎり、何をやってもよい結果は得られません。

自分の生き方の結果起きた状況を、その過程を導いた心の変化なくして結果の変化はありようがありません。

入れ歯が難しい人は、この心が変わらない人です。

形あるものを作るのは容易ですが、形ない心を変えるのが難しいのです。とりわけ人の本性は、お金と時間の使い方に出ます。

お金の有無を言っているのではなく、どの方向に使うのかと言っているのです。「忙しくて歯医者に行く時間がない」と言う人も、お医者さんに「虫垂炎です。すぐ入院です」と言われると、「わかりました。お願いします」と言います。

人は命の危機を感じると、その選択には本気になります。お金の使い方も同じです。あなたが医師や歯科医にかかるのならば、この辺りの心の整理をしておくことが大切です。お布施の意味をぜひもう一度考えてみてください。

第6章

インターネットで寄せられた質問

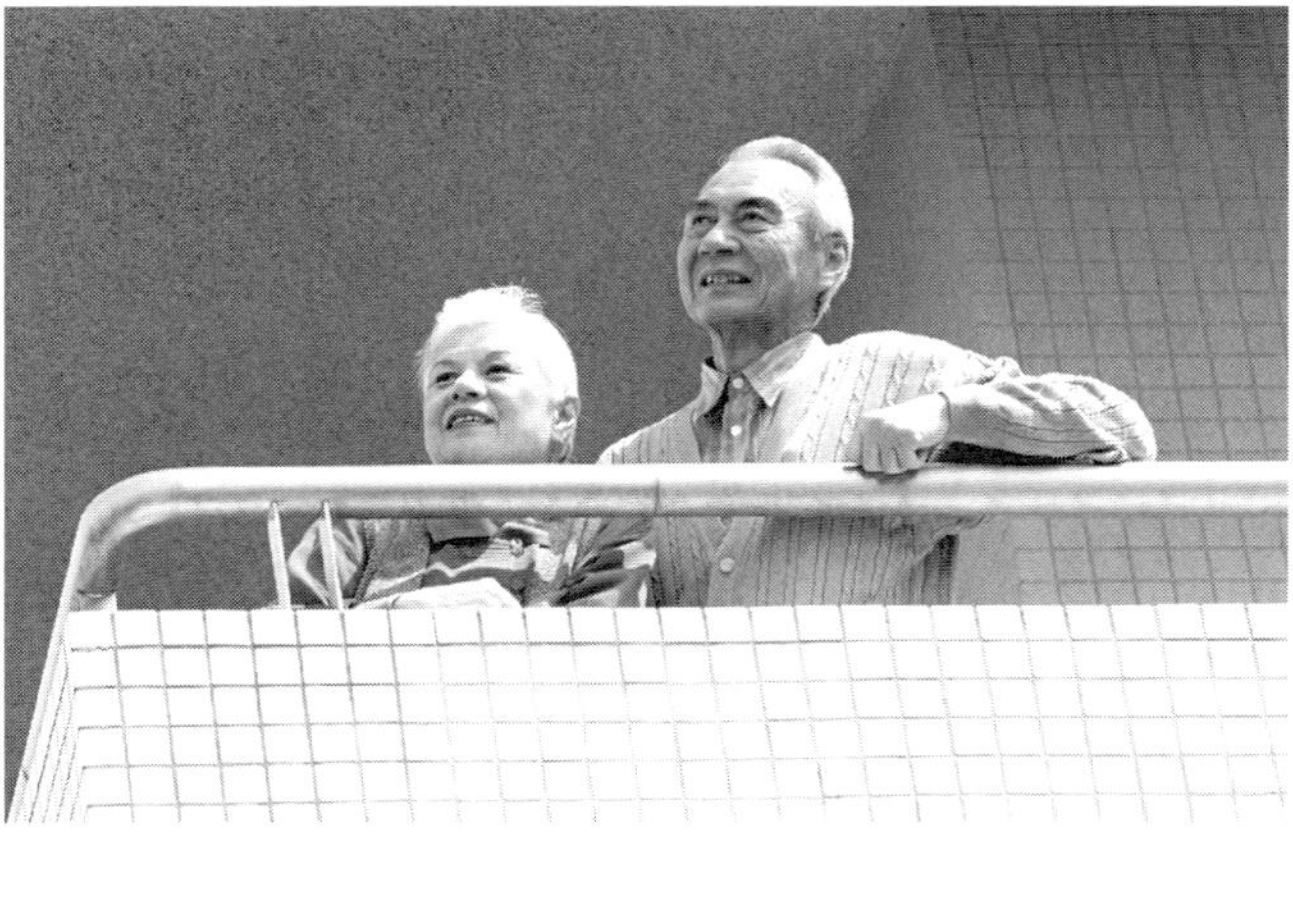

●質問

入れ歯で飛距離アップは可能でしょうか?

『ゴルフが趣味の六十代男性です。最近、咬み合わせを調整した入れ歯にしたら、ゲートボールの腕が上がったというテレビ番組を見ました。

西村先生と咬み合わせのことは、以前テレビで見たことがあり、興味を持っていました。

咬み合わせを調整した入れ歯で、ゲートボールの腕が上がるということは、私の入れ歯もちゃんとしたものに変えれば、ゴルフの腕も上がるのではと考えて、メールしました。くだらない質問とお思いでしょうが、お答えいただければ幸いです』

●西村の答え

一ヤードでも遠くに飛ばしたい。ゴルファーにとっては夢にまで見る思いですね。治療に来られると、ゴルフの話ばかりされる女性がいらっしゃいました。咬み合わせが少し低かったので、ゴルフの時だけ少し高くするような物を作ってあげました。次に来院された時は、「まるで魔法の道具ね！」と大はしゃぎでした。

さて、入れ歯の不調は体のセンターを狂わせます。体の中心に軸が通らないと、全てのスポーツはよい結果がでません。さらに、咬み合わせが低くなっていると頸椎、腰椎、ヒザに無理がかかり、六〇%くらいの身体能力になってしまいます。

かつて競歩のオリンピック強化選手の咬み合わせを調整したら、次の試合では一位でテープを切りました。

入れ歯を治すと劇的な効果があります。

ゴルフが急に上手になるというのではなく、咬み合わせをきちんと調整した入れ歯によって身体能力が劇的に向上し、飛距離や方向の直進性が増すということです。

この方面は、ダンスのセミプロ、小太刀護身道優勝、剣道七段の私が、二十五年間にわたって自分の体を使って体験・研究し、その成果を日常の臨床に活かして治療してきたからできる話です。

ライバルに差をつけるには入れ歯を新しく作る、これしかありません。

尚、このことに関係する記事が、雑誌『秘伝』の四月号に、タイトル「かみ合わせは貴方を変える、強くする」で掲載されますからお読みください。

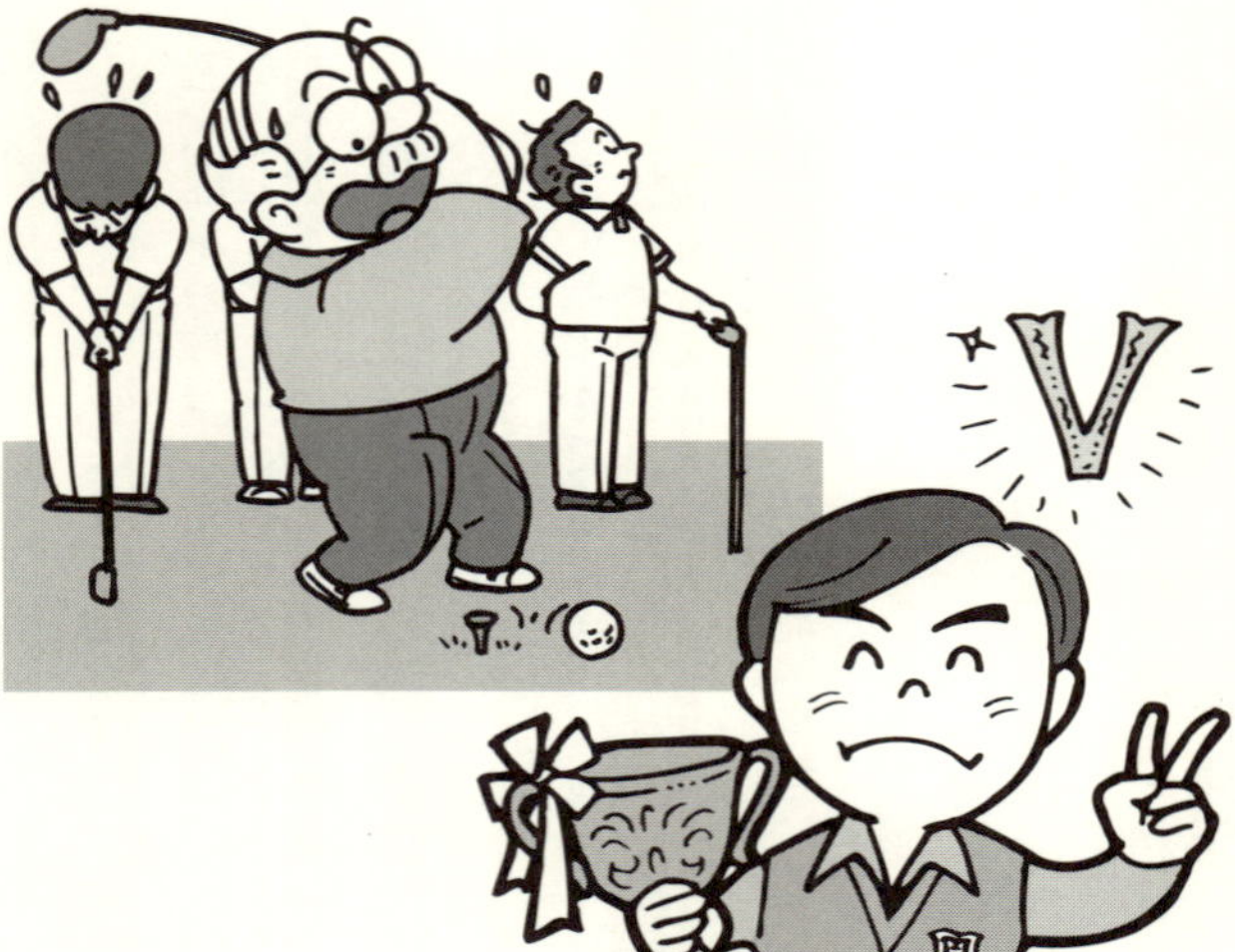

●質問
入れ歯を直せば、腰痛も治るでしょうか?

「私は長年腰痛に苦しんでいる六十代男性です。

西村先生の『本当によい入れ歯のつくり方』を読んで、私の入れ歯も作っていただければ、腰痛も治るかもと思いました。

今の入れ歯は三年前に作ったものです（かなり高価でした）。そのときの先生は「そのうち慣れますよ」ということでしたが、いまだに慣れるどころか、痛くてとても入れておられません。

快適な入れ歯になって、腰痛まで治れば少々のお金には変えられないと思っていますが、問題は時間です。仕事の関係で、思うように時間が取れません。

入れ歯を作り直していただく場合、一日にどれだけの時間と、どれくらいの期間が必要でしょうか。

詳しく診ていただかないと、わからないかもしれませんが、おおよそのことを教えていただきたく、メールいたしました」

●西村の答え

おそらく、腰痛はびっくりするほどよくなると思います。

暇がある人はお金がない。お金がある人は暇がない。世の中はなかなかうまくいかないものですね。

さて、あなたのお口、顎の関節、歯の残り具合、歯槽骨の状態を診ないと何とも言えません。

しかし、初日に私が腰の症状を大きく軽減すれば、あなたは時間がないから来られないとは言われないと思います。

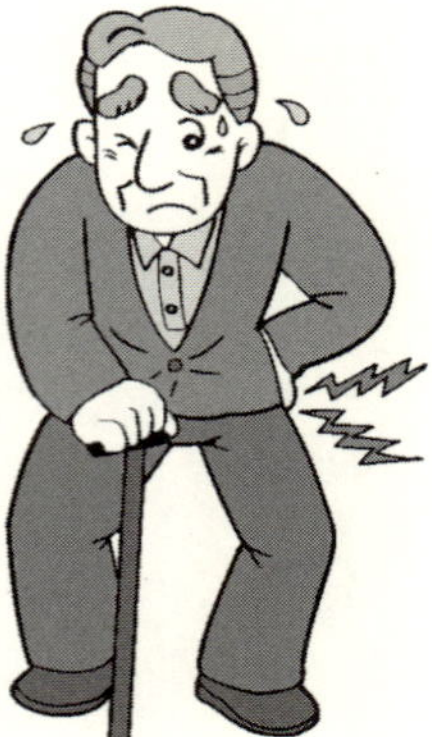

物の価値観は体験によって大きく変わります。それほど効果が現れる場合もあります。まずは、西村を味わってみてください。

「詳しく診ていただかないと、わからないかもしれませんが、おおよそのことを教えていただきたく…」

あえて無理してお答えするとすれば！

一日にかける時間は、最初のうちは一時間半位くらいです。そして、週に一回くらいです。

症状が軽減されてくれれば、体の快復を待ちながら入れ歯を調整しますので三十分くらいで、二週間に一回くらいです。

●答えへの答え

「今日、医院へ予約の電話を入れました。西村先生にお会いするのが、いまから楽しみです。

どうぞ、よろしくお願いします」

●質問
本当によい入れ歯をプレゼントしたい

「二十四歳のOLです。私の祖母は七十四歳ですが、いつも入れ歯が合わないと嘆いています。そのせいか、偏頭痛がひどく、頭痛薬が手放せません。

西村先生の『歯のかみ合わせで病気が治る』を読んで、祖母の偏頭痛も入れ歯のせいかな？ と思うようになりました。

もし治るようなら、本当によい入れ歯を祖母にプレゼントしたいと思います（ボーナスを貯めたお金があるので…）。

ただ、母がつき添うと言っていますが、横浜からですから月に二回くらいしか通院できないと思います。それでも治療できるでしょうか?」

●西村の答え

歯の残り方が片寄っていると偏頭痛になります。総義歯の場合なら、アゴの問題が絡んでいるかもしれません。

入れ歯の件ですが、ホームページにも注意書きがあるように、メールだけでは診断できません。

時間と回数をかければよくなると思いますが、最初の五回くらいは週に一度、入れ歯が落ち着いたら、月に二回でもよいと思います。

症状が辛くても、すぐに治る場合もありますが、顎関節が壊れていると治療が難しい場合もあります。

実は私の父も偏頭痛がひどく、頭痛薬を手放せませんでした。今思えば、薬の飲み過ぎで肝硬変になったような気がします。

火葬の時、肝臓の部位に大きな変色がありました。医者の義兄から「頭痛薬を飲み過ぎて肝硬変になったのだと思う。その証拠にあの緑色を見てごらん」と言われたことがあります。いま、私が父の入れ歯を作れば、あの頭痛を治した自信があります。

さて、肩凝りよりも頭痛に症状が出る人の方が、体質的に敏感で、神経質な傾向があります。

このように、入れ歯そのもの以外に影響が強いものがあれば、時間がかかる場合もあります。

お金も時間もあっても治療を受けない人もあれば、借金しても治療を受ける人もいますが、総義歯にかかる費用はやはりかなりの金額です。

ですからものは試しに、一度来院されて診察を受けられてはいかがでしょう。そうすれば治る見込みや期間、回数、費用等のおおよそのことを話せると思います。

一つの例ですが、

「母をこんなにしてしまったのは、共稼ぎの私が放っておいたせいだと先生の本を読んで気がつきました。それで仕事を辞めて、先生の言われる日はいつでも連れて来られるようにしました。どうか母を救ってください」と言われたことがあります。

半分痴呆が始まり、目に力がなく、表情も全くない状態でしたが、来院されるたびに表情が戻り、目に輝きが増しました。意識もしっかりして、おぼつかなかった足取りもしっかりしてきました。治療の終わった半年後は全く別人で、周りが驚いたと聞きました。娘さんがこう言われました。「連れて来るのが楽しみでした。昔の元気だった母に段々戻って行くからです。本当にありがとうございました」

私は誰にも同じように一生懸命治療をいたします。

しかし、このお母さんを救ったのは娘さんです。片道二時間ぐらいかかって連れて来られた、娘さんの母への思いが救ったのです。お母さんがそれほど大切に娘さんを育てたということです。娘さんはお母さんからの愛情を、年をへて立場が逆になったとき、親孝行としてお返ししたのです。

この逆に、お金があり治療しようと決心して帰ったお母さんを、「高いから」と娘さんが止めたということもあります。お母さんが娘さんをそのような考え方に育てたからでしょう。

親孝行は親のためにするのではありません。自分が受けた愛情の恩返しをさせていただく、ありがたいチャンスなのです。

前者の娘さんに、私は言いました。

「お母さんも、お婆さんから愛情を受けて育ったのだと思います。だから、お母さんは同じようにあなたを愛した。そして、あなたはそれに応えた。あなたのお子さんも愛されて育っていると思います。『因果応報は世の習い』と言う通りですね」

日々人間模様を見させていただいて、本当にそう思います。

私自身をもっとよく知りたければ、『もっと劇的にもっとラクにあなたは変われる』（KKロングセラーズ刊）をお読みください。

●答えへの答え

「とても親切に答えてくださり、ありがとうございます。先生のおっしゃることは、よくわかります。

『あなたは変われる』を書店に注文しました。本が届くのが、今から楽しみです」

●質　問
麻酔の注射が、怖い!!

「三十代の女性です。いい歳をしてと笑われそうですが、私はとにかく注射が大キライなのです。

そんなわけで、歯の治療をしたくても麻酔が怖くて、なかなか決心がつきません。

ところが、先日、久しぶりに会った友人から『西村歯科ではそんなに痛くなかったヨ』と聞きました。

西村歯科では、私のように麻酔の注射が怖いという人でも大丈夫でしょうか？」

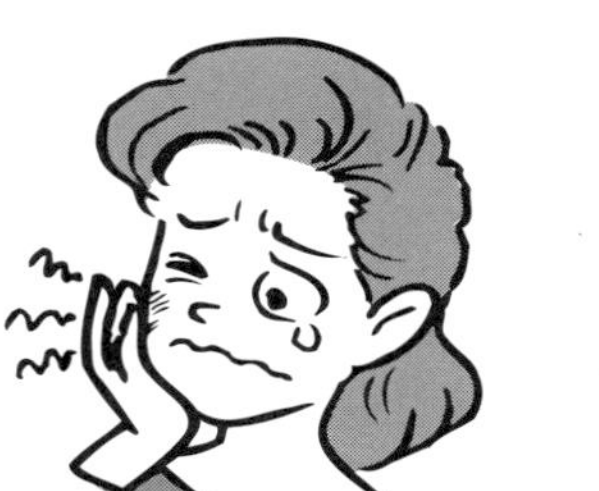

●西村の答え

痛みを取るはずの麻酔の注射が痛いとは、笑えない話ですね！

実は、麻酔注射の針を刺した時は、あまり痛くありません。表面麻酔のジェルを粘膜に塗って、少し待ってから針を刺すので、痛みはほとんど感じないのです。

あの独特の痛みは麻酔液を注入するときに、骨と骨膜を剥がす作用の痛みです。

この麻酔液の注入をゆっくりすれば、痛みはほとんどありません。

幸い、当院にはそのために開発された特別な注射器もあります。

歯科医自身も患者様の瞼の動きを見て、注射時の痛みの感じを察するように心がけています。

さて、一般的に歯科医は忙しく仕事をしていますので、つい急速に麻酔液を注入してしまうのでしょう。その意味ではゆったりとしたアポイントで仕事をされている歯科医を選ぶのが無難です。

西村歯科医院では一人につき、約一時間ぐらいの余裕を持ったアポイントを取っています。

歯科医療を医療&サービス業と心得て治療に当たっているからです。

尚、当院では抜歯などの手術の時、歯科針麻酔を併用していますので、術後の疼痛が全くないと評判を呼んでいます。（針麻酔の併用には五千円いただいています）

ちなみに、私は妻の出産時にも分娩室で三回針治療を併用しました。

後産の痛みが全くなく、翌日はケロッとした顔なので、先生はじめ助産婦さん、看護婦さんが驚嘆の目で眺めていました。

西村歯科医院では、注射をされる身になるとどうか？　と、いつも考えて仕事をすることをモットーにしています。だから、怖がりには最適の歯科医院です。

●答えへの答え

「笑われそうな質問にも丁寧に答えてくださり、感激しました。

私のような怖がりのために、いろいろな方法をとってくださる西村歯科医院なら、安心して治療が受けられそうです。

早速、電話して、予約しようと思います。よろしくお願いします」

●質問

前歯の部分入れ歯について、教えてください

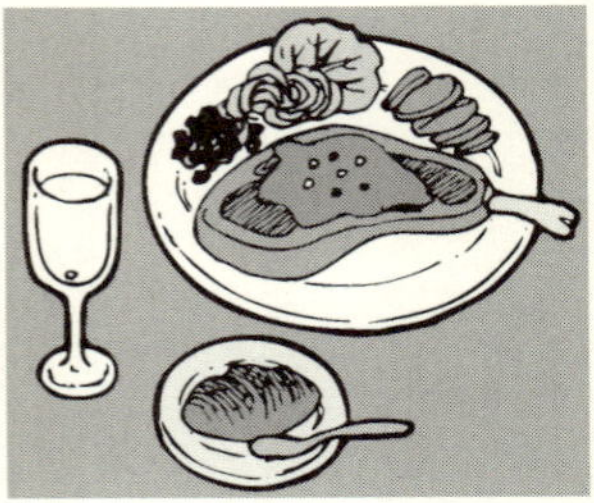

「まだ三十代前半ですが、十年前に差し歯にした前歯の歯根に病巣があり、現在、抜歯を避ける方法をとっていただいて治療中です。ただ、このまま持っても数年と言われています（左右一番・左二番の合計三本です）。

先天的に前歯の歯根が短く、他の歯もブリッジの支台にはできないとのことで、近い将来、部分入れ歯になることを覚悟していますが、前歯なので審美的なことも気になりますし、食事も心配です。鳥モモ肉をかじるといったことも、人前で自然にできるのでしょうか。年齢的に入れ歯ということも周りに絶対に知られたくありません』

●西村の答え

まず、前歯がなくなれば当然、部分入れ歯ということになります。

部分入れ歯の場合、隣の歯にかかる留金（クラスプ）が、前から見えます。その他にもプラスチックの床が厚くつき、違和感が強く、発音がしにくくなります。

次に、上手くいって隣の健康な歯を削ってブリッジ。

あなたの場合、強度の関係で健康な歯を数本削る必要があり、六〜七本分のブリッジになります。

しかし、時代は変わっています。

抜歯と同時に即時インプラントを入れ、その日から食事ができます。

数か月すれば、リンゴもＯＫで、ブリッジの場合の一・五倍ぐらいの費用でできます。

最近開発された最新の方法で、当院では既に多くの実績があり予後も順調です。

私は咬み合わせ治療と入れ歯を作らせれば、世界一と自負していますが、かく言う私自身も、右下のブリッジを外し、インプラントにして快調です。

五本分を三本で支えていたブリッジの時は、強く噛むと支えの歯に不愉快な痛みがありましたが、今はありません。

とりあえずは『悩む前に歯医者に行こう』（ＫＫロングセラーズ）を買って、本とビデオを見てください。

かなり希望が持てると思いますよ！

参考までに、簡単な手順を示します。

◆即時インプラント（サルゴンインプラント）の流れ

〈一日目〉

1　今の歯の根の状態、歯根の先の病巣状態の診断。

2　模型をとって骨の厚みを審査。

3　レントゲンで、入れられる深さを測定。

4　模型をもとに、前もって仮の歯を作っておく。

〈二日目〉

1　抜歯と同時にインプラントを挿入。

2　すぐに作っておいた仮の歯を入れる。
3　その日から普通に食事ができる。
　手術は全く痛くなく、当院は針麻酔を応用していますので、麻酔が切れても痛みはありません。

〈三日目〉
1　手術の翌日の消毒。

〈数週間後〉
1　インプラント体内部のねじの増し締め。

〈数か月後〉
1　本歯のための型取り。

〈数日後〉
1　本歯を入れる。

〈翌　日〉
1　咬み合わせのチェックをして終了。

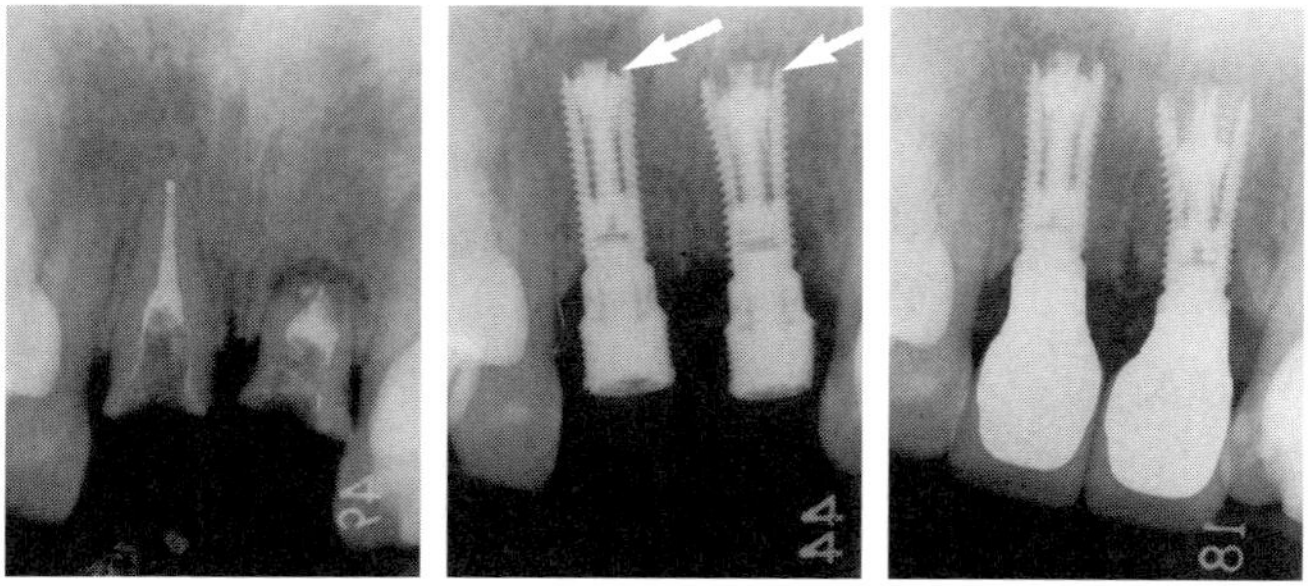

先端が開くことによって（←印）、骨としっかり結合するので、抜歯したその日のうちに新しい義歯（仮の歯）が入れられます。

どの過程でも痛みは、ほとんどありません。

大切なのは、とことん悪くなってしまってから処置をするのではなく、インプラントを入れる状態が確保されているときに、処置をすることです。

最悪の時に来られても、ご希望に沿えるとは限りません。

後は、あなたの今の悩みの大きさと費用の関係が解決されればいいのですが、一度相談に来られないと、解決の糸口が見つかりません。

来院される際は、「ホームページで前歯の質問したら、院長に一度相談にお出でくださいと言われた者です。予約をお願いします」と受付に言ってください。

そう言わないと、話はうまく通じません。

西村歯科医院には全国から咬み合わせ治療・入れ歯治療の予約が入ります。それらと区別をする必要がありますし、インプラント担当医のアポイントを取る必要がありますから。

とりあえずは、ビデオ・本（『悩む前に歯医者に行こう』）で初期の情報を手に入れてください。すべてはそこから始まります。

●質問
入れ歯は、狭心症にも関係している？

「五十四歳の主婦ですが、ホームページを検索して驚きました。

私は二月に上と下の一部の入れ歯をつくり直しましたが、三月に入り呼吸が苦しくなり、循環器科で狭心症と診断されました。四月には病院の前で胸痛発作に襲われ、心電図検査中に突然心停止となって電気ショックで幸運にも助かりました。

過去、風邪も含め医者にかかったことがないほど病気には縁がなかったのですが、現在は月に二度病院で診察を受け、降圧剤を服用しています。

西村先生のホームページを見るまでは、入れ歯が病気の原因の一つになるとは思いもしませんでした。狭心症にも関係があるのでしょうか」

●西村の答え

不整脈は入れ歯治療、咬み合わせ治療でよく治ること
があります。

その他にもいろいろな症状が治ります。

さて、狭心症はその成り立ちからみて、血管の狭窄
（コレステロール等が原因）や血液内汚物の肥大化等の物理的原因が多いと思います。

慢性的に蓄積された物が原因での症状発現です。

そのため、入れ歯の良否が必ずしも、狭心症の原因とは言えません。

しかし、入れ歯をしっかり治したら、血圧が下ったという例は多いのです。

高血圧は血管壁を傷つけてアテロームを形成し血管狭窄の大きな原因です。

何はともあれ、命を支えるしっかりとした入れ歯をいれることこそが、自分への愛のあかしではないでしょうか。

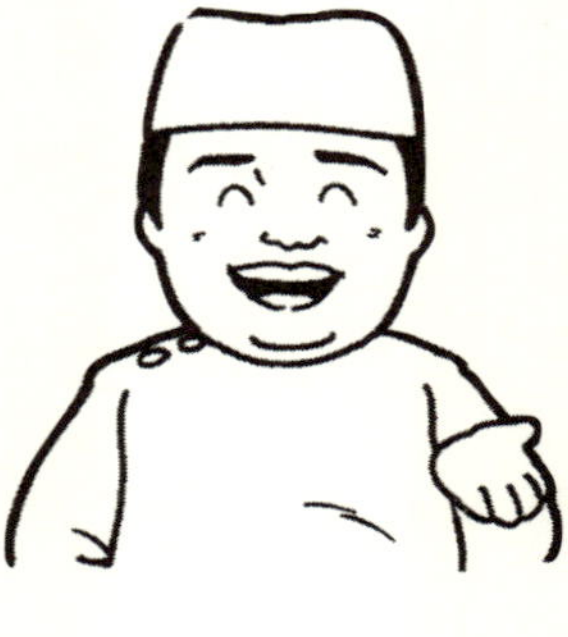

●質問
歯周病による抜歯について、教えてください

「現在、前歯が歯周病で三本なく、部分入れ歯になっています。真ん中のもう一本もグラグラしていて抜かなければなりませんが、仮りの歯はすぐできるのでしょうか」

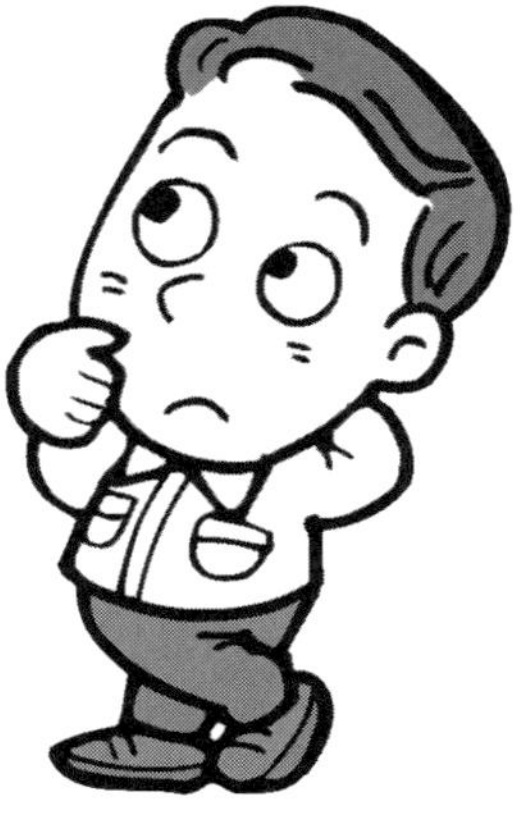

●西村の答え
歯周病による抜歯について、一般的な話をします。
まず、歯を抜いて傷口が治まるのを待ちます。しばらくして、歯肉が固まった状態

で、おもむろに入れ歯の型をとります。

次に咬み合わせを取って、それから入れ歯をいれるのが普通です。

その間、一か月くらいはかかると思います。保険ではそういうように作ることになっています。

しかしながら、たいていの人は仕事を持ち、毎日多くの人と顔を合わせて生活をしています。歯がないから人前に出られない、マスクをしてその期間を何とかするなどとんでもないことだと思います。これが、西村の考えです。

そこで、西村歯科医院の場合、歯を抜く前に印象（型）と咬み合わせをとっておいて、前もって模型上で入れ歯を作っておきます。これを即時義歯（そくじぎし）と言います。

抜歯と同時に即時義歯を入れ、歯肉に当たる内面をソフトな素材で覆い、傷口の当たりを和らげます。

翌日の消毒の際にさらに当たりを確認し、痛いところがないように調整します。

即時義歯を準備し、傷口に優しく義歯を入れるには、それなりのノウハウがなければ上手くは入りません。そこが歯科医の技術です。

結構な手間と時間がかかりますが、自費中心の歯科医ならそのぐらいの処置はできますし、やってくれると思います。

保険中心の歯科医ならば、そんなことをしていたら、時間がかかってしまい待合室が溢れてしまいます。おそらく嫌がってやってくれないでしょう。

あなたの先生に相談をしてみましょう。

「仕事柄、歯がない期間があると困ります。少しくらいは費用がかかってもいいですから、何とか抜歯と同時に仮の入れ歯をいれて欲しいのですが、お願いできるでしょうか？」

そして、先生の返事を待ちましょう。

医者、歯医者は治療には熱心ですが、意外に、患者様の生活や社会的背景までは考えていないものです。そこを、ちょっとつついて、何とかしてもらったらどうでしょうか。

その代わりに、その歯科医が充分な採算が取れる金額を出すというあなたの心積もりが必要です。
その費用に定価はありません。寿司屋の時価みたいなものです。
仮義歯にどのぐらい時間をかけ、どの程度の物を作るか、その先生の判断次第です。
歯科医は自分の仕事に対する単位時間の売り上げを、各自お持ちです。
費用はそれをもとに先生が判断され、金額を提示されると思います。
ともかく、抜歯と同時に入れ歯をいれることはできます。
後はあなたと先生との問題です。上手くことが運ぶように祈っています。

●再質問

「ご返事ありがとうございます。具体的なことですが、西村歯科医院に行った場合、金曜日の午前中に抜歯して、土曜日か月曜日に仮義歯をいれてもらうことは、可能ですか？　また可能ならどのぐらいの予算が必要ですか？

それから成田から出て行くのですが、駐車場を紹介していただければ幸いです。大変失礼なことをお聞きして申し訳ありませんが、よろしくお願いいたします」

●再質問への答え

即時義歯は前もって型と咬み合わせをとっておいて、次の抜歯に備えて作って待つという事です。

作るには技工所に出しますから、次の予約は一週間後以降という事になります。

「西村医院に行った場合、金曜日の午前中に抜歯して、土曜日か月曜日に仮義歯を入れてもらうことは、可能ですか？」

これは不可能です。

費用についてはお口の状態を診なければ、お答えができません。

駐車場は最近近隣に多くビルが建ってきて、当院の駐車場もなくなりました。早めに来て自分で捜すしかありません。

それよりも！

歯槽膿漏の治療は、本人が本気にならないと治らない典型症例です。

治療には期間、回数、費用がかかります。即時義歯だけ当院で入れるということはいたしません。

そのため、基本的にはあなたが今かかっている先生にお願いするのが筋です。もし、そこがだめなら近所の他の歯科医に当たることです。あくまで、即時義歯はお口全体の治療計画の流れの中の一コマです。やってくれる先生を、通院しやすい近所で捜すのが肝要です。

歯槽膿漏の治療は、長いつき合いになりますから、通院の便がよくないと続きません。仕事の合間に治すには距離がありすぎます。

西村の入れ歯の患者様は全国からお出でになります。それは、もうどこに行っても上手くいかないから、必死の覚悟で来院されるのです。

前もって入れ歯を作り、一五本全部一度に抜いて、その場で入れ歯をいれる場合もあります。遠来の人は泊まりがけで来られます。その熱意に応えて治療をします。

近所で即時義歯をいれてくれる先生がいなかった時には、改めて相談に乗りますから、もう一度、近所の歯科医院を当たってみてください。

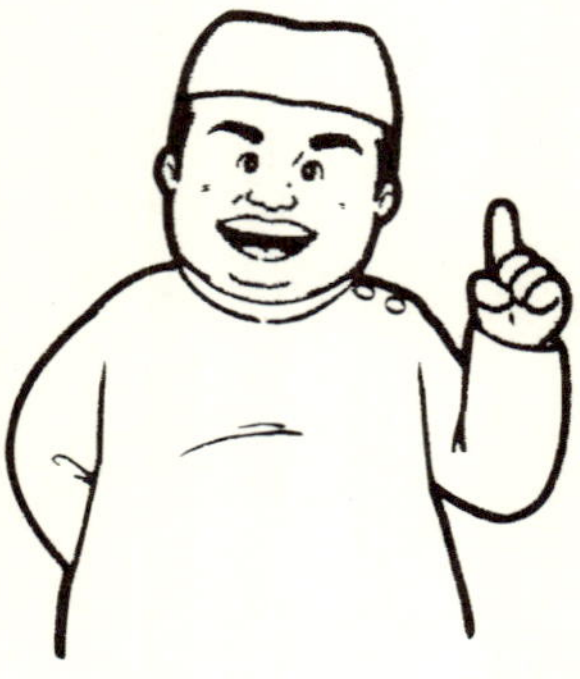

■患者様からの新春メール（一部抜粋）

二〇〇二年一月

「おかげ様で、入れ歯の調子は大変よい状態です。先生に心から感謝いたしております。一月末頃に、また入れ歯のクッション材の交換に参ります」

「おかげ様でお正月のご馳走、美味しくいただけました。ありがとうございます」

「入れ歯で苦しむこともなくなり、感謝しております」

「久しぶりに帰省する子供達のハッとする顔を期待して、また一つ年を重ねます。ありがたいことでございます。手間のかかる患者ですが、よろしくお願いいたします」

「昨年は助けていただきました。心よりお礼申し上げます。今年も大事に守って行きます。よろしく「メンテ」のほど、お願い申し上げます」

「何でも食べられる幸せを、噛みしめております。春にはまた検診にお伺いします」

「不思議なものです。入れ歯にして、自信がついたような気がします。勉強させていただき、本当にありがとうございました」

「今年もお世話になります。入れ歯になって五年目。快調です」

あとがき

本を読まれた感想はいかがでしたでしょう。
多くの方が感動されたことと思います。多くの気づきがあったと思います。
その後のあなたはどんな行動を起こされたでしょう？。

読んだだけで終わる方。
読んですぐに予約をされる方。
そして、治療をされ喜びに溢れる方。

しかし、前日、ひどい時には当日にキャンセルされる方。もっとひどいのは、無断キャンセルです。

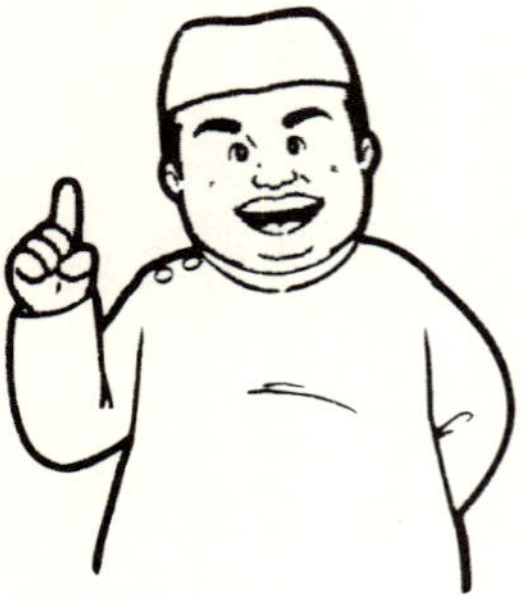

ここで私は時間の損失を受けます。

この方のために最低一時間半は取っているのですから…。

しかし、それ以上に残念なのは、この方が自分の命を見捨てたことに気がつかれていないということです。

今までの、そうした心ない自分への仕打ちの結果が、今の口の状況であるのに…。

私とこの方、二人が失うものに余りにも大きい差を感じます。


来院されて、私の話を聞き、感激して帰られます。そして、それっきり!

自分を見捨ててしまわれたのです。

突然、キャンセルの電話があります。

自分の思惑と違うからかもしれませんが、ご本人は今ご自身が崖っぷちに立っていることに気がつきません。充分説明しても、まだまだ大丈夫とたかをくくります。

そして、数年後に卒中、脳梗塞で倒れてからお電話をいただきます。

でも、もう遅いのです。

さて、ここからが、私が述べたい一番大切なところです。

自分の真の内なる感性・知恵が力を発揮してこの本を読ませ、自らチャンスを手にして、さらに西村からの充分な説明と治る方向への体験をしました。

しかし、実はここから、本人の意志が試されるのです。

「あなたは、どうしますか？」

せっかくの内なる力が授けたチャンスなのに、命と愛を基軸に考えないで、過去の判断基準（距離が遠い、回数がかかる、期間がかかる、費用がかかる等）で決定するのですか？


ガンになった方が言います。

「何も要らない、命だけ欲しい。そのためなら、持っているものを全て捧げる！」

しかし、この決心は、手遅れになってからの決心です。

胃ガンの人に、「あなたは胃潰瘍です」と告げると一般基準が出てきます。

「とても入院している時間がないし、お金もかかるから薬で押さえてくれ！」

しかし、本当は胃ガンであると聞くと、同じ人が全く違うことを言います。
先ほどのガンの告知を受けた人の言葉です。

患者様が西村にわざわざ会いに来た時は、内容的には前癌症状の時期です。そうでないと、わざわざ遠くから会いに来られるわけがないのです。口は原始的な気管ですから何とかしています。一見、命には影響がないかのように頑張っています。もう絶対絶命でも何とか隠しています。

そしてある時、突如として脳血管障害や心臓病、姿勢の変形として老人病が出現します。

西村にはその人の三年後、五年後、寝たきりになった七年後、卒中で倒れた十年後が手に取るように見えます。

生きていることが死ぬより辛い人生の幕開けが見えます。

不幸なことに、西村の判断はほとんど当たります。

そして、そのことを正直にお話しします。

そうすると、ご本人の軽い予感もあって、そのときは感激して本気になります。しかし、人間は愚かなものです。

一週間も立たないうちに、その感激は消え、通常の基準が頭を覆います。


お断りの電話の内容が皆さん同じです。

「ちょっと遠いから」

「そんなに時間がとれないから」

「他の病気で急に入院するようになったから」

「主人が急に病気になったから」等々…。


「自分の命にそんなにお金をかけられない」とは恥ずかしくて言えないからです。

実は、それほど手間をかけなければならない患者様であるのです。

しかし、それほどの重症になっている自分を直視しようとしません。六十過ぎても体裁をつくろいます。

なりふり構わず自分の命を救うべきなのに――。

お金は棺桶にまで持っていかれないのに――。


今までそうしてきたから、これからもそうして自分の命を見捨てますか？

あなたはそんなに勇気があるのですか？

西村には自分の命を見捨てる勇気はありません。

自分を愛しているからです。


あとがきを読まれたら、もう一度まえがきから読み直してみてください。自分への愛を感じながら読んでください。

一回目とは違う何かしらの感情が湧いてきます。自分の命を見つめる愛が湧いてきます。

よい入れ歯を入れることは、自分自身への愛のあかしなのだと気がつくはずです。

どうか、自分を愛する気持ちに目覚めてください。

この本の真のテーマは、「自分への愛の気づきと愛のあかし」です。

入れ歯は、そのうちの一つでしかありません。

西村に出会い、本気になって入れ歯を入れられた多くの方々が、自分への愛を確信し、より充実した人生を歩まれています。

そして、よい入れ歯への感謝とともに、西村に出会ったことによって真の人生を歩まれるようになったことへの感謝を語られます。


「命をもっと大切にしたい、自分をもっと愛したい」と思われるなら、本物の入れ歯をいれて、西村と一緒に素晴らしい人生の賛歌を高らかに歌い上げようではありませんか。

西村歯科医院院長　西村雅興

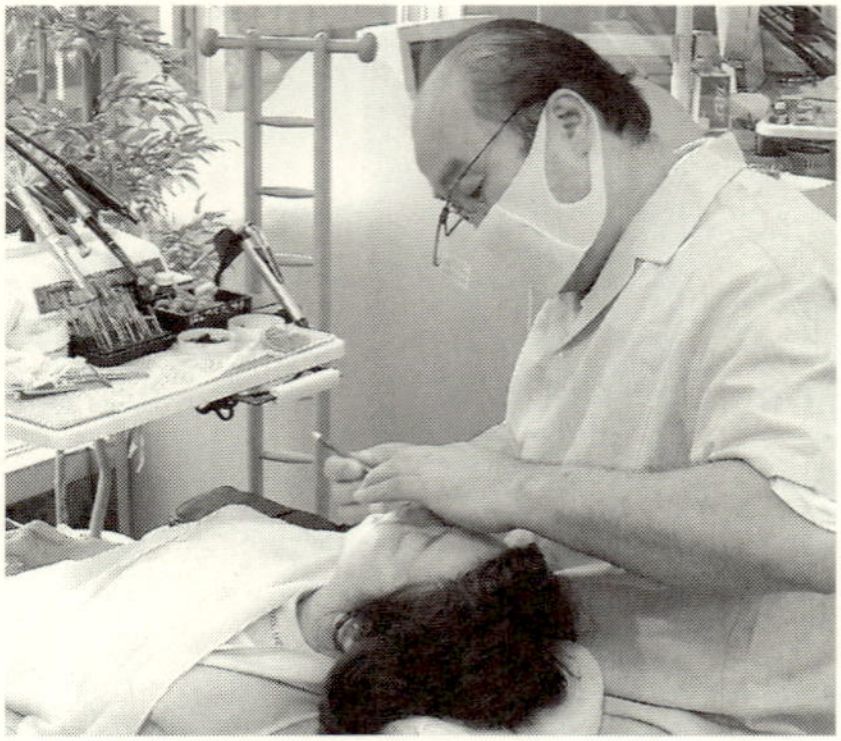

西村式 最高の入れ歯の作り方

著　者　西村雅興
発行者　真船美保子
発行所　KK ロングセラーズ
東京都新宿区高田馬場 2-1-2　〒 169-0075
電話（03）3204-5161(代)　振替 00120-7-145737
http://www.kklong.co.jp
印　刷　太陽印刷工業(株)
製　本　(株)難波製本

ISBN978-4-8454-2420-7 C2047
Printed In Japan 2018